兒童健康中醫講堂

結合三焦能量觀及西方心理學，奠定孩子的好體質

李辛 著

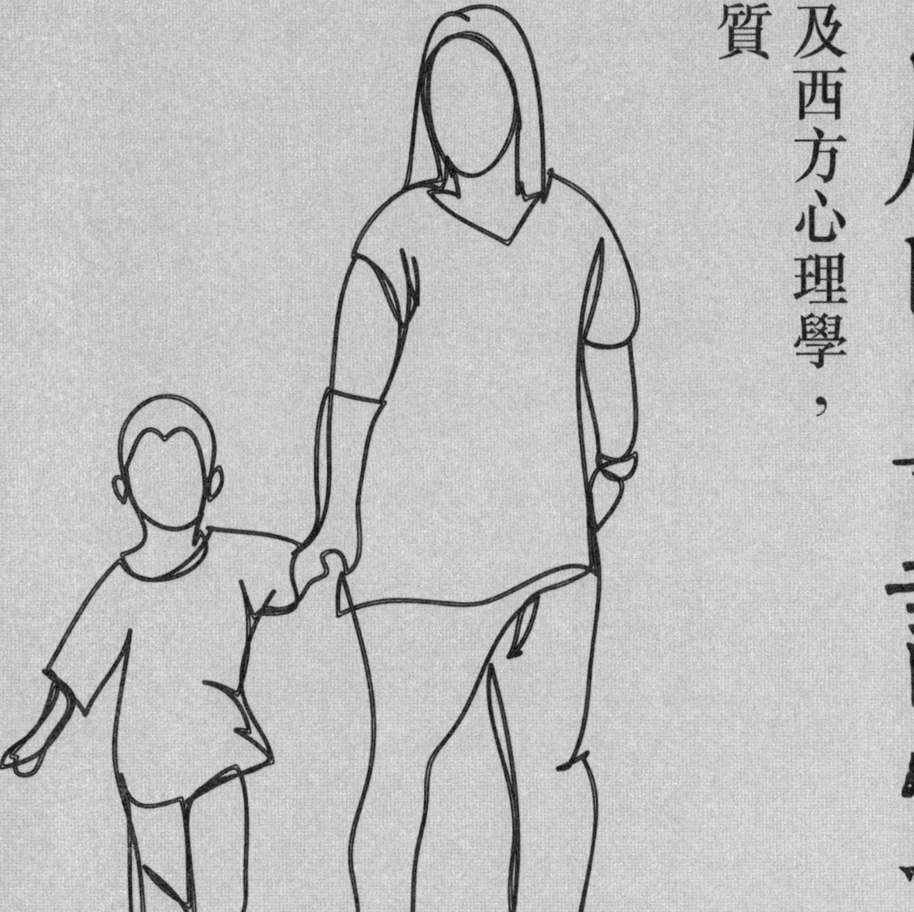

本書緣起

二〇一〇年前後，李辛希望把當時的診療和教學工作的狀態做適當的改變，也希望自己能以「更有效率的方法，幫助到自己和他人」。心念動了以後，行動自然跟進。他逐漸放下原來的工作，隨緣遊學。

本書的內容，是李辛在遊學期間，由各地友人安排的六次公益講座的匯總和重編。當時聽眾多為年輕的父母，關切孩子和自身的身心健康，也希望瞭解中醫和心理等相關的內容，講座內容由此確定範圍。

本書講解的內容有關「人體的三焦、氣血理論」、「人的神、氣、形」、「如何判斷人體的體質」、「常用治療方法和成藥的正確使用」、「如何打坐和安心」等。

為了使本書內容表達得更準確、流暢、完整，以方便讀者閱讀和理解，編者在原講座內容的基礎上，做了較多的調整和刪改。

感謝「慧從盧溪」的錄音聽打志工，使得講座的內容能夠成文。

感謝「立品圖書」的支持，以及兩位編輯提供的好建議和極為認真細緻的工作。

感謝和本書有關的一切因緣。

彙編　孫皓

二〇一四年十月十九日

目次

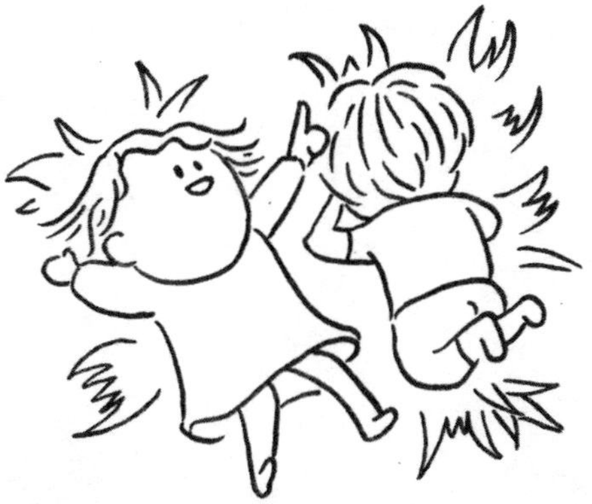

第3章 選擇對的能量和資訊

第4章 你想要過什麼樣的生活

第5章 調整生活型態

第6章 放下焦慮，祝福孩子

第1章
治病要看體質

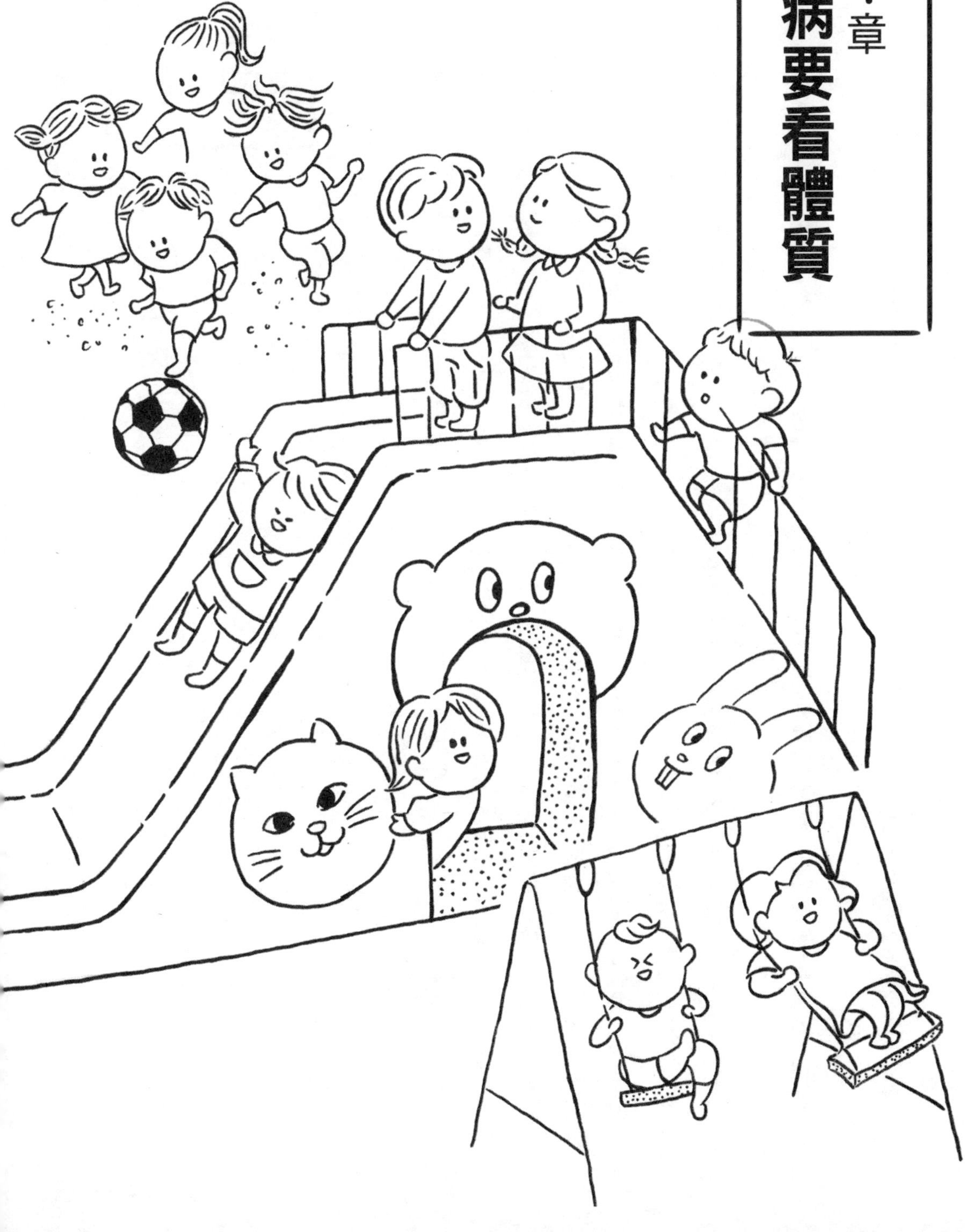

生病是正常的

關於兒童健康，大家需要理清一個思路：人都會生病，從嬰兒長成幼兒、少年、青年，然後變成中年、老年，這一路上都有可能生病。我們無法找到完整的解決方案，但可以找到一個思路。

首先，我們需要瞭解，生病是正常的。我在大學學西醫的時候，免疫學說小孩子剛生下來頭幾個月，他的第一次咳嗽、肺炎、拉肚子……便確立了他最初免疫系統的反應模式。就像孩子第一次離開爸爸、媽媽，當他見到一個新東西，就會形成一套反應模式，有了這個模式之後，第二次再碰到，還會採用這個模式。模式各不相同，對的話一切很順利，不對的話就會不舒服，然後再調整，再往前走一步。每個人都是這樣一步步走到現在。不光是免疫系統，我們整個的生理系統，包括人格，所有一切都是這樣一點點成形的。

一個人生病，還有小孩子的生長、發育、修復……是一個身體自然變化調適的過程，尤其是那些常見的症狀。

什麼是常見的症狀？我們都有過發燒。比如，我在講課，現在還不錯，但兩個小時後會覺得有點熱。大家也許有這樣的感覺，有時候連續努力工作幾個小時後，會覺得臉有點發燒，渾身有點熱，要是量體溫，可能就是低燒。

這時大家會不會馬上去醫院，或者吃藥，或者按摩穴位？好像休息一下就可以了吧，因為身體會自動調整。同樣的，感冒、發燒、拉肚子……這些都是正常的生理表達，和打嗝、放屁一樣，都是身體的調整反應，只是反應的方式和程度不同而已。

第二，要從每一次生病中學習。至少做爸爸、媽媽的要學。通常，不太忙亂的媽媽的心會比較靜一點，細一點。細心的媽媽發現小朋友從小到現在每年發兩、三次燒，似乎能找到一些規律，問題就不大。如果平均每個月發一次燒，就有點問題了。

作為一個正常的人體，如果某件事情定期發生，應該能找到規律。為什麼會這樣？有什麼原因？是吃多了？受寒了？吃了不該吃的東西？跟季節有關？跟情緒有關？還是其他的因素？還有，孩子每次生病以後，他的反應模式都有哪些？程度是加重了，還是減輕了？這些都可以觀察到。每次你用中藥或西藥、刮痧或按摩、泡腳或敷冰袋，有沒有效果？好的效果是哪些？不好的效果有哪些？大家要注意觀察、學習，不要每次生病都白生了。

第三，安心、靜心的狀態很重要。心不靜的話，不可能學習到什麼東西。每次急急忙忙應付症狀，沒有安心觀察整個過程。或者因為你的生活太忙、太滿，節奏太過緊張，這時再加上小孩子突然生病，你根本不能靜下心來觀察、處理，連你自己病了也沒辦法，都扔給醫生。

經常是小孩病了，但家長還要上班，心急火燎，見啥都煩，急匆匆送到醫院看病，醫生開什麼藥就吃什麼藥，醫生說怎麼辦就怎麼辦，完全沒弄明白孩子整個的生病和治療過程，這有點像我們玩過的電子遊戲——「彈球」。一顆球彈出去，不知會遇到什麼，也不知會彈到哪裡去，完全是隨機的。

這樣的家長一多，做中醫的就會很辛苦。為什麼？中醫治的小孩子一般都是經過這樣三天、五天、十天，被各種方法都治了一通，沒效果，甚至更糟糕之後才來看中醫。心急的媽媽還不停地問：「李醫生，今晚要是退不了燒怎麼辦？」我想說：「拜託，你折騰這麼多遍，孩子的氣機都亂了，你要孩子今晚退燒，恐怕不是那麼容易。」

很多媽媽都有一個單純的、沒有考慮全盤條件的期待，那就是「今晚一定要退燒」。如果是因為受了風寒，身體正在往外排寒氣，你說有沒有可能？有沒有必要一定要馬上退燒呢？某些事情的發生也許是經過較長時間累積的結果，那它回歸到正常的狀態也需要一定的時間。退燒太快，並不是最明智的做法，可能還會導致更多的問題。

所以，以上三點為前提，給大家提供一個思路。瞭解這些後，**你不僅能從小孩子的每一次生病中找到線索，也能幫助你在生活中的其他方面理清思路。**

靜下心來找規律、辨標本

俗話說：「好記性不如爛筆頭。」如果你還處在摸不到門路的階段，就把孩子每次生病和治療的過程記錄下來，這樣會幫助你建立一個邏輯思考的過程，多記幾次，就知道怎麼回事了。我發現仔細記錄這些東西並發郵件過來問我的人，剛開始平均一週或半個月就找我面診一次，我跟他說不用一直來，歇一歇，省點精力省點錢，但他還是要來，後來幾個月來一次，再後來半年一年都看不到了，他學會了，不來了。

他學到了什麼？他也不是對中醫全懂了，只是學會觀察，對日常的問題就有了觀察、分辨和妥善處理的能力，就不慌張了。西醫也認為，感冒或某些常見病症，即使不看病、不吃藥，注意喝水、休息、飲食，過個六、七天，自己也會好。我們的健康曲線和股市一樣高高低低、起起伏伏，安下心來一邊學習、一邊往前走，這樣就很好。

我們什麼時候能夠靜下心來找到這個規律呢？當它在中間值的時候，我們不用考慮它；當它發展的時候，就要小心一些，別再亂吃東西，比如冰淇淋、炸雞腿、麻辣燙等，讓身體好好休息，別看太多電腦、電視，健康曲線自己會調整；當它的發展已經不在你的認知和調節範圍內的時候，你就要尋求醫生的幫助了。

我們大都學過辯證唯物主義，知道有主要矛盾和次要矛盾，在中醫學上，這就叫「本」和「標」。我們日常生活中遇到的一些事情，雖然知道它不是太好，但我們不理它，不動它，它自己會過去的，而有些事情則一定要出手，我們處理小孩子的健康問題也是一樣。

病有兩個部分，一個是病的標籤。那就是病有診斷、有病名，比如喘息性支氣管炎、肺炎、慢性食物過敏、鼻甲肥大、白血球減少等，這些都是現象、症狀、暫時的結果，我們稱之為「標」。**另一個是病背後的原因，即病人的體質，我們稱之為「本」。**在中醫來看，能量不夠、管道堵塞、氣機紊亂等，往往是這些病背後的原因，因為發生的位置不同、程度不同、組合不同而產生千變萬化的「病」。在這「本」之後，還有更深層的「本」，長期的飲食不當、不合理的作息、緊張、焦慮、壓力過大、情緒累積等，就像洋蔥，剝了一層，還有一層，還有一層。

所有的病都不是孤立存在的，各種不舒服的症狀，都是人體的正常生理反應，但我們首先要知道，能夠感到不舒服，至少代表我們的身體還有反應的能力，並且能正常接收到這個訊息，這對恢復健康是一種非常重要的能力。

比如，我們在生活中會碰到這種情況，如果某人受到別人的欺負，第一種反應是麻木，不敢出聲，一直退縮、忍讓；第二種則會說：「你別太過分了！」哪種反應正常一點？應該是第二種比較正常吧。但有時候是稍微碰到一下就大怒：「你幹嘛踩我的腳？」這個就過頭了。有反應，是正常的；反應過大的時候，需要克制一下；反應不及的時候，讓它起來一點，幫助身體把不需要的東西化掉。這是中醫的作用。

但我們現在的很多治療方法，不管是中藥還是西藥，採取的其實是壓制——不讓它反應，表面上「太平無事」。媽媽們還挺高興，孩子吃了藥馬上不咳、不燒、不拉肚子了，馬上就可以上課、去公園玩了。這其實是一種虛假的正常，把原本可以清出房間的垃圾都藏到了地毯下。

生病時出現的症狀，只是冰山一角，冰山下面的部分很大很大。但我們一般人的做法，只是看到和處理了表面的東西——症狀。冰山下面的部分是什麼呢？我們可以把它稱為體質，中醫稱之為「本」。

一個人體質很好，即使碰到感冒病毒，一屋子人都病了，他也不一定會生病，即使感冒了也會很快痊癒。如果孩子體質強健，哪怕病後反應還挺激烈，只要適當控制就好，問題不會太大。

一個人體質不好，可以分成兩種情況：一種是有反應；一種是沒反應。體質不好，但有反應，代表還有生命力，身體還有自己改善、修復、排毒的動力。沒反應的，往往意味著康復的希望渺茫。比如，小孩子剛開始兩、三個月發一次燒，媽媽給他治得太厲害了，最後變得半年、一年都不發燒，媽媽說：「幸好被我用藥控制住了，連著三個星期一直打點滴，還喝了三個月的苦湯藥，現在總算不發了。」好嗎？不好！為什麼？雖然症狀（標）沒有了，但是體質（本）呢？小孩的臉黃黃的、瘦瘦的，精神不好，胃口也不好，過度的治療把孩子的「本」給傷害了。

治病要看體質

不管什麼病，症狀只是現象，而且會不斷變化，或變好或變壞。人總是會生病的，不會生病的是木偶；人活著就會生病。我們要關注的不是這個病叫什麼名字，屬於身體的哪一個部分。名字會嚇到人和限制人的思想，讓人牢牢記住這個暫時的現象，以為再也沒機會改變，一旦被這個無形的框框套上，就很難拆掉。

大家可以想像，當一個原本正常的人，突然被指認為精神病，從此就麻煩了，他即使不是精神病也會成為精神病。這個叫什麼呢？「標籤化」。這是我們成人世界的特點，喜歡貼一個標籤，喘息性氣管炎、非典型肺炎……當我們給它貼了某個標籤之後，就會設計出一套固定的方式去處理它，於是，原本可以變化流動的河流就被限制、凍結在這裡了。

曾經有人寫信給我，說自己的小孩被醫院診斷為血紅蛋白和紅血球減少，問我：「醫生，你有什麼中藥可以升紅血球嗎？」我告訴他，**要看孩子是什麼樣的體質。這是中醫治療的前提。**

假設十個人都是紅血球減少，那麼，脾胃不好的調脾胃，脾胃好了，人體機能運轉正常，紅血球就上升了；另一個女士可能因為經期過長過多，把月經調整好了，紅血球數量就正常了；也可能是感冒一直沒完全好，把感冒治好，人體運轉正常了，不光紅血球上升，原來偏高的白血球也會下降；還有可能是因為長期過敏，身體有濕毒，只要濕毒體質得以改善，身體狀況運轉順暢，紅血球數量自然會慢慢趨於正常，而且不光紅血球數量會升高，所有的組織器官、代謝功能，都會自動往好的方向發展。

中醫不是只考慮處理「標」，而是把視野擴大，找到一個點和整體的關係，在控制「標」的同時把體質調整好，透過改善體質來永久地消除問題的癥結，是以人為本。

把握體質。這是中醫比較簡單的整體觀，不需要去分析細節。孩子到底缺不缺鈣、鋅，有沒有對某種過敏源過敏，全部分析完了也沒用。比如缺鈣，並不是每天補鈣、吃犛牛骨髓粉就有鈣了，人體不是石膏模型，灌什麼就能得到什麼。雖然吃的是鈣，吸不吸收得了不好說。把體質調整好了，才能達到目的。直接去抓這個目的，可能得不到你想要的結果，即使暫時得到了，以後還要付出新的代價。

中醫所說的「標」和「本」，「標」是現象，屬於物質層面；「本」是能量和資訊層面。身體沒有能量的時候，容易出現各種症狀，一旦能量運轉正常了，這些問題自然就解決了。如果一個人老是出現很多問題，而且不是單一的問題，同時伴有鼻子過敏、眼睛紅腫、皮膚發炎、瘙癢、大便不成形、咳嗽有痰，經西醫檢查又有血液和免疫系統的問題，還伴有細菌感染……當出現這種涉及多層次、多部位問題的時候，是什麼狀態？其實是整個人體系統出了問題，這時候更需要整體的調治，如果分開一個個地治，那會導致整體失衡，陷入更大的混亂。

辨清體質的九字真言

如何辨清我們的體質？給大家一個簡單好記的九字真言：有沒有？通不通？定不定？

有沒有，就是資源有沒有？

通不通，就是管道通不通？

定不定，就是精神定不定？

請看左頁圖。

在中醫看來，人體根據層次可以分成三個能量中心：最下面那圈我們稱之為下焦，是人體的深層部分，用以儲存精氣；中間的圈是中焦，就是要吃東西產生能量的部分；還有上焦，呼吸外來清氣，接受中焦輸布的水穀精微之氣，再輸送到全身。三焦不光是上、中、下位置的劃分，更應該看作外、中、內的劃分。

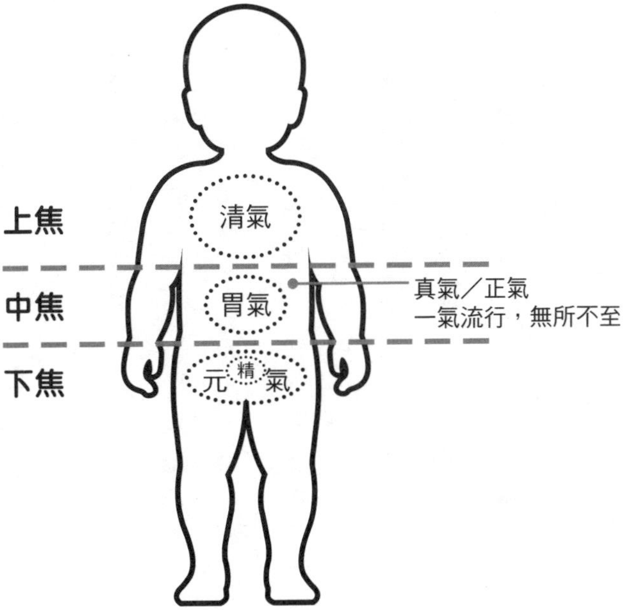

這麼劃分是為了幫助大家理解，實際上人體沒有這些劃分。你可以把人體看作一個籠統沒有區隔的能量空間。三焦其實是一焦，即古人所謂「一氣流行，無所不至」。

所以，在中醫看來，當人體的能量出現問題時，所有的部分都會出現問題，不同的只是最明顯的問題和部位容易被我們看到、感受到。當你丟一顆石子到池塘裡的時候，首先讓你注意到的是中心那個動盪最大的漣漪，但其實整池水都會有不同程度的波動。

我們比較熟悉西醫劃分疾病的名稱，比如感冒、喉嚨痛、咳嗽、發燒、吐痰，同時會有白血球升高、呼吸加快、體溫升高，或者免疫系統出現問題，甚至血糖、血壓有問題……這些都是不同部位、不同臟器的細微變化，看得出，查得到。在中醫看來，這些全部都是因為人體失調以後容易依次出現、甚至同步出現的問題，這些不是原因，也不是互為因果，而是結果。

但是，現在有一個普遍的問題，由於這些結果被發現有相關性，或者伴生，或者依次發生，我們就誤認為它們是因果關係，會認為白血球高，所以引起發燒，其實它們只是同步顯現。

當人體能量失衡的時候，會呈現出各種各樣的問題。我們首先需要做的，不是去糾正一個個細節的偏差，而是要幫助人體的能量回歸到正常的狀態。

讓能量恢復正常，對中醫來說非常簡單。

第一，要有資源。

什麼是有資源？比如供熱廠有煤、有水，而且能達到一定的溫度和壓力，能輸送到社區樓房的每一根暖氣管上，這個叫「有資源」。對應在身體上，就是能量是否充足，尤其是下焦和中焦的能量。

第二，管道通暢。

什麼是管道通暢？從供熱廠出來的每一根管道和每棟大樓、每個房間的暖氣片是通暢的。對應在身體上，就是三焦、經絡、臟腑等等是否通暢。

只要有這兩點，就不會出現大問題。從人體來說，下焦、肚臍以下的部分，相當於鍋爐點火的部分，中焦相當於加水、加煤的部分，人體的經絡就是這些能量的管道。

那麼，當一個人喉嚨很痛、鼻子很堵的時候，如果他的體質很好，在中醫看來就非常簡單，資源有但管道不夠通，局部管道堵住了，喉嚨和鼻子跟什麼管道有關？這是肺經跟大腸經，或者是胃經跟三焦經有關係，這些大部分屬於陽經，跟人體表面的管道有關係。這樣的簡單問題有很多方法可以解決，只要是能夠幫助疏通的方法都能管用。

平時體質很好的人，如果得了單純的感冒，吃西藥美林有效，吃乙醯胺酚有效；吃中藥感冒清熱沖劑有效，喝薑糖茶也有效；拔火罐有效，泡腳發一下汗也有效。為什麼？因為體質好（本），只是因為人體表面的管道出現了堵塞症狀（標），把這些管道疏通以後，裡面不堵了，循環通暢，當然就有效了。

當上焦管道堵住的時候，會出現上部或體表的各種不舒服，當中焦或下焦堵住的時候也一樣。有的病是表面的問題，有的病是深層的問題。但是，要找到對的治療方向，不能先考慮發病的部位，或者一開始就用五行相生相剋的判斷方法把自己繞進去，也需要暫時忘掉中醫、西醫對病症的各種命名。

你最好首先牢牢記住九字真言的前兩條：第一，下焦和中焦有沒有能量？第二，管道通不通？這是把握治療大方向的重要前提。

自我評估三焦虛實

怎麼判斷自身有沒有能量？下面列出的這些內容可供大家參考：

三焦虛實自我評估表

三焦	三氣	所屬系統	表現位置或方式	症狀
上焦	衛氣	呼吸系統	肺、鼻、體表、皮膚、出汗狀況……	出汗異常，反覆感冒，惡風，怕寒，經常打噴嚏，皮膚、鼻子過敏……
中焦	中氣	消化系統	胃、腸道、肌肉、大便、體力……	大便異常，口氣重，口腔潰瘍，牙齦問題，青春痘，慢性皮膚病，體弱無力，消瘦或肥胖，肌肉不足；脂肪過多，血脂高……
下焦	屬精，為元氣	泌尿生殖系統	腰、小腹、小便、下肢等	精力不足，注意力差，記憶下降，情緒不穩，恐懼，怕黑，身體冷虛，足寒，大小便頻，大便軟或泄，腰痠，性功能下降，多次流產，自幼哮喘，尿床，早產兒……

現代人飲食不節，精神散佚，所以三焦中的下焦和中焦比較容易出問題。三焦有很多不同的分法，就位置來說，胸膈到肚臍之間的是中焦，肚臍以下的是下焦；從功能看，中焦和消化系統有很大關係，下焦則和肝腎、骨髓、深層的氣血循環有很大關係。

案例

有個西班牙小女孩，二○○七年四月五日出生。我以前給她看過幾次病。二○一○年四月八日，她又來看診，剛從西班牙飛了很久過來，主要是咳嗽，到了晚上會加重，這樣的情況將近一個月了，而且情緒不穩定，容易發脾氣；人瘦瘦的，外表比較清秀，臉有點黑；大便不暢。

這種咳嗽從「標」和「本」來說，到底是一個表面的、簡單的咳嗽，還是說相對複雜一點，體質有問題，「標」、「本」都影響到了？我的基本判斷是體質不好，即「本」虛。這些主訴裡面有一個關鍵語，最重要的是「咳嗽已經一個月了」，這代表體質出現了問題，因為身體沒有資源或管道不通暢，無法快速解決問題，自行恢復正常。

病可以分兩種：一種是單純的病，第二種是不單純的病。單純的病，體質沒有問題，身體有資源，平時管道也通暢，偶爾外邪入侵，不管是感冒、發燒、拉肚子、打噴嚏，只要好好休息，注意飲食，不治也會好。當然，如果治的方向不對，反而會推波助瀾。第二種是一直好不了，或是好幾個方面都有問題的病，就是不單純的病。**不單純的病一定要考慮人的「本」，即人的體質。**

這位西班牙小女孩已經咳嗽一個月了，所以不會是單純的病，而是體質出了問題。從西醫的角度來說也很好理解，感冒、發燒、咳嗽，還有吐痰等。《現代醫學百科辭典》說：「發熱是人體的正常防禦反應。咳嗽也是人體的肺、呼吸道、支氣管對外來異物、氣管不通、痰阻等異常情況的正常反應。」所以，單純的感冒、發燒、咳嗽，如果人的體質沒問題，這些身體的反應是在自動清除問題，是人體在用自身的方式往外扔垃圾、焚燒垃圾。

但如果有人每天都往外扔很多垃圾，每天都在打掃，持續了一個月，而且晚上打掃得比較厲害，這可能就不是一個單純的問題了。一種可能是力氣不夠，三、五天不能打掃乾淨，所以一直在打掃；一種可能是身體裡出了一些問題，每天打掃掉的比不上每天增加的。

再深入分析一下，小女孩的臉比較黑且消瘦。消瘦或肥胖通常直接和中焦有關係，而且她還有大便不暢的問題，證實了這一點。可以初步判斷她不是單純的咳嗽，因為中焦或說消化系統出了問題，也就是持續「提供能量」的「鍋爐」出了問題。

其實，她是屬於餵養不當。媽媽是中國人，爸爸是西班牙人，兩位是音樂家，一直在全世界飛來飛去巡迴演出，孩子除了精神不定之外，平時常吃果汁等涼的、冰的東西，導致中焦受損，所以咳嗽就好不了。

弄清問題，治療就很簡單了，用柔和的調理脾胃、增加中焦能量的「參苓白朮丸」的思路，加上小劑量的輕開上焦的荷葉、蘇葉、薄荷、蘆根之類的中藥，熬得淡淡的，吃了幾天就好了。

「**參苓白朮丸**」可柔和地調理脾胃、增加中焦能量，適合脾胃比較虛弱的體質。

案例

某小女孩，七歲，便祕五年，有時腹痛，腳冷，飲食一般，睡眠一般，臉色有點白，沒有光采。

這個小女孩的便祕是屬於單純性的大便不通，吃瀉藥就能好呢？還是中焦或下焦不足？當中焦或下焦不足的時候，身體就沒有能量。因為排便是需要有能量推動的！

七歲的小孩便祕五年，到底屬於什麼問題？這裡要增加兩個概念——「虛」和「實」。當能量不夠的時候，是「虛」。當管道不通的時候，是「實」。她至少有局部「實」的問題，比如大便不通好像是實，對吧？那麼這個實，是單純的實，還是不單純的實？

什麼是單純的實？有的小孩子體質一向很好，最近吃多了或吃了不合適的東西，大便不通兩、三天，注意，不是五週或五個月，更不是五年。臉色相對正常，不是白白沒有光采的，還有她的腳不該是冷的。她看病的時候是三月二十六日，已經是春天了，但她媽媽說，任何時候她的腳都是冷的。腳冷就代表鍋爐的熱氣不夠用，通不到四肢末梢，所以手腳是冷的。即使是一個表現為實的病人，還是可以分析出來是單純的實，還是表實裡虛。這個例子是本虛導致的假實。

像這種體質的小孩子，解決便祕最簡單的辦法是用「烏梅乾薑湯」，烏梅和乾薑都是藥食兩用的食物。烏梅一顆，乾薑五克，熬水喝就可以。還有一種中藥是「附子理中丸」（非處方藥），說明書上面寫的是治療腹瀉的一種藥，為什麼它也能調理便祕呢？因為它能增加中焦的能量。

烏梅乾薑湯：烏梅一顆，乾薑五克，熬水飲用，用於調理脾胃虛寒，本虛假實的便祕。

附子理中丸：增加中焦的能量，可以調理虛性的便祕。容易上火的虛寒體質，必須在服藥的同時增加運動，比如每天慢跑二十分鐘，或者每天散步一小時，幫助身體疏通消化那些補充進來的能量。

所以，從能量的角度看問題，假設有十個人，只要是屬於中焦虛，不管他們具體是哪種感冒、咳嗽、痛經，不要根據病名、診斷結果，只需要調整他們的能量中心，如果只是中焦不足，而且沒有其他管道的堵塞，就可以用這個藥。

往後退一步，從能量的角度來學習中醫和選擇藥食，比從症狀和功能的角度來學習中醫和選擇藥食，就靈活很多，而且不會弄錯方向。如果你能讀懂一個人的能量分布是在哪裡偏失，你還知道某些藥食的能量可以糾偏，那麼，藥物、食物、調味料（油、鹽、醬、醋），甚至熱水、吹風機，還有不同部位的按摩、敲打等方法，都能夠在你手中靈活使用。

現在我們複習一下，中焦出問題往往會有哪些症狀，前面那個「三焦虛實自我評估表」（二十頁），大家需要看熟。中焦的問題主要表現之一是大便不正常。什麼是大便不正常？就是拉稀或便祕，正常人幾分鐘就結束，但有問題的人需要很長時間，或者拉不乾淨，或者拉完了黏在馬桶上沖不掉，或者特別惡臭，若存在這些狀況，表示主管消化的中焦有問題。還有不正常的消瘦、肥胖也代表中焦有問題。舌苔很厚、很髒、膩，嘴巴有口氣，或者胃口不好，或者吃了就脹氣等，都可以考慮中焦出了問題。

不管中醫、西醫診斷是什麼病，「化驗報告單」怎麼寫，如果中焦有問題，所有這些病的根源就在這裡，這裡就是調治的入手點。

案例

某女孩，十四歲，二〇〇九年八月看診，兩天連續發燒攝氏三十八．六度，喉嚨痛，說不出話，打噴嚏，流鼻涕，看起來是一種比較強烈的身體反應。她還有別的症狀——腹瀉。發燒的時候出冷汗，還暈倒過一次。人特別白，肉不多，非常乏力，肌肉和皮膚鬆鬆的，即使不生病的時候也沒什麼精神，怯怯的，容易害怕，很敏感，不敢一個人睡覺。

這個女孩的發燒是單純的，還是不單純的呢？

我們先整理一下思路，發燒、打噴嚏、流鼻涕，這都是呼吸道的問題。從功能來分，皮膚、呼吸道可以歸在上焦，肌肉、消化道歸在中焦，更深的部分，心、肝、腎、骨髓歸到下焦。

她的上焦在反應，這是「標」，同時伴有冷汗、乏力、暈厥、腹瀉症狀，還有臉色蒼白，這些都代表她很虛。**虛的小孩子一般發不了太高的燒。小孩子身體越好越結實，發起燒來就越高。**平時體質比較虛弱的小孩發燒能到攝氏三十八・六度，代表她這次的正氣還起得來，這是第一；第二，體質弱的小孩子發燒不會持續很久，燒一段時間，身體沒能量了，會自己退下來，然後，當身體積聚了一段時間的能量，又會發燒，反反覆覆。

在中醫看來，能夠持續發燒不斷的人，燒得還挺高，一般來說他的體質較強，或者稱之為實，身體裡可能有堆積的東西，或是暫時性的消化不良，消化道或皮膚、肌肉當中有多餘的能量被堵住了，發不出來，才會持續發燒很久。而燒燒停停的，比如我以前碰到斷斷續續燒了一個月的孩子，每天定時發燒，然後又退下來，這種是本身的力量不夠，不能很快把問題處理掉。

這個女孩就是虛性的發燒，我們再看她之前的看診紀錄，二〇〇八年二月二十九日，發燒三天，喉嚨痛，發燒的時候汗出不來，手心、腳心都熱。發燒前吃過冰淇淋，這也是中焦不良很重要的一條提示。

小孩子感冒發燒之前或者在這個過程中，有沒有吃過不適當的東西，必須引起足夠的重視。冰淇淋容易傷害本來就不強壯的中焦陽氣，傷了陽氣之後，會出現什麼情況呢？鍋爐需要加煤塊幫助燃燒的，你反而加了一桶冰水進去，那整個身體的運轉就停下來了，這是第一種情況。第二種情況會覺得肚子很痛。這表示身體裡的陽氣還有一些，準備聚起來反抗，把那個冷東西、髒東西推出去。第三種情況是拉肚子。拉肚子也分兩種：正面的拉肚子，是身體裡面的陽氣已經聚起來了，而且正在把冷東西、髒東西推出來；負面的拉肚子是整個身體托不住了，好東西、壞東西都在往下掉。正面的拉肚子，人還有精神，氣色和各方面都還可以，負面的拉肚子是整個人沒有能量了，這個會有危險。

有人吃冰淇淋以後會發燒，或鼻子不舒服。為什麼呢？很簡單，當一個人體質很好、陽氣很足的時候，吃什麼都能消化掉，不會有問題；當人的體質不是很強壯的時候，吃合適的食物，身體的能量尚能維持正常運轉，基本上不會有問題，但吃了黏黏冷冷的冰淇淋，或者一塊冰箱裡拿出來的月餅，一坨下到胃裡面，身體的能量供應就不夠了，管道有點阻滯，能量的流通就會慢下來。鼻子和人體的足陽明胃經是直接連著的，所以，鼻子容易不舒服的人，最好不要吃冷飲。有些虛體質的人吃了冰淇淋以後會發燒，有些虛體質的人吃了會拉肚子。這兩種情況，拉肚子的人雖然相對更虛一些，但是也相對通暢一些。發燒的那種，除了虛，還有淤熱。

發燒是需要耗能的，是人體在調動能量把垃圾燃燒掉。如果你吃了髒東西，或者受了寒而發燒的話，其實是良性反應，代表體質還可以，還有啟動反抗程式的能量。如果受了寒，或吃了涼東西沒發燒、拉肚子，代表你既沒有十分的能量立刻化掉它，也沒有五分的能量在一開始就跟外來入侵者對抗。發燒代表還有力氣打架，拉肚子則更糟，表示身體只有三分的能量可勉強追一追、趕一趕。

有人一喝白酒就拉肚子，還有吃了蔥、薑、蒜、韭黃拉肚子的，我們容易貼個標籤：韭黃過敏，腸道過敏。為什麼腸道會過敏？從中醫的能量角度怎麼來理解？韭黃和酒是溫性的，是給予能量的，得到能量以後出現這個反應，表示原來胃腸道的運轉沒有達到正常水準，如果喝白酒拉肚子，表示腸道可能偏虛、偏寒。有人喝啤酒拉肚子，這又是什麼情況呢？也是一種虛寒的狀態，喝了寒涼的啤酒之後，人體沒有能量把它氣化利用，直接瀉掉了。

如果你平時不是體質很好的人，但吃了涼東西、髒東西卻沒反應，這不一定是好消息，有可能你的能量只有一分，連把東西趕出去的力氣也沒有，這些涼東西可能停在肚子裡了。這種體質的人肚子會越來越大，停在身體裡結住的寒氣叫陳寒痼冷，是藏了很久的冷。其實就是沒有能量通到那裡，就像一間終年曬不到陽光的地下室，陰陰、冷冷、濕濕的，排水循環也不好，一下雨還會積水。

現在很多人有過敏性結腸炎，其中至少有三〇%至五〇%是陳寒痼冷，一部分停留在腸道裡。有的女孩子嚴重痛經，有的被西醫診斷為巧克力囊腫，說是由於子宮內膜異位引起的，其實這也是屬於下焦的陳寒痼冷。有些在旅館、飯店工作的女孩子，常年穿著短裙，每天都在攝氏二十度不到的環境裡工作，幾乎每個都有痛經的問題，消化系統都不會太好，寒氣直接侵入下焦和中焦，其實三焦都被影響到。寒氣停滯在下焦，下焦的運轉就會受到阻礙，容易得婦科病、泌尿系統疾病，或者是腸道病，還有痔瘡。

很多人都以為痔瘡是上火引起的，其實不是，痔瘡是一種陰寒下墜，陰寒中又困有淤火的表現。局部上可以說有火，但更大的原因是身體能量不足或管道不通，陽氣不能在全身完整地周流輸布。西醫認為，痔瘡是由於盆腔微血管回流不好；在中醫看來，其實就是能量不夠的狀態。很多人在太累以後痔瘡會發作，其原因就在於耗了氣之後下焦沒能量了。不只是痔瘡，其他的下焦問題也要瞭解這個原理。

陳寒痼冷在中焦，就會出現消化道的問題，陳寒痼冷在上焦和中焦，就會出現比較常見的過敏性鼻炎、久治不癒的皮膚病，每個月發作一次的感冒，或者免疫力低下……，這個「陳寒」是「標」，是現象。為什麼寒氣凝在這裡出不去呢？這是因為你的身體沒有能量維持正常的水準和通暢度。

當人的下焦、中焦沒有能量的時候，就會出現別人吹空調沒事兒，你吹空調就受不了，連吹自然風都不行。我認識一位長輩，她逛超市買菜，走到冷櫃附近就得趕緊跑開，她說：「還好我跑得快，但還是不行，得先上一次廁所。」為什麼呢？她中焦、下焦沒有能量了，寒氣直中腎經，就容易導致尿頻。

聽眾：我有個朋友，大概五、六十歲，吃涼的東西就會拉肚子，但他年輕時一次可以翻五、六十次單槓，身體感覺很結實，現在為何會這樣？

李辛：人的體質會改變，會變好，也會變壞，要看他現在的體質。吃涼東西就拉肚子，很明顯是中焦虛寒。如果一個人很容易拉肚子，不管診斷結果是什麼，首先要讓他的消化系統好起來，這個部分好了，他後半輩子的健康問題就解決一半多了。

我有一個朋友，年輕時身體特別好，有一段時間為了結婚買房而辛苦地賺錢，買了房後自己裝修，公司裡又提拔他當主管，連續幾年，幾件「好事」加在一起，房子、位子、老婆、孩子都有了，自己的能量卻沒有了，他把一個很好的身體變成了過敏性體質，經常感冒、腹瀉。

案例

某女孩，十歲，二〇一〇年三月一三日過來看診，她的問題是風疹反覆發作，五、六年了。

看她的體形和氣色，是虛性的、體質不太好的狀態。她遇寒容易發作，氣候變化後容易頭暈，這個說明什麼呀？很多大人和小孩一到節氣會頭暈、拉肚子、感冒，表示什麼？虛，中焦、下焦能量不夠。這個小孩的中焦、下焦肯定不足，所以這個病拖了五、六年也好不了。西醫說是免疫力低下或免疫力失調，其實就是沒有足夠的能量。

二〇一〇年四月十三日，她又來看診。老是生病，肯定不是單純的問題，而且每次生的病都不一樣，四月十三日前感冒三日，發燒攝氏三十九度，三天了仍然有低熱、喉嚨痛、咳嗽，偶有頭暈、腹瀉，舌面濕滑。如果舌苔濕濕滑滑的，代表她的胃和腸道裡邊也是濕濕滑滑的；如果舌苔很厚、黏黏糊糊的，代表胃和腸道也是這樣。**家長們要常留意小孩子的舌苔**。

現在這位女孩發低燒、喉嚨痛、咳嗽，伴有腹瀉、頭暈，舌面濕滑，這有點像敵人從多處發動攻擊她的弱處。有腹瀉的感冒就不是單純的感冒，表示身上同時有兩個不同層面的戰場。

在中醫看來，單純的感冒不會腹瀉。喉嚨腫痛、咳嗽、吐痰、發高燒、怕冷、怕熱、打噴嚏、流鼻涕都屬於上焦，或說是呼吸道的範圍，是單純感冒，這種感冒你看中醫、西醫，或者待在家裡休息，病自己就會好。如果同時腹瀉，則代表這種感冒伴有中焦不足的問題。

這個女孩體質不太好，感冒伴有腹瀉，屬於中焦不足，所以經常感冒、發燒，還會過敏，我們要做的是保護好她的中焦。我給家長開了一張處方。

增強體質的第一張處方

第一張處方

序號	注意事項	目的
1	不食生冷之物（冰淇淋、冰啤酒、冰優酪乳），不空腹喝大量果汁、吃水果。	保護中焦脾胃，增強抵抗力，改善膚質。
2	飲食清淡，少食辛辣、油膩、燒烤、菸酒，晚餐適量，慎食牛奶。	減少體內濕熱淤積，減少中焦和身體內部或說深層的淤滯。保護肝脾，醒腦清心，舒暢情緒，輕身美容。
3	每天泡腳十至十五分鐘（虛的人泡到身體溫暖即可，以不出汗為佳），每天散步四十至六十分鐘，或慢跑十五至二十分鐘。	運通三焦氣血，溫養疏通經絡，減輕淤滯。
4	晚上十點以前睡覺，睡前一小時不看電視、電腦，不打電話，不打遊戲。	收斂神氣、助眠；養心，保元氣
5	練太極、五禽戲、傳統武術、瑜伽、站樁等。	在不消耗過多能量的情況下，疏通經脈，改善循環，聚精養神，提高機體免疫力。

序號	注意事項	目的
6	靜坐。	從志意過用，即「耗」的精神狀態，調整到精神的「收、聚」狀態，達到安神定志，調柔身心。
7	多接觸大自然、土地、植物、新鮮空氣，盡量減少看電腦、電視、玩遊戲的時間。	幫助經絡打開，清心明神，和大自然能量交流，保養精、氣、神，改善情緒。
8	不看恐怖片和類似的訊息。	保持精神的穩定性，避免神氣干擾，變生雜病。

不管小孩子生什麼病，第一條和第二條對保護中焦特別重要。

第一條是保護能源供給，別把軍隊的糧倉給掏空了，讓敵人抄了後路。現在有一種觀點認為，發燒是缺乏維生素C引起的，然後拚命喝果汁。果汁對於中焦脾胃強壯和有運動習慣的人來說，不會有什麼問題，但對於中焦已經虛弱的人來說，這些寒、涼、濕的水果、果汁、優酪乳、冰淇淋，容易傷及脾胃的陽氣，在運轉不良的身體內產生濕濁。當然，也沒必要因此完全拒絕，很想吃的時候，可以每次吃一點點，比如脾胃非常虛弱的老人、小孩子，每次喝一小勺常溫的，過幾分鐘再喝一小勺，這樣就不會有問題。量的把握很重要。

單純性的發燒，是人體上焦正在打仗驅邪，需要中焦、下焦的能量支援，你把中焦的能量一撤，上焦必定被敵人占領。撤了中焦能量的感冒會怎樣呢？容易誘敵深入。當人體正氣不足時，病就會持續很久。

一開始我就提醒大家，要把每次生病當作學習。大家都有這樣的體會：吃很多冰淇淋或者喝一大罐冷優酪乳後，胃裡涼涼的、黏黏糊糊的，或者吃完燒烤後感覺燥熱，第二天大便容易黏，這些是細節問題，留意了就能察覺到。

第二條是飲食清淡。有的小孩子病了，感冒、發燒，或皮膚過敏，家裡人說要增加營養，買鴿子吃吧。孩子本來正在發燒，很單純的上焦感冒，這時候吃得太好，身體本來要用來打仗的陽氣，還要分一部分去消化這些高營養食物。高營養食物固然好，但在它變成身體所需要的能量之前，是需要身體提供很多能量去消化它，在孩子能量不足的時候吃，是在添亂。

所以，當人體生病、正在修復的時候，別添亂。吃的要盡量簡單、容易消化。粗茶淡飯，青菜蘿蔔就好，等身體能量足了，可以消化了，再吃新奇、高營養、高蛋白的食物。可以做一些藥食給孩子調理，比如八珍糕對調理脾胃的效果就很好。

八珍糕：調理脾胃。八珍糕的配方有很多種，這是其中的一種，茯苓五十克、蓮子五十克、薏苡仁五十克、山藥二十克、芡實二十克、炒白扁豆二十克、白朮十克、陳皮三克、砂仁一克，氣虛的人可加人參或太子參適量。以上這些打粉，摻入大米粉等蒸成米糕食用，或直接煮來喝，取一平匙藥粉（大約十克），用冷水調勻，煮沸即可關火，待溫服用，每天一至二次。也可以加在米裡一起煮飯或粥。

第一張處方是給各位家長的，也適用於所有的人參考。如果你的小孩中焦不太好，第一條要做到，至少在最近幾天或幾個星期，等他中焦能量足了，再給他吃一點，不行就停掉。

如果小孩子很結實，臉紅撲撲的，但吃多了會流鼻涕，或者還流口水，大便很臭，屁很臭，汗也很臭，那你肯定要給他吃清淡一點，大人也一樣。

對第二條不要走極端，這也是大家要注意的。有的家長看了中醫書很恐懼，覺得不合適的就全部停掉，永遠不碰。學了中醫後可選擇的東西就越來越窄了，這不是中醫的作用。中醫是讓人們瞭解自己身體運作的原理，讓我們更健康，在生活中更沒有掛罣。如果今天早上孩子應該喝豆漿的，但是奶奶不知道這件事，給他喝了一杯牛奶，就以為天塌下來了，其實沒有那麼可怕。

在第四條上，全家都可以互相提醒一下，至少要在晚上十一點以前睡覺，最好是晚上九點或十點，尤其是小孩子，九點前一定要睡覺。這些年，我發現容易使身體變差的有幾個行業：軟體工程師、炒股票的，尤其是在中國炒美國股票，還有廣告設計師。不是行業本身不好，而是在其中工作的習慣和節奏沒有安排好。這些行業耗神厲害，所以要身處其中還能保持健康的話，工作的時間要減少，休息和運動的時間要增加。

我們需要生存，需要賺錢養家，但是要留意，如果你的身體和精神狀態已經不能支援在這個行業長期發展，又沒有辦法調整作息的話，不如盡早換職業。

小孩子盡量不要養成看電視的習慣，這在教育學上也非常重要，尤其一至六歲的小孩子，他們需要不受干擾地接觸活生生的真實世界，這是他們學習的一種方式，不是像我們大人想像的那樣，早一點會背唐詩或學電腦，早一點學會某些成人的概念或技能，孩子的明天就會發展得更好，肯定不是這樣的。孩子需要以他們自己的方式，全身心地投入到真實的世界，建立他們與這個世界獨有的感受和覺知。

小孩用他們的小手玩泥巴，玩三個小時，這就是和他們全身心都有關的學習。所以盡量給孩子提供真實的東西，而且要讓孩子以他們自己的方式來玩。我們大人會說：「這個是積木，積木是不能扔來扔去的，小的應該放在大的上面，應該這麼擺才對。這個是火車，應該在這裡走，不應該讓它像飛機飛來飛去的。」成人的這種說教，其實是不對的。

這段時期其實是孩子在培養不受概念制約前的創造力，他們在自由組合，這種行為方式被稱為「自發性行為」。而我們大人以自己的有限認知幫他們格式化了，最後看起來很規矩，很符合成人的世界，比如見到你就會說：Hi, nice to meet you. May I help you? 一個三歲的小孩如果以這種口吻說話，我覺得這是非常悲哀的事情，過早地成人化，無異於揠苗助長。當然也許有天才，三歲能做到所有這一切，但他們還是可以旁若無人地以自己的方式玩泥巴。所以我們大人不要著急讓孩子學會成人世界的這一套東西。要注意大人的干預哪些是必要的，哪些是不必要的。

我推薦大家看看《兒童健康指南》這本書。第一篇是很實用的西醫內容，關於兒童疾患的症狀辨別。最好的是第二篇和第三篇，關於孩子如何學習，如何適應社會，如何完成他們的人格，什麼樣的教育適合他們……

讀研究所時，我發現一個很有趣的現象，《臨床心理學》大部分內容也是著眼在「病」上，就是給人一個診斷：你有憂鬱症，有焦慮症，然後給你吃藥，回家觀察，讓人覺得自己很不正常。但是心理學真正重要的部分是人的發展、健康的心靈和社會適應，不是光給你吃藥，說你這個不正常，那個不正常。

我們每個人在一生中都可能會有一個階段經歷憂鬱、焦慮、人際障礙、敏感、強迫症，如果你不緊緊抓住它，這條河自己會流過去。現在的問題是，我們往往會停在這裡，把這條河給凍結住，不讓它自然流動，然後專心致志地去治療這個焦慮症，如果這樣做，你就會長久地卡在那裡

能量加減法

為能量加分的方法	為能量減分的方法
◆安心放鬆	◆電視
◆戶外運動	◆遊戲
◆接觸大自然	◆上網
◆暖食	◆熬夜
◆友善	◆過食
◆安靜	◆冷食
◆早睡	◆過多學習
◆打坐	◆手機使用過量
……	……

（注意孩子的生活方式與身心能量的起伏。）

動彈不了。

真正的心理學是講兒童心理學、發展心理學、健康心理學。大家有興趣可以看看這方面的書。它會講一個人最完美或者可能走到的更好部分在哪裡，它和真正的中醫一樣，關注在正面的培養上。這個更重要。

為什麼我推薦傳統的運動呢？因為現代的運動，如打網球、羽毛球等，它的基礎是建立在人有相對豐富的中焦和下焦資源，只是需要好好地再開通一下的體質。但我們現代大部分人的中焦、下焦不夠，所以光做這種以「開」為主的現代運動是不夠的。最適合現代人運動的是既能讓身體流通，又能把能量帶回來，還能讓心靜下來。傳統運動的好處就在這裡，在運動過程中還有類似靜坐的作用。

人生在世，有些事情是必須做的，比如環遊世界，或者去看看雪山；有些書是一定要讀的；有些菜是一定嚐嚐的；有些運動是要做一做的；有些藝術是要去欣賞一下的；有些好玩的東西是一定要玩一下的；有些人是一定要見的。因為這些活動能夠拓展、治療我們的身心，不知不覺地就會滋養我們，不知不覺地就在幫助我們調整好身心還沒有通暢的那部分。

做一個安心的家長

孩子病了，家長需要做什麼？首先要安心、靜心。

我注意到有兩類家長。一類家長，他們沒有太多的醫學知識，但遇事並不慌亂。他們會預先判斷一下，孩子需要吃藥嗎？會不會轉成肺炎，還是很快就會好？這類家長是安心的，他們正在密切觀察各方面之間的關係和反應，對後面的趨勢有所判斷，找醫生只是來驗證一下是否有風險。另一類家長，平時遇事就容易慌亂，孩子病了更是如此，亂找各式各樣的解決方案，而且已經給孩子用了好幾套方案，這個就很麻煩。

我們欣賞第一種家長，先安心，把問題簡化，首先判斷一下孩子有沒有生命危險？感冒轉肺炎也沒那麼可怕，雖然病深入了，但身體的抵抗力還有，肺炎對中醫和西醫來說都不是大病。但你需要判斷，會不會惡化？或者請醫生幫助判斷。如果判斷不嚴重，甚至不需要吃藥，就讓孩子安靜地在家裡休息，好好吃、好好睡。

但是，當家長已經處在焦慮狀態下，而且在平時的生活中一直都比較焦慮，一旦小孩病了，往往會把過去的不良情緒帶入這個事件中，多半都會做出錯誤的判斷和選擇，所以，必須避免進入這個不良的循環。

案例

最近我碰到一個小病人的家長，他正在學習中醫，看了很多書，正在嘗試階段。有一天，他家小孩子得了單純的上焦感冒，有一點發低燒，流鼻涕，沒什麼胃口，喉嚨一點點痛、一點點紅，汗時有時無。其實孩子不來看病都可以，我給他開了一個很簡單的方子，這種情況，在家吃中藥的感冒清熱口服液，或西藥美林都可以。我開了三天藥，跟他說吃完就能好，不用再來了。

過了兩天，他帶著孩子又來了。我想怎麼又來了，問他：「藥吃完了嗎？」他說：「還有一副沒吃完。」我看小孩子好像不太對勁。第一次來時，雖然感冒發燒，有一點疲倦，但是眼神、表情是正常的，還摸摸這兒，看看那兒什麼的，精神還不錯，現在小孩子眼神空洞，沒什麼精神。

我看了上一次的藥方，這兩副藥不應該造成這個眼神，這個表情啊。

我問家長：「你這兩天還有做什麼其他的治療嗎？」家長說：「我每天都帶他去做小兒推拿、按摩。」我問：「做多久？」他說：「每次一個半小時。」

為什麼小孩子感冒時不能做長時間的、用力的推拿按摩？小孩子神氣敏感，如果是輕柔的推油按摩、精油開背，或者輕輕地給他揉一揉後背，捏捏脊，這些能幫助需要疏通的小身體輕輕地開通一下，是可以的。要是長時間的、用力的推拿按摩，就好像把該在南方戰場戰鬥的兵力，硬是調動到北方去了，南方就打不贏了。

按摩在合適的時候用可以。冰淇淋也是，陽氣夠的時候能吃，陽氣不夠的時候別吃。涼拌菜也是生冷的東西，但能不能吃要看體質和狀態。對於體質一般的人，能量足的時候吃沒有問題，如果今天累了，能量不太夠，就不行了，要是兩天沒好好睡覺了，再吃涼拌菜肯定中招。

孩子食物的調理其實非常簡單，當小孩子身體狀況不錯的時候，什麼都可以給他吃一點。但要做個有心人，你看他吃了以後的反應，如果這種食物在這個狀態下吃多了拉肚子，那也沒關係，這樣你就知道了，這個東西要小心一點，但也不要因為拉了一次肚子，這種東西就永遠不能吃了。

當孩子最近有點感冒，又有點過敏，或者最近學習壓力大，或者正在青春叛逆期，心情不好，那就別添亂了，保證最基本的正常飲食即可，米麵、蔬菜，簡單清淡的烹調方法是最明智的選擇。

從能量角度思考健康問題

正常情況下，單純的感冒時，下焦和中焦還有能量，屬於正常，它有能量可供應到上焦，不光頭部、肺部，整個身體的外圈表面都有能量輸布，邪氣只在表面。所以，中醫把單純性的外感、單純的皮膚病，還有一切外感疾病的開始，都稱之為表徵，或者叫上焦病，其實就是在人體外層進行的一場戰爭。

病到中焦，外部的防護圈已經被突破，所以就有了消化系統的問題。當中焦出問題的時候，上焦肯定已經被突破，即使自我感覺沒有症狀，但已經有潛在問題了。如果中焦出問題，時間久了沒有恢復，就會影響到下焦。四十歲左右的正常人，三焦應該還可以，如果由於思慮較多、作息時間不夠合理、房事過度等，下焦可能會有些不足，至少中焦、上焦都應該是很好的。

大家可以對照前面的「三焦虛實自我評估表」（二十二頁），看看自己的三焦怎麼樣。現代人因為耗得太厲害，通常到五、六十歲之後，下焦都不會太好，年輕人也提早進入這個狀態。我最近碰到兩個西方女孩，一個二十歲，一個二十三歲，下焦能量幾乎沒有了，因為她們每天都是凌

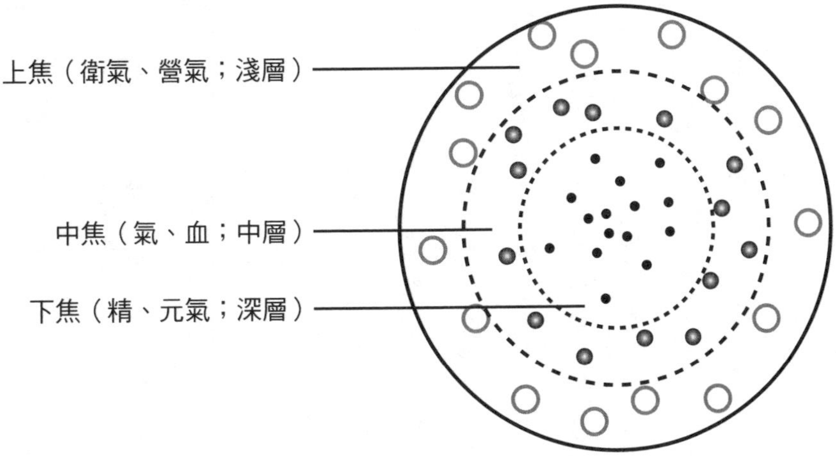

三焦內外層面圖

晨兩、三點鐘才睡覺，每隔幾天就要去酒吧喝酒，臉上全都是色斑，全身都腫。她們感覺很疲勞，想學中文也學不進去。下焦沒能量，不能運轉了，怎麼會不疲勞？學習也是需要能量的。**要從能量角度思考健康問題**。

單純的感冒只是身體外部層次的反應，我們要做的事很簡單，不損壞中焦，別亂吃喝；也別損壞下焦。小孩子一般不存在性的問題，成人生病和婦女經期的時候小心房事。對於房事，西醫認為只是流失一些蛋白質，對中醫來說，是下焦能量的洩漏。對於小孩子來說，保護下焦就是早點睡覺，別玩遊戲，別看太久電視。生病了最多看十五分鐘電視，要是啥也不讓看，肝鬱氣結也不好。讓孩子高興也很重要。

我小時候感冒發燒時受到的待遇特別好，不用上課，待在床上就在想今天怎麼過？把喜歡的書放在床邊，那天媽媽會對我特別好，給我弄好吃的，全安排好了再去上班。我就很開心地看會兒書，吃點東西，累了就睡覺，沒幾天就好了。

尊重身體的自然節律

從小到大，我就打過一次點滴，那是我媽被醫生嚇到了。那會兒我十五歲，初中剛畢業，扁桃腺老化膿，這代表我小時候雖然沒有強壯到外敵無法入侵，但敵人溜進來以後，我的陽氣還足以反應。那時流行割扁桃腺，醫生跟我媽媽說，這個扁桃腺老是發炎，會影響心臟、腎臟，需要打點滴兩週，最好割掉。

我從小敏感，打點滴的感受終生難忘。爸爸陪我去打點滴，得坐兩個小時車到縣城去打，打完點滴以後，我覺得自己的身體像動畫片裡的怪物，好像被關在裡面，外面包著水。後來，學習《傷寒論》就明白了，那叫水氣病，本來局部只有一個問題，打勝就結束了，但打點滴以後全身都灌了水，一時半會兒化不掉。

所以，如果是簡單的感冒，簡單的小病，或者一切病的開始，應掌握兩個原則。

第一，看中焦和下焦虛不虛。如果虛，就加強它，或者用補的方式，或者用流通的方式，看情況決定；如果不虛，別亂吃，別多吃，吃得簡單一點。問題在下焦，對小孩子來說就是別看電視、電腦，別熬夜。可以出去玩，但別玩得太厲害。對大人而言，則要注意不要過於操心、疲勞，房事不要過多，等等。

我在大學二年級時，連續打一天桌球就有陰虛腎虛的感覺。早上六點多去搶位置，他們一個一個上，我把他們都打下去，一直打到晚上六、七點，最後眼睛都看不清了，憑直覺還能打。打完了回家渾身熱，乾燒，陰虛了，也傷腎。

第二，當中焦、下焦這兩部分都很好的時候，感冒或者有炎症、過敏，都沒有關係，身體會自動處理好所有的問題。為什麼呢？因為有能量源源不斷地供應上來。

開心也很重要。如果老是責罵生病的小孩：「你真是個不聽話的小孩子，昨天叫你別吃冰淇淋，你看看。」他一不高興，氣脈不通暢了，病就不容易好。

身體在反應狀態的時候，只需要做兩件事情。第一，反應不強烈，萎靡的時候，別打擾他，讓他睡覺。如果沒有生命危險，不要急著去醫院，要給身體一些自己調整的時間。這時需要好好睡覺，養精蓄銳，身體正在自動康復中，如果急忙地搭車、掛號、排隊、抽血、打點滴、照超音波，本來都快好了的病症反而更重了。為什麼？因為你把正在用於修復身體的能量給折騰掉了。很多小孩、老人，就是這樣折騰壞的。

單純性的小病，若中下焦不虛的話，即使看起來有點萎靡也沒關係，他們的氣正在鬥，讓他睡一會兒，不想吃就別讓他吃，別硬把他叫起來，還沒睡足，又被叫起來吃藥、泡腳、按摩……這是在干擾身體自動恢復的節奏，這也是折騰。要培養耐心，要學會觀察。

第三，反應強烈的，要控制反應度，不要讓戰場的破壞度太大。如果反應過強，是需要控制，但別急著把症狀消滅，過強的壓制性治療會傷害孩子的體質。我們後面會細講。

聽眾：我兒子很容易喘，現在兩歲半，六個多月的時候感冒後會喘。發燒、流鼻涕，這些情況我都不擔心，但他一喘，我就挺擔心的。

李辛：喘可能是因為中下焦不足的時間長了，導致上焦不通暢，他在冬天時腳冷不冷？

聽眾：不冷，冬天他的手腳都是熱的，就是生病的時候可能會有一點冷。

李辛：他是那種胖胖圓圓的呢？還是瘦瘦的？

聽眾：看上去還是滿結實的。

李辛：晚上會尿床嗎？

聽眾：會尿床，現在晚上還給他用尿布。

李辛：尿床也是下焦虛的一個指徵。

聽眾：感冒咳嗽以後會喘，不咳嗽不會喘。

李辛：咳嗽以後的喘，不一定是真正的哮喘。他每次感冒會持續多久呢？

聽眾：斷斷續續，症狀較重的階段大概會有一個星期，然後會有零星咳嗽、流鼻涕，大概持續二到三個星期。

李辛：他大便怎麼樣？

聽眾：每天一到二次。

李辛：現在比較清楚了，兩條比較重要的指徵，尿床、感冒後有喘，而且持續兩個星期好不了。

就需要考慮他是中下焦不足，正常的感冒不會拖那麼久。

當我們說中下焦不足，一種是指功能不足，還沒到虛的地步，平時的狀態還可以，生病了才顯現出來。一種是虛，比如平時就常常拉肚子，肌肉不結實，氣也虛。還有一種是由於吃得太多，食積造成的，這個要排除。

小便頻、尿床，或者手腳冷的孩子，可以先用簡單的方法自己調理一下，比如手搓熱了去搓孩子的後腰，每天搓一次，或者用艾條給孩子灸一灸命門穴（肚臍正後方的背部）、腎俞穴（距命門穴左右兩指寬處），然後看他下一次發作的間隔時間會不會長一些，好得會不會快一些，程度會不會改善。這和飲食調理一樣，需要家長自己摸索一下。（可參見三六二頁簡要穴位圖）

小孩頻尿、尿床，或手腳冷的簡單調理辦法：

1、雙手搓熱後，輕搓孩子的後腰，每天搓一次。這是最柔和的補養方法，尤其適合於體質虛弱的老人和孩子。

2、用艾條灸命門、腎俞穴。艾條性溫，對於虛寒體質的孩子尤其合適。

3、增加孩子定量戶外運動的時間。適當的運動，能打開身體各處的細微通道，相當於擴充全身的能量儲存器，對上中下三焦的調理都有好處。

假設孩子燒得比較厲害，喉嚨很痛，或者白血球很高，家長該怎麼處理呢？大家記住，只要是單純性的感冒或疾病，看中醫、西醫都沒關係。如果白血球高，確實有細菌感染，也可以吃抗生素，但抗生素會留下一個問題，從西醫的角度來看，它在殺滅細菌的同時，身體裡面好的益生菌也被消滅得差不多了，體內的微生態環境會被攪亂。從中醫的角度來看，氣機的正常運行被嚴重干擾，讓鐘擺正常擺動的動力遭到了破壞。

吃過抗生素後，中焦和全身的氣機運轉會被嚴重阻滯，要恢復得等一段較長的時間。所以，平時消化功能不好的孩子一定要慎用抗生素，打點滴更是要小心。看病不可以求速效，要看個人的體質，體質弱一點的，就像跑不快的人，你硬拖著他快跑，可能會適得其反。

合理使用醫療資源

單純和不單純的病，判斷點在中下焦虛不虛。

當孩子發高燒的時候，用中藥、西藥退燒或刮痧都可以。但有一點要注意，中醫不贊成使用冰袋，因冰袋會把身體流動的狀態凝固、阻礙。發燒和咳嗽是人體正在把垃圾往外排，要是把它擋在身體裡面，就容易得更深層次的病。

我的老師宋祚民教授是兒科方面的專家。一九九八年我剛跟他學的時候，他就說，最近五、六年血液病很多，像過敏性紫癜，還有白血病這一類，主要的原因是降溫退燒用抗生素太厲害，不讓發燒完成自然的過程，不讓單純性的發燒完成，結果就變成不單純的發燒，邪就從表面慢慢進入中焦和下焦，想出來也出不來，停在裡面，中焦、下焦就會不足。

過敏的病人、血液病的病人很多，所以抗生素要慎用，還有抗過敏藥最好少用。現在，抗過敏藥變成一線用藥了，像感冒引起的暫時性咳喘，並不需要用的，有的小孩子用上了就變成長期依賴了。還有，不要輕易使用支氣管擴張劑或噴霧劑，太隨意使用是在給身體添亂。除非孩子憋得不行了，很危險，先用一下。不是絕對不能用，而是要慎用。

抗生素慎用的原因，前面已經講了，但如果不得不用，或者已經用了，那麼在康復調理的時候，除了需要注意飲食、作息、適當運動，幫助身體內的「氣」或說「能量」更快地運作起來之外，還可以服用一些幫助身體建立「微生態環境」的輔助食品。

抗過敏藥最好少用，它會抑制身體的反應，掩蓋症狀。過敏之所以產生，和人體為了消除身體內部的濕熱毒等邪氣的「自保機能」有關，但因為身體不夠通暢或者其他的原因，身體的抗爭反應在某處過度激烈。對此，調理的思路仍然是「有沒有？通不通？」。如果一味使用抗過敏藥，導致邪氣不得外發，長期積存體內，留在身體的深處，會導致更嚴重的問題。所以，盡量不要輕易使用支氣管擴張劑或噴霧劑。

聽眾：老師，去年我的孩子感冒，我想讓他自己好，但差一點變成支氣管肺炎。到醫院看，醫生說怎麼這麼晚才來……其實，我以前也不主張給孩子打點滴，那次就沒讓打。他肺裡面有聲音，又有好多痰，咳不出來。當時就用抗生素來消炎，還用化痰藥。還開了一種類似支氣管擴張的藥，也是化痰的，我對那個藥不瞭解，當時沒有用。如果不想打點滴，我該怎麼做呢？

李辛：一感冒就打點滴，用抗生素，就好像拿高射炮去打蚊子，蚊子也能打下來，但是不值得，蚊子和屋子會被一起轟掉，這是第一點。不少家長也像你一樣，剛開始會自己嘗試處理，或者找中醫，然後中醫也沒治好，或者好得不徹底，最後還是上高射炮。

高射炮常常有立竿見影的效果，馬上就能把症狀壓住，但壓住了以後，應該往外排的垃圾就堆在身體內部，如果之後再不給它出來的機會，孩子的體質會下降很多。但是用過高射炮的家長也不要擔心，我們在講相對好一些的選擇和每一步的思路，真到了這一步，等孩子病好了之後，再透過運動、飲食調理或找中醫調理，都可以再把體質調整好。

調理的思路是補中焦，然後微微開上焦。體質好了之後，身體就有能量把原先被壓在身體裡的寒氣、黏滯的一些垃圾和多餘的水氣都排出去。除了中藥調理之外，更好用的方法仍然是進食容易消化的飲食和適當的運動。

大多數西方人有非常好的運動習慣，當他們吃過抗生素後，身體裡面被壓住的寒邪水氣能夠透過各種運動很快就排出體外，所以，西方人雖然發明了抗生素，吃得也不清淡，但是因為他們有良好的運動習慣，所以能夠平衡這些問題，而且，西方的醫生也不會亂開抗生素，他們對使用抗生素的態度是非常謹慎的。

我們大部分華人沒有良好的運動習慣，而且抗生素太容易得到，一有問題，先吃幾顆安安心是很多人的慣性思維，這就會累積成大問題。現在，不僅是抗生素，打點滴也成了治療上的習慣，如果不瞭解陽氣的重要性，不關注體內「微生態平衡」的問題，而只關注身體裡有沒有致病細菌，就會有「讓孩子去打點滴就會平安無事」的錯誤認知。打三天點滴以後，你摸一摸小孩子，全身都會有點水囊囊的浮腫感，尤其是感冒兩、三週，甚至一個月的，陽氣已經不夠了，再打點滴，水氣就停在身體裡面了。

不過別擔心，還是可以調整的，喝一點薑糖茶，或者根據孩子的情況用參苓白朮茶和小柴胡沖劑這一類柔和的補中焦、輕開上焦的藥茶稍加調整。這時不能再傷害孩子的中焦了。後續還是建議看中醫調理。

喝薑糖茶、參苓白朮茶或小柴胡沖劑這類藥茶，可以柔和地補充中焦、輕開上焦。

只要體質能夠調整好，身體會自動把所有的東西化掉。若小孩子不會咳，痰也不一定一直待在身體裡。中醫有氣化的說法，西醫有代謝的說法，身體好的時候是可以自己吸收排泄的。即使像肺結核這樣的病灶，身體轉好的話，最後也能夠吸收掉。體質好，一切都可以轉化，而且不一定需要很長時間，合適的飲食、作息，合理的運動，吃對的中藥，比如稍微補點中焦或者運轉中焦，再輕輕開一下上焦，宣肺化痰，可以化掉。

案例

有個女孩子找徐醫生看診，感冒三天，發燒最高攝氏三十九度，當日還有低熱、喉嚨痛、咳嗽、腹瀉、舌面濕滑。最近課業繁忙，晚上十二點以後才睡，情緒欠佳。

徐醫生的診斷是：胃氣不足，神氣略滯，診斷病名是感冒，但她診斷這不是一個單純性的感冒。那用什麼穴位呢？灸中脘穴（肚臍上方四寸處）、湧泉穴（腳底中間凹陷處）。先補中焦，然後補下焦，把上面的氣降下去，再按摩百會穴（頭頂正中央）、庫房穴（第一肋間隙，距身體中線四寸處）。百會穴是補陽氣，有「通陽」的作用，庫房穴屬胃經，可開中焦，也有開上焦的功能，

也能用來宣肺化痰。（可參見三六二頁簡要穴位圖）

大家可以觀察整個過程，治療小孩子，思路很重要。感冒，咳嗽，如果反應很強，控制一下，但別一下子把陽氣這隻還有大用的老虎給打傷，只要別讓它竄得太厲害就行，打太狠了，後面的東西就全被積壓了。

從整體來判斷資源和管道

我們透過幾個例子重複說明了九字真言的其中兩條：「有沒有」和「通不通」。**有沒有？任何時候你都要看是否有資源，沒有的話就是不單純。**你要判斷，中焦有沒有？下焦有沒有？這兩個地方能量不夠，容易得不單純的病。只要是不單純或是慢性病，肯定是中焦、下焦有問題。

用這個方法來判斷大方向很簡單，而且很重要。不管什麼病，當你判斷他中焦、下焦都有，就可以喘一口氣，告訴自己沒事兒，他元氣很足，自己早晚都會好。只是要小心能量足的身體在面對強盛的邪氣時，有時候會反應太強烈，敵我都很強大的時候，戰鬥就會很慘烈，到那時，需要找中醫或西醫控制一下，別讓他燒得太厲害。

然後考慮「通不通」？下面這幾條可以常常觀察一下。

- 出汗：主要反映了上焦的情況，是不是開的。
- 排便：反映了中焦是否阻塞。

- 排尿：反映了下焦是否通暢，以及元氣在三焦中運行的情況。
- 手腳溫熱或寒涼：反映了全身能量的分布情況，能量夠不夠，經絡通不通。
- 舌苔：反映了內臟的情況；舌苔是否厚膩，反映了消化系統的流通，以及整個三焦運轉是否良好。

孩子病了，如何穩住大局？**得先讓孩子處在安心的狀態，然後再判斷是單純的還是不單純的病。**如果是不單純的，那就是中下焦有問題。這個時候要小心，沒有經驗的家長，需要請教有經驗的中醫。如果是不單純的，症狀很嚴重，有抽搐、昏迷，或者劇烈疼痛，也需要看西醫。日常的飲食、作息需要保護好中焦和下焦。

假如孩子感冒和發燒，如果是平時體質還不錯的孩子，有資源能出汗的，首先要觀察他有沒有出汗？如果沒有出汗，就讓他微微出汗。還有觀察他舌苔好不好？大便、小便通不通？這三部分表示了上焦、中焦、下焦的能量通不通。對於已經發育的女孩子來說，還要看她月經是否正常，手腳冷不冷，心情好不好。

在大學上第一堂中醫課時，老師很驕傲地說，中醫是整體觀念，西醫不是。後來我學了西醫，發現西醫也挺整體的。整體不是手段上的，而是思維和認知上的。如果你能觀察到身體每個局部、每個現象之間的關係，身體和飲食、環境的關係，物質、身體和情緒的關係，身體能量和五運六氣的關係等，你的整體觀念就會越來越完善。

中醫是系統工程，是身體這座自動化工廠的監管人兼管道維護工，能維護人體的三焦氣血、五臟六腑、十二經脈等管道系統的健康，讓它整體運行正常。

家長天天跟孩子在一起，很容易觀察這幾件事：孩子的心情、吃飯、睡覺、大小便、出汗、女孩子月經。這幾個部分如果是正常的，或說在正常的範圍裡起伏，那麼孩子不太容易得病，得了病也容易好。得病也不用擔心，要學會用平常心和安穩心觀察整個過程，把還沒有注意到的部分調整好，讓系統恢復到正常的運作狀態就可以了。

我們回顧一下。

第一，現在大部分小孩子的感冒都是不單純的感冒。單純的感冒只是上焦的問題。不單純的感冒最常見的有兩種：一種是中焦虛或堵，或下焦虛，或中下焦都虛、都堵。鑑別診斷請看二十頁的「三焦虛實自我評估表」。

中焦出問題比較多見的是傷食，吃多了，食物停在胃裡邊，這個是不單純感冒常見的原因。小孩子下焦虛的原因比較複雜，比如先天不足，神氣過於敏感，父母養育方法和環境不適應，濫用抗生素、激素，過早或過多地使用電子產品等。

第二，凡是慢性病、反覆發作的病，或各個層次各個系統交錯及同時出現的病，都不是單純的問題。遇到這種情況，不用跑到醫院又掛皮膚科，又掛耳鼻喉科，再掛內科，要馬上想到：這是孩子的整體系統出問題了。我們現在很多醫生和家長，容易陷在一個表面現象上，馬上退燒！馬上止咳！馬上化痰！這需要付出很大代價來還債，不值得。

這個時候應該去看有經驗的中醫，先調理他的中焦、下焦。只要是不單純的病，一定要考慮中焦、下焦，考慮整體的管道通不通。只要有中下焦不足，肯定有整體管道不通的問題。不用管哪條經，先管大小便、出汗、月經，這幾條管道一通，十二經脈、奇經八脈、身體的大小經絡自然會通。

還要留意孩子的心情好不好，玩的時間夠不夠。現在小孩玩的時間嚴重不夠，待在家裡玩電腦，那個不叫玩，是消耗。我說的玩是到戶外去，全身都能帶動的玩，比如玩球、玩泥巴、跑跑跳跳，那個叫玩，待在房間裡不叫玩，疊積木也不是真正的玩。

體質虛實寒熱的鑑別

不良體質如何來鑑別？我們可以用兩個符號來表示，一種是加號，一種是減號。我們把實和熱用加號來表示，把虛和寒用減號來表示。

實和熱都屬於加號，它們有什麼區別呢？

實就是中焦、下焦能量很足，孩子平時吃得下、睡得好、玩得動，有精神，肌肉也比較結實。實是有能量，但當能量過多或被堵住的時候，就會出現高熱、便祕、口臭等問題。

體質實，管道又被堵住的時候，容易產生熱。什麼叫熱呢？比如鍋爐，水、煤、火都很充足，這叫實。一不留神，煤加多了，火太大，或者有些管道堵住了熱量散不出去，結果有些地方太熱了，這叫熱。實的孩子發燒容易燒得非常高，攝氏三十九、四十度，甚至更高，他的陽性反應厲害。

另一種體質——虛。虛表示鍋爐有點問題，或者加的燃料不對，或者通風口管道沒建好，不太通，或者是其他的問題。總之，鍋爐一直不太容易燒熱。

不管是感冒、發燒或其他的病，身體比較結實的人容易偏陽性反應，虛的人不太容易表現出陽性反應，即使有，也不太激烈。

後表中的內容供大家參考，這是一個基本的分類，也有複雜一些的，比如虛實夾雜、上實下虛型的，我們以後再分析。

體質判斷方法（實／虛、寒／熱）

實質	精神	臉色	皮膚	肌肉	耐寒熱	胃口	大便	小便
實＋	有餘、過剩	不膽怯、健忘	紅潤、有光澤	潤澤、有彈性	結實、緻密	耐寒	大	不暢	色黃、味重
虛－	不足、過少	膽怯、易倦怠	黯淡無光	乾燥蒼白	鬆弛	不耐寒	小	軟便腹瀉或便祕	色淡、味輕、頻尿
寒－	陰性或陽虛	外表安靜或易不耐煩	蒼白	無汗	寒或濕	遇寒則痛	小	溏便或便祕	色淡、味輕、頻尿
熱＋	陰虛或陽勝	易躁動不安	燥紅	有汗	溫或熱	不耐熱	大	便祕、味臭	色黃、味重

這張表的內容比較簡單。家長可以留意小孩的狀態，膽子大、好動的，是偏陽性體質的孩子，能量足一些，這樣的孩子在生病的時候反應也會強一點；陰性體質的孩子相對弱一點，孩子不同的狀態跟能量有關係。實容易判斷，虛要複雜一些。

再看臉色，如果是暗淡無光或蒼白的，皮膚乾燥，肌肉鬆弛的，手腳老是濕濕冷冷黏黏的，容易怕冷，受寒容易肚子痛，平時胃口不大，大便溏軟或腹瀉，一天好幾次，偶爾也有便祕的，這些都是中下焦不健康的現象。尤其是頻尿、尿床，如果六、七歲還尿床的，肯定是中下焦不足。還有怕鬼、怕黑，不敢一個人睡的，也是中下焦不足。

舌苔如果是軟軟的不結實，或者特別大，或特別瘦、特別薄、特別水嫩的，表示身體比較虛。舌苔可以看出內臟的狀況，如果又大又濕，表示身體裡有多餘的水氣。大家早上刷牙時，看看自己的舌苔，讓孩子也養成觀察自己舌苔的習慣，每天看就會了。

老人容易舌苔胖大，而且兩邊常有表示水氣的齒痕印。這是為什麼？因為年紀大了，氣或說能量不足了，虛了，運動又少，氣的循環、流量、流速都弱了，全身多餘的水、濕氣排不出去，內臟的水氣太多，所以舌苔也會顯得又胖又濕。

聽眾：舌苔白膩是什麼問題？

李辛：如果舌苔很厚很膩，長了很多苔，那表示身體裡有髒東西需要被清理，至少消化道有問題，舌苔白膩的，首先檢查自己的飲食是否適當，運動是否足夠。

還有手腳冷可能是虛或者管道不通暢。如果你或孩子的手腳一直是冷的，很可能是因為中下焦不足。能量不足會導致管道不通暢。但更多的時候兩種情況是同時發生的。河道堵塞有兩種，一種是沒有河水（沒有能量），時間一長，垃圾、淤泥會把河道填滿，這是能量不足導致的不通；另一種是有河水，但河道被東西堵住了，這是需要「開通」的淤滯。也有兩種淤滯混在一起的，調理的時候要一併考慮，還要看哪個更主要。

現代社會人心複雜，飲食作息失常，單純的病不多見，大部分人的中下焦都有問題。

聽眾：我孩子的腳容易汗臭。

李辛：腳容易汗臭代表什麼？代表身體有多餘的東西在往外排。我們先判斷體質，看他的精神是容易興奮的還是怯弱的？活潑的還是安靜的？肌肉是結實的還是鬆弛的？胃口好還是壞？

如果體質比較強壯，汗腳基本上是單純的濕熱。單純濕熱的小孩子，通常身體挺結實，說話聲音挺響，好動，胃口較大。這樣的孩子只需要注意飲食，不要太葷、太油膩，同時加強運動，每天持續運動，把身體正在往外排的多餘濕氣再推一把，排出去，這樣汗臭腳就會好。如果孩子的體質是中下焦不足的虛性體質，那是濕熱為標，中下焦虛為本，除了注意飲食和運動之外，還得處理中下焦不足的問題。

前面我們說了兩種不良體質：一種是中焦虛，一種是下焦虛。還有兩種不良體質：一種是中焦淤滯，一種是上焦淤滯。掌握這幾種不良體質，一般小孩子或大人的問題就能判斷清楚。

案例

有個小孩，十四歲，感冒發燒一週沒有退，喉嚨痛，精神卻很好，吃得下，睡得著，還正常去上課，她發病前吃了很多東西，大便正常，臉色很好，嘴唇特別紅、脹。

很明顯，這是中焦淤滯的實熱感冒。家長帶小孩來看中醫之前，已經打了三天點滴，也沒有控制住。我給她開的大多是清理中焦的藥，有點兒像大家喝的夏季藥茶，如荷葉、陳皮、蒼朮之類的，都屬於流通性的。

這個孩子燒了一個星期，精神還很好，嘴唇還很紅、很脹，這種情況，不管看中醫、西醫都沒問題，不看也會好。如果燒得太高，超過了攝氏四十度，就必須控制一下。如果沒有出汗，吃少量中藥，幫助她發一點汗，開一開表，或者吃一些「美林」之類的西藥都可以。這就是我們說的單純性感冒。

到了二〇一〇年一月底，她又生了一次病，還是咳嗽，流了很多鼻涕，鼻涕是黃的、黏的，精神很好，喉嚨痛，臉很紅，嘴唇還是很紅、很脹。這次還是實熱，但不是中焦的問題，只是上焦的問題。我給她用菊花、蒲公英、丹皮、桑白皮、白茅根，都是常用的清熱藥。或者可以給她吃板藍根，或者用雙黃連。因為她就是一個上焦實熱，中焦不虛，本身體質也挺好。但是前面說的那個虛的例子就不行了。

實熱可以吃常用的清熱藥，或板藍根沖劑，或雙黃連口服液，但是不要輕易或長期服用，因為現代人的體質多半是虛實夾雜的。

中焦淤滯與中焦不足

案例

有個五歲的小男孩，最近一、兩年常常外感，扁桃腺一直都腫大；後背特別熱，尤其是晚上，會出大量的汗；夢很多，睡得不踏實；大便每天都有，但很乾；最近不太想吃東西，平時吃葷很多，舌苔很厚。

從現象上看，這是典型的積食，就是我們說的中焦淤滯，一般看舌苔就能看出來，透過瞭解他平常吃東西的習慣，也能說明這一點。為什麼積食後扁桃腺會發炎呢？因為他中焦淤滯的那些熱出不去，很多小孩子得鼻炎也是這個原因。

如果孩子平常有中焦淤滯的問題，該怎麼改變這個體質呢？

第一，常吃素，吃的量要少一些，尤其是晚餐。晚上身體要休息了，大部分能量都自動回收到下焦深處了，如果中焦還有很多難以消化的東西，就容易積食。能量不足的孩子更容易積食。所以，不要看見瘦弱的孩子就光想著給他多塞一點吃的，要看他能不能消化掉，要幫他找到提高消化力的方法。

第二，要運動。永遠不要忽視運動的作用，運動可使全身流通，可以開上焦和中焦，具有流通三焦的作用。

對於身體比較淤滯的，定期運動能夠減少感冒。淤滯的病是因為身體裡的負能量堆積到一定時候爆發了，如果定期運動，加大流通，清空庫存，就沒問題了。對於中焦淤滯，有兩個適合的藥——保和丸和平胃散。大人也適合，可以降血脂、降三高，不同的病名沒關係，只要背後的原因是屬於中焦淤滯的就適用。

中焦淤滯：保和丸、保濟丸、平胃散、大山楂丸。

總之，對於虛的體質，我們可以用艾灸，把中焦、下焦的能量提高。對於實的體質，少進一點食，多一些流通，用一些藥幫助消化。對孩子來說，最簡單的方法，是透過運動性的玩耍（開）和足夠的睡眠（闔）來幫助身體自動疏通人體管道，平衡虛實。

我有個朋友，很懂得用運動來調理孩子，她常常觀察孩子的舌苔，看到舌苔厚膩了，或者感冒、咳嗽了，她會讓孩子加大運動量，逗孩子跑跑跳跳，同時也注意飲食，孩子很快就恢復了。

案例 一位四歲的孩子，得嚴重的鼻炎有兩年了。醫院檢查說他的鼻子裡面有腺樣體病變、組織增生，淋巴組織也有增生，醫生建議割掉。

我碰到好幾個這種小孩，有的割掉一次又長，還有割掉兩次又長的。這和膽結石、女性乳腺增生是一樣的，割掉後還會長。這種手術有風險，如果變成「空鼻症」，那孩子的一生將會很痛苦。

這個小孩的主要問題是鼻塞，只能張著嘴呼吸，晚上睡得很不好，每個月感冒一次。我問了一下飲食的問題，平時家長給他吃大量的肉，早上也是，除了肉，還有雞蛋、奶油、乳酪，這是非常典型的飲食不當造成的中焦淤滯。

我給他用的藥是蒼朮、陳皮、防風、車前草，都是流通型的，可流通中焦，把表面多餘的東西去掉的作用。因為是小孩子，我每樣只開六克，短熬十五分鐘就喝。孩子喝了以後流出大量的鼻涕，然後就可以正常呼吸了。

上面兩個病例都是中焦淤滯，舌苔比較厚，小便味道很重，大便特別黏、特別臭，還有一些小孩子的手總是濕濕黏黏，出汗也很臭，或是黃的，也是身體裡面有多餘的濕和熱。這些孩子身體比較結實，如果平時不注意運動，加強流通，又吃得太多、太好，就容易堵住。

聽眾：有的孩子敦實，但同時又帶寒，有點矛盾。

李辛：那叫夾雜，有這種情況。

聽眾：醫生說我家孩子是虛寒，但是大便又乾。

李辛：你家小朋友比較胖吧，他有什麼症狀？

聽眾：胃口不是很好，肌肉鬆弛。

李辛：這是中焦不足。

聽眾：但是大便又乾，而且貪涼。

李辛：大便乾不一定就是實，也可能是虛，虛了以後推不動了。不要以為大便乾一定就是實和熱。

李辛：小朋友幾歲了？

家長：三歲。

李辛：多漂亮的小朋友，來，看看舌苔（摸他的手，看他的鼻子）。

大家注意看小朋友的臉，兩邊是紅的，中間有黑的、白的，眼眶下有點缺乏光澤，有一點稍微凹空的感覺，肉不結實，有點鬆。只要肉不結實，中焦肯定是虛的。還有鼻頭暗，不是很明朗的，也是中焦淤滯之象。兩個眼睛之間發青發暗，這樣的小孩一般容易害怕膽怯。如果是大人，表示心臟有點問題。

中焦虛滯與精神壓力

家長：我的孩子五歲半，常感冒，最近三個月沒有發生，但一直虛虛的。她奶奶是西醫兒科醫生，常給她吃抗生素，我學了中醫之後開始注意這個問題。她眼睛下面老是有點眼袋，鼻子中間有青黑痕，常流鼻血，腳汗很厲害，常便祕，最近好一點點了，但大便比較硬。

李辛：來，我們看看舌苔。舌苔有點紅。大家覺得她是虛還是實？她其實是虛。我們要看整體，不要看一個點。她舌苔紅可能是稍微有一點熱，也有可能是吃糖染的（小朋友剛吃過糖）。

家長：她的舌苔經常是這樣。

李辛：那是熱，我們再看一下。

家長：舌苔有點白，中間經常有一條紫的線，現在算比較好的，舌前還有紅色的小點點。

李辛：舌苔前面紅色的小點點和流鼻血，其實不一定代表實、代表火，當人虛，尤其是下焦虛的時候，身體的氣會浮散在上部，相應的舌苔前部就會紅或有小紅點。要觀察整體，看小朋友的臉色、眼神，都不是很足。她手和腳平時是冷的還是熱的？

家長：冷的。冬天我一直給她泡腳。

李辛：手腳冷，眼瞼黑，是下焦不足，臉也有一點鬆鬆的，也是典型的中下焦不足。大家認為這個女孩和剛才的男孩，誰身體裡邊的髒東西多一點？

聽眾：剛才那個男孩。

李辛：對，這個小女孩虛一些，但是從氣色、舌苔看，身體裡面乾淨一些；那個男孩子好像髒東西要多一點，吃東西要小心。

最後一點，這個小女孩容易害怕吧，看得出來，鼻樑發青嘛，還有目間發青的，一般都是容易害怕的。

家長：經常睡不好。

李辛：電視看得多不多？

家長：不愛看電視。

李辛：吃東西呢？

家長：吃東西正常。

李辛：肌肉鬆弛，壅滯，臉色偏暗一點，大便怎麼樣？

家長：經常腹瀉，有時候兩天一次，前面乾後面稀。

李辛：典型的中焦不足。從望診來看，她除了虛以外，還有滯。有的是實滯，有的是虛滯。剛才老中醫的孫女是實滯，這個孩子是虛滯。當她身體不流通的時候，身體裡有很多多餘的東西，氣不流通會影響到她的神，這也是睡覺不好的原因。

家長：她吃保和丸會好轉些。

李辛：如果有食積的問題，可以經常吃。

聽眾：如果我的小男孩比較虛寒，舌苔比較白呢？

李辛：可以用附子理中丸，吃到熱就停。如果是偏熱的體質，食積就可以吃保和丸。

剛才那個女孩子為什麼容易流鼻血？一個虛的孩子，為什麼容易流鼻血？

中醫有一個名詞叫「脾不統血」，其實不需要管脾啊什麼，脾屬於中焦，只要中焦、下焦虛，氣就會收不住。最常見的是女孩子月經有時特別多，有時身體越虛月經反而越多，然後形成惡性循環。這個小朋友咳嗽、流鼻血，有痰出不來，吃了甜的東西就容易生病，甜食比較黏滯，表示她中焦運轉不好，可以嘗試灸足三里穴（膝蓋骨外側凹陷下方四指寬處）、中脘穴。

她的臉有點水水脹脹的，這表示脾虛濕盛，中焦有點虛滯，因為這個體質，黏滯的甜食吃了就化不開，也常常有痰，如果痰是白色，表示她身體屬於虛寒。舌苔還行，下焦這部分還需要詳細瞭解，中焦虛滯已經確定了，就可以先灸足三里和中脘穴。

聽眾：她父母的餵養過程有個問題，孩子吃飯不乖，她父母就限定時間，比如說十五分鐘內一定要吃完兩碗飯，吃不完就罰站什麼的。

李辛：父母的強迫性管教，強行的壓力容易引起孩子的緊張和抵觸情緒，孩子不一定會表達，但心理壓力會影響人體中焦的運化能力，其實全身心都會有影響，家長需要留意選擇適當的方法。

案例

有一個女孩，五歲，怕熱怕悶，稍微有點胖，不能吃熱的，一年發兩次燒，病程三到五天，目前扁桃腺腫大快兩個月了，看舌苔屬於實熱。

怕熱怕悶，表示身體有點不通，像高壓鍋的壓力有點大；稍微有點胖，不能吃熱的，一年發兩次燒，這些都表示身體有能量，但不通暢。

這個小朋友看起來精神比較堅韌，神氣稍微有一點緊，這樣的人容易實。舉個例子，我們都讀過李白和杜甫的詩，文如其人，你們覺得李白和杜甫誰容易瘀？肯定是杜甫。

所有病的變化離不開體質，而體質跟神質又是相關的。比如讀辛棄疾的詩，能感覺到他神氣很緊、肝膽氣很強，這是格局。還好他可以領兵打仗，有篇文章說他那會兒還挺富有，居住環境很好。這樣呢，雖然他膽氣、肝氣很強，但是生活境遇還不錯，可以遂他的志。但如果這樣的人被壓制在那裡，沒錢，不能領兵打仗，皇帝也看不上他，他做不了想做的事，那就容易得肝膽病，或者心血管疾病。

所以診斷要先看人的神質，看人的體質，再看他的病。疾病的生成就是這樣的順序，首先是神質出現問題，影響到體質，然後產生西醫能夠檢查出來的身體疾病。所以，要留意前兩部分，如果能把前兩部分調好，病就比較容易好，光去治病是治不好的。

這個小女孩的臉上好像還有一些小點點，她現在才幾歲，如果到十幾、二十歲的話，這些點點可能就會變多，假如她以後生活不是很順心，可能三十歲就會出現色斑。怕熱怕悶的孩子，一般需要比目前更大的精神和物質環境，因為她有能量需要流通，如果悶在那裡，但身體又比較結實，就會出現扁桃腺炎、鼻炎之類的問題，需要讓她做自己想做的事，多玩一玩、開開心、跑跑步、泡泡腳，這些都是幫助她「開」的方法。還有一點要注意，家長如果有過多的「不可以」，會使得孩子的身心產生淤堵。

這種體質的感冒，吃點感冒清熱沖劑就可以，還有食物需要少吃一點，吃清淡一點。泡腳方面，結實的孩子有鬱熱的時候泡到微微出汗就好。虛的孩子要泡到身體溫暖，但不要出汗。

案例

一位十六歲的男孩，沒提供舌苔照片，身高一九〇公分，患白癜風，膽怯，易煩躁，他得過三次肺炎，肺俞周圍有腫塊。

膽怯，易煩躁，人虛就容易不耐煩，這是典型的中下焦不足。白癜風，我當時沒想明白是怎麼回事，先把他的中下焦先調理一下。有白癜風的人不要吃特別熱的藥，比如補下焦的藥，可以用五子衍宗丸；還有山藥、八珍糕可以做為平時中焦的食物調理。二〇一一年，我曾用李可老先生的白癜風丸原方治療了一位十七歲的男孩，效果很好。

案例

某五歲孩子，容易感冒、生痰。舌質淡膩，手心濕，半夜容易醒。

只要是容易生痰，中焦都有點虛，或者不流通；如果痰黃膿，表示中焦有鬱熱，偏熱；如果是白痰，表示中焦虛滯，偏寒；舌質淡膩，也表示中焦有淤滯，也表示整個身體的流通不太好；手心濕，表示身體裡有濕；小孩子睡不好覺，一個是腎虛收不住，一個是胃有食積，第三個是先天神氣敏感。

我們再看一個病例，怎麼判斷？不外乎兩端，一者虛也，二者實也，循其徵象，應知可也。

案例

站在我們面前的這個很清秀、敏感的小女孩，舌苔稍微有點瘦，有點乾，有點熱象。

一般來說，秀氣、敏感的小朋友就像是一個玻璃做的房間，房子裡的人能看到外邊，外邊也能看進來。這種小朋友流通性比較好，但身體裡面能量不夠，容易流散。大家還記得開闔嗎？這種就是容易開不容易闔的，開闔不光是身體，也包括精神。比如說古代有敵人攻城，守城的事就不能讓這樣神氣敏感的人來做，神氣敏感的人，像敏感的鳥兒，一有風吹草動就飛走了。

家長：口氣重怎麼理解呢？

李辛：中焦有熱，不流通，不管虛實，只要中焦有熱、不流通，口氣就會重，很多老人口氣很重。這裡的熱並不是指全身的能量多，而是因為身體的不流通，導致局部的能量多了。

聽眾：「開」是指神質？

李辛：體質和神質都是，神氣敏感的孩子，平時又比較活潑的，她的神氣、身體的能量容易往上升浮，往外散，而身體下焦、深處沒有足夠的能量，當她能量運轉不暢的時候，有些地方會不流通，有些地方就會供應不上。

對於她來說，口氣是能量在上面淤住了，肚子痛呢，是由於中焦虛滯，下焦的能量也不足。中焦虛滯用參苓白朮丸很合適，或者小劑量的附子理中丸；附子理中丸除了可內服，也可以外用放在肚臍裡。下焦能量不足從本質上來說也是精不足，因為她很敏感，神氣一直在散，所以下焦就不夠，當精神外散、氣血升浮的時候，可以吃一些礦物類的藥，比如生磁石、龍骨這一類，取其重鎮安神，把神氣往下收聚的作用。

附子理中丸除了可內服，也可以外用放在肚臍裡。其他溫熱性味的中藥，比如肉桂、艾絨、吳茱萸、生薑等，都可以按比例外用。把桂圓肉製成小丸放在肚臍內，用來祛除中焦的寒濕，這個方法很適合老人和孩子，或者不願意吃藥的人。對於皮膚敏感的人，可以先在手背上貼幾個小時試驗一下。

案例 某嬰兒，出生十八個月，傷食導致夜汗多，常感冒，臉很胖，但身體很瘦。

晚上出汗多不一定是盜汗，盜汗、自汗這個分類的意義不大。我以前學習的時候，一直被這些困擾，從中醫藥大學畢業之後好幾年才明白，根本不用管盜汗、自汗這些標籤，要看身體裡能量「有沒有」、「通不通」。

晚上是闔的過程，晚上汗多，身體在把一些東西排出來，表示他身體裡濕氣多，如果你發現他吃多了以後汗多，可以肯定他中焦、上焦，再到表面這一圈有多餘的東西，整體也不夠通暢。有很多皮膚病和上焦過敏性疾病，還有鼻炎、扁桃腺的問題，都跟這個有關係，三焦不通暢，主要是中上焦淤滯。

長期皮膚過敏是三焦都有淤滯，爆發在上焦。這種體質怎麼調理呢？可以灸或按摩足三里穴，足三里穴能行氣化濕，運中焦，還能補中焦，小孩子神質、體質都還簡單，一個穴位就夠了。

如果判斷他還有下焦不足，灸一下肚臍，或者把肉桂和吳茱萸的粉末，加點桂圓肉，捏個小餅餅，放在肚臍裡。夏天可以貼十二個小時，冬天可以長一些，皮膚沒問題的話，時間再長一點也可以，貼三、五天。如果晚上小孩子睡不著覺，可以貼湧泉穴。

家長：比例是多少？

李辛：肉桂三十克，吳茱萸十克，也有用單方肉桂，或單方吳茱萸，也可以放薑、花椒，注意皮膚刺激的情況，藥的方向最重要。

家長：他吃了您開的藥以後，出汗少了，然後手上長了一個小瘡，好了以後有個疤，現在消了，平平的，看得到摸不到，但他現在手心還會出汗。

李辛：手心出汗代表中焦還有一些多餘能量，還在排濕，原來有大量的能量淤在表面，可以再調理一下。

案例

某小孩，九歲，偏瘦，有地圖舌（編注：舌頭有不規則的紋路或裂縫），經常流清鼻涕，腹瀉，有時候又有黏鼻涕。我們看他的照片，鼻頭有點黑，兩眉之間有點緊。

身體偏瘦，有地圖舌，表示體質比較差；經常流清鼻涕，也是表示陽虛；腹瀉，是中下焦虛寒；有時候又有黏鼻涕，表示身體大部分時間處在能量不足、不通的狀態，當有能量起來的時候，身體不通而產生淤熱。鼻頭有點黑，表示胃是寒的；兩眉之間有點緊，表示性格有點倔，有點擰，得好好跟他說話，不能跟他對著幹。

當一個人的性格或神志比較強或比較敏感，在藥物性味的選取上，和平常的對待上，都要用清淡一些、柔和一點的方法，幫助他身體流通、精神放鬆。對待林黛玉和薛寶釵的溝通方式是不能一樣的，對林黛玉之類的女孩要柔和一點，對薛寶釵之類的女孩可以直接一點、強硬一點。這個小朋友，要給他喝藥的話，用山藥、蓮子、生穀芽、麥芽之類的，味道要好喝些，參苓茶也可以，平胃散就稍微重了一點。

案例

再來看一個小孩，他舌苔稍微有點胖，略有一點鬆垮的感覺，這表示中焦有點兒壅、不流通，他有什麼不舒服？

家長：吃多了會不舒服，有時會大便乾燥。

李辛：平時容易害怕嗎？

家長：不會。

李辛：那還好。肌肉有點鬆，注意給他加強脾胃，最簡單的方法就是把你的手搓熱了，然後放在他的肚子上，事先你自己得吃好、睡好。這個方法相當於最柔和的艾灸和按摩，是對幼兒特別適合的方法。剛才那個瘦瘦的男孩子，用這個方法效果也特別好。

案例

我們看這個小朋友，眼瞼有點青。

家長：他的眉間還有鼻樑也有點青。

李辛：這是中下焦有陳寒。小孩子也好，大人也好，下眼瞼、鼻樑發青、發暗，有點黑，凹下去，表示中下焦不足。

家長：這個要怎麼改善呢？

李辛：不吃涼的，偶爾喝點薑湯或紫蘇紅糖湯，肚臍上貼剛才說的肉桂吳茱萸丸，或貼薑片。

家長：他從小四肢就有濕疹，現在主要是大便有點稀，而且特別臭。

李辛：這是典型的中焦虛寒，可以用小劑量的平胃散，或者參苓白朮丸。當他濕疹發作時，可以再給他揉一揉足三里穴、太衝穴（大腳趾和食趾趾縫往身體方向約一寸處）、合谷穴（大拇指骨和食指骨會合處），幫他開一下。這個過程就是把一些能量放進去，讓身體把邪氣慢慢帶出來，但是不要帶得太厲害，不然表面的症狀會很劇烈，人比較痛苦。當他濕疹很嚴重的時候，可以給他吃車前草，新鮮的車前草很常見，是利尿去濕毒的一味好藥，也是開上焦鬱熱。車前草到處都長，大家可以帶著小朋友去採，又開心又治病，一舉兩得，孩子開心很重要，能幫助氣機更好地循環。濕疹發作時，需要把黏滯的補藥和生薑之類的熱藥停一停。

如何使用常用中草藥

在辨清體質的基礎上，我們如何使用非處方藥呢？後面介紹幾個比較安全的非處方藥的用法。

簡單的下焦虛，平時又容易上火的小孩子，可以用五子衍宗丸調理，小小的水蜜丸（**編注：使用蜂蜜水黏合製成的藥丸**），不用吃太多，五歲用五粒，十歲用十粒，差不多一歲一粒就行了，小孩子氣機靈敏，吃很少量就會有效。

桂附地黃丸適合虛又有寒的小孩，可以用一點點，水蜜丸也是同上面的用法，濃縮丸要相應減少用量。這個適合有點下焦虛的小孩子，就是那種特別單薄、清瘦的，還有虛胖的小孩。

下焦虛者，偏熱的體質用六味地黃丸或五子衍宗丸；偏寒的體質用桂附地黃丸。注意：脾胃虛寒的小孩慎用要下焦補藥。

比如當孩子喘，但沒有熱的症狀，頻尿，大便容易稀，可以用這些熱藥來暖下焦。比如小孩子尿床，是下焦虛，這兩個藥都是調治下焦的藥，偏熱的體質用五子衍宗丸，偏寒的體質用桂附地黃丸。如果對症的話，兩、三天就有效果。

一種藥吃一個星期或兩個星期都沒有效果，代表不對症。中藥用對了，是非常快速有效的。家長首先要學會熟練地觀察症狀的改善，還要學會觀察胃口、大小便、氣色、舌苔、氣味、手腳冷暖、精神等細節，中藥是否有效就體現在這些細節的改善上。

中焦虛可以用參苓白朮丸調理。如果中焦虛又偏寒，可以用附子理中丸。用這些藥調治孩子的虛寒性感冒，效果都不錯。

這些中焦、下焦的藥適合在什麼時候用呢？適合他已經發過燒了，反應完了，或者經過中醫、西醫治療，身體快好還沒有完全好的階段，身體的能量不夠，老拖著點尾巴，需要外力推一把的時候用。

聽眾：我的一個侄子在美國，八歲，比同齡小孩矮一個頭，常尿床、胃口不好，吃什麼藥比較好？

李辛：胃口不好是中焦的問題，尿床是下焦的問題。中下焦不足，這個是本。但還要考慮，當他不足的時候比較久，整體管道都會不太通，這就需要瞭解他大便通不通，舌苔厚不厚，皮膚上會不會長一些東西。

如果有這三樣，表示他既有本虛，能量不夠，還有不通的問題，可以用保和丸。對於中焦淤滯，還可以用平胃散或保濟丸。保和丸適合一般的消化不良，作用偏胃部。保濟丸除了運轉中焦以外，還有開上焦，作用偏腸部，一般腹瀉或積滯在腸部的話用保濟丸更好。總的來說，保濟丸的力量比保和丸強一些，開的範圍和力量廣一些。平胃散的特點是偏辛溫，適合受寒、吃生冷或平時脾胃就比較寒的情況。

夏季小茶方：蒼朮六克，荷葉三克。這個茶方可以每天喝，對於消化不良的小孩子，或吃肉吃多了有停食，舌苔厚，皮膚長東西的人，可用這兩個藥來輕輕梳理一下中焦。蒼朮和車前草也可以用。

「蒼朮＋車前草」和「蒼朮＋荷葉」有什麼區別呢？車前草利尿，能夠把中焦多餘的髒東西從小便分流掉一部分。荷葉是從中焦輕輕地往上托，你體會荷葉站在水面上的感覺，它對中焦有一點虛滯的，流通不夠的人，可以幫助中焦把能量輕輕地帶動到表面。這兩個小茶方都很溫和，可根據孩子的狀態選用。

常有學生問我，吃綠豆好還是吃紅豆好，其實不需要過於糾結在這些細節裡，先瞭解它們的共性，都是流利的，幫助氣機從中焦往下流通，紅豆消水通氣健脾胃，綠豆也有這個作用，但更清涼一些，這些都是很溫和的食物，用對了會看到效果，用得不對也有調整的餘地。

對於上焦淤滯，其實所有的感冒藥和發汗藥都是治上焦淤滯的，每天泡腳、跑步、洗熱水澡也是開上焦淤滯的。**開上焦的時候不要過**，比如發汗過了，會洩漏損耗身體的能量，結實的孩子還沒有關係，但體質比較虛弱的孩子就會有影響。所以，比如泡腳，老人和身體弱的小孩，泡到身體溫暖就可以了，以不要出汗為好。

聽眾：不到兩歲的小寶寶，也可以在睡前泡腳嗎？

李辛：泡腳對流通氣血來說是一件很好的事，健康小孩的氣血一般都比成年人流通得好，不一定需要泡腳，有時候泡了反而過了。如果需要做的事情很多，可以排一下順序，什麼是最重要的，什麼是必要的。小寶寶一、兩歲的時候，對他們最重要的是一個非常祥和、安靜的媽媽的懷抱。

我在看診時碰到過這種情況，有的媽媽很有責任心，每天列了很多對寶寶健康有利的清單，每一項都要執行到位，搞得自己很累，寶寶也被折騰壞了。媽媽要注意自己的狀態，如果媽媽在很糾結、很生氣的情況下，孩子就會睡不了覺，或者情緒不好；媽媽常吃垃圾食品，小寶寶的消化就會不好，或者臉上、身上容易長濕疹。

跟安心、放鬆、找到自己和孩子適宜的狀態相比，泡腳並不是一件重要的事，養生的方法很多，在合適的時候再拿來用就好。

我們接著說，感冒清熱沖劑是開上焦的，偏涼開；小柴胡沖劑是溫開。體質偏寒用小柴胡沖劑，偏熱用感冒清熱沖劑。如果分不清偏寒偏熱，但是他沒有顯出明顯的熱，中下焦又常常不足的，就選用溫開。午時茶既能開上焦，又能開中焦。

常用的草藥有蘇葉，開上焦、中焦，加紅糖泡水，很好喝。車前草是流通三焦的，能清肺、開表、和胃，還能把熱從小便裡排出來。還有白茅根，小時候爸爸媽媽帶我去挖這個藥給我吃。小孩子如果有一點熱，會流鼻血，或你判斷他是身體有熱出不來引起的，白茅根能止血清熱，利尿滲濕，味道也很好，現在新鮮的不常見了，乾的也可以。

如果上焦和中焦都虛，應該把調理的重點放在中焦，這個時候中焦是本，上焦是標。還需要衡量哪個症狀嚴重，比如說下面這兩種情況，第一種是發燒、咳嗽、痰很多、流鼻涕、打噴嚏、怕冷，平常中焦虛，但現在症狀急，急則治其標，還是用感冒藥，但用什麼樣的藥，包括怎麼保護中焦，都要考慮到。第二種情況是有一點點發燒，燒不起來，有一點點不舒服，也不嚴重，或者已經好幾天了，這個是緩症，緩則治其本，就從中焦入手。大家慢慢體會這個理論。

聽眾：如果小孩子常常皮膚過敏，是什麼問題？

李辛：如果是單純的皮膚病，不會拖那麼久，皮膚在表，屬於上焦病，單純的皮膚病，用治感冒的解表藥也能治好。我們說過人體可以分上、中、下三焦，三個圈圈，好比我們的三個房間，單純的垃圾，又離前門最近的，直接從前門掃出去就行。

但如果是兩、三年或更長時間的皮膚病，其實是中焦虛，下焦也虛，邪氣深入人體，堵在那裡，或說因為人體中下焦虛滯、淤滯，沒有能量把這些邪氣排出去。時間長的皮膚病一定要調整中焦和下焦。

如果家人有皮膚不好的，醫生開的中藥特別苦，裡面有大量清熱解毒的藥，雖然可以治療皮膚病熱毒瘙癢的「標」，但要評估中焦脾胃是否能承受。如果吃了一個星期後效果不太好，或者胃裡不舒服，可能要平衡一下藥的方向，治標的同時，要兼顧中焦和下焦。

現在有不少小孩子感冒，家長以為是熱性感冒，會去買清熱解毒藥，板藍根、大青葉、紫花地丁，都是很寒的藥。這種只適合單純的某一類型的感冒，或說中焦、下焦不虛的感冒，大家需要鑑別。

同樣的，慢性鼻炎、慢性皮膚病、慢性咽炎、慢性胃炎、慢性結腸炎、慢性中耳炎，都不是單純的問題，在治療的同時，必須考慮中下焦的能量分布和流通情況。

常用艾灸、敷貼和按摩

如果小孩子能做到靜止不動，艾灸是個效果挺好的調理方法，尤其對於虛寒體質的孩子非常合適。

孩子中焦虛，可以每天艾灸中脘穴、足三里穴各二十分鐘。如果中焦不是很通，足三里多灸一會兒，也可以再加下巨虛或陽陵泉穴（編注：皆在小腿外側，本文所提之穴位可參見三六二頁簡要穴位圖）。一般中焦有問題的這幾個穴位常常輪流替換著灸，每天選二至三個穴位，每個穴位灸十五至二十分鐘，不需要太長時間。不用猶豫到底是這個穴位多灸一會兒還是那個，最好的學習是嘗試，每天灸，加上觀察，你會對這些越來越熟悉。

在給孩子灸這幾個穴位之前，建議先給自己灸，掌握好角度和距離，不要太近太燙，溫熱適度。自己灸得有感覺了，知道灸了以後身體會有什麼變化，再給孩子灸。

對下焦虛的孩子，可以灸神闕（肚臍）、關元穴（肚臍下方四指寬處），或者再加兩側的腎俞穴，最後再加一個太溪穴（腳內踝後緣的凹陷處）。為什麼最後灸太溪呢？因為灸是增加能量，神闕、關元、腎俞穴是在身體的下焦，也是收聚，腳上的太溪穴屬於下焦，是更深層的收聚。艾灸的目的是幫助身體往下焦的方向增加並收聚能量。這個跟大家打完太極、練完樁功來個收勢的動作一樣，這個動作就是相當於灸太溪穴，收住能量。神闕這個穴位既補中焦又補下焦，灸一個穴位就可以解決。

小孩子如果好動，不願意灸，怎麼解決？可以拿肉桂三十克、吳茱萸十克，打成粉，可以用很久。晚上取出指甲大小的量，加一點點醋，如果小孩的皮膚對醋敏感，可以減少醋的用量，加一點蜂蜜，把它捏成一個小丸子，紅豆這麼大，放在小孩子的肚臍裡，再用透氣膠帶貼住。夏天放二十四小時，冬天放四十八小時之後再換。

這個方法既補中焦、下焦，又能幫助中下焦運轉，晚上還能幫著身體把氣收回中下焦。若小孩有消化不良、尿床，都可以貼；老年人有高血壓、神經衰弱、失眠、風濕痛，也可以用這個方子，可以將藥捏成硬幣大的小餅貼在湧泉穴，因為湧泉穴是腎經，直接從調整下焦開始。

按摩也是一個很簡單的方法，比如常說的腸胃型感冒，消化不良，可以按摩一下合谷穴、足三里穴，或者曲池穴（手肘微彎，橫紋外側盡頭處）。合谷、曲池穴是上焦的，足三里穴是中上焦，偏中焦，有和胃、和腸的作用。或者家長可以幫孩子按摩一下督脈、膀胱經，對於裡面還有能量，中下焦也不虛，直接開表就可以解決。按摩督脈、膀胱經代表什麼呢？是順。因為膀胱經是人體的表面，外面一圈，相當於城市的外環高速公路。如果是表面的感冒，你把表面動一下，邪氣就出去了。

有的家長知道按摩好，但還不瞭解重點及方向，每天把小孩子全身都揉一遍。全身揉一遍是什麼意思啊？會把有限的能量給分散了。身體正準備集中力量跟表面的敵人打仗的時候，你使勁兒把全身都揉一遍，把能量都分散了。打仗要一鼓作氣，再而衰，三而竭。折騰了幾次，人體沒有能量了，所以那個孩子第二次來的時候，兩眼無神、精神萎靡。第二次開方，我給他吃的全都是補下焦的收聚能量的藥。第一次來，我只給他開了三、五天的藥；第二次來，我給他開了兩週的藥，我說感冒好了還得繼續吃，為什麼呢？因為第二次的藥根本沒有管這個感冒（標），而是在調整身體不平衡的能量（本）。

所以，上、中、下三焦三個圈圈，重點要照顧中焦、下焦兩個圈圈。

按摩只需要學很簡單的手法，不需要很複雜的花式手法。分開看就是一個是按法，一個是摩法。我們可以自己學一學怎麼按摩，學會了以後就可以給小朋友按摩，給父母按摩，也可以給自己按摩，比如摩腹，就是一個很好的自我保健手法。

有個穴位叫三陰交（腳內踝尖往上四指寬處），把自己的手搭在三陰交穴上，不用力。我們現在感覺一下，自己的三陰交穴是冷的還是熱的，鬆的還是緊的？

聽眾：感覺是溫的。

李辛：溫的很好，冷的涼的可能是下焦虛寒。覺得肌肉是厚的還是薄的？

聽眾：厚的。

李辛：厚就表示還有點資源，不過需要分清是結實還是水腫。薄的就是能量不夠。手是冷的還是熱的？

聽眾：熱的。

李辛：如果手是溫熱的，可以直接搭在三陰交穴位上，手上的熱量會滲透進去。不需要意念，就是自然的熱傳導，物理現象。沒事的時候放鬆，把手放在這裡。

小孩子脾胃不好，可以把手放在他肚子上。前提是你自己不能太虛太累，手不能是冷的。

我們再來試一下，把手放在自己的肚子上，閉上眼睛感覺一下……手心的熱量是不是在傳遞？放在神闕穴，或者中脘穴，或者關元穴，另外一隻手放在後面命門穴，輕輕地搭在那裡就可以。

我們做一分鐘，注意力放在那裡，繼續感覺。前後兩隻手的熱量好像在中間連通，進入身體。這是最簡單的補中下焦、補元氣的方法。對於特別虛的小孩子，每天用這個方法就可以，這個方法非常溫和，沒有副作用。

有一年，我爸爸因為醫療事故，急性腎衰竭，在極度虛弱有生命危險的那段時間，我早上四、五點鐘起來，把手放在他神闕穴和關元穴上一個多小時，再給他灸兩個小時，這樣度過了最艱難的時候，後來他身體恢復得非常好。這種補元氣的方法對最虛弱的人都很合適，而且很簡單。

肚子越來越溫熱了，挺舒服的。我們大人工作疲勞的時候，在辦公室也可以用這個方法回收一下神氣，怕同事看著奇怪，可以只捂前面。

聽眾：老師，如果拿個熱水袋捂行不行？

李辛：熱水袋也有用，但不一樣。如果小時候你媽媽從來不陪你，就給你一隻玩具熊陪你，哪個好？這個不光是熱的問題，人有精氣神的灌注，有愛，有關心，其實整個過程是有我們看不見的生命力在流動的。

如果有肚子痛，受寒了，胃裡發脹，手邊又沒有艾條，我們可以把一隻手放在肚臍或者中脘，還有一隻手放在腿上，這是先補中焦，然後把能量引到腿上。自己回去試一下，會感覺到腿上的熱量會跟肚子接通，還能通到腳上。中醫的導引就是這個道理。還可以一邊捂陰陵泉穴，一邊捂陽陵泉穴和足三里穴，這是在開中焦，或者開下焦，也是在補。

按，不用很大的力，越放鬆效果越好。

我二十幾歲時，在北京的衛生學校做代課老師。有一次，下了課，聽到樓道裡傳來一陣哭聲。我過去一看，一個女學生在教務處的沙發上哭，痛經。一時半會兒也找不到藥，也沒有艾條，怎麼辦？我先把手捂在小腿下部的三陰交和絕骨穴（又名懸鐘穴，腳外踝尖上方四指寬處），兩隻手這麼一合，讓這裡溫熱起來。這就像下象棋或圍棋，先布局，把氣引到下肢，然後再把手放在血海穴，也是讓她熱起來。最後，一隻手放在她的肚子上，一隻手放在她後腰上，也就五、六分鐘，她就不痛了，通了就不痛了。這些方法大家自己去試，特別有效果。

聽眾：您說一個是手要溫熱，第二就是不要太虛寒的人，是不是太虛寒的人如果幫人家施術，自己會有損傷？

李辛：真正虛寒的人心裡常會擔心自己有損傷，如果不常有這個擔心，通常不是虛寒的人。天地之間自有大能量，這是一個無形的東西，你瞭解自己只是負責接通而已，而不是把自己的能量分配出去，單獨的個體能有多少東西給予？

所以，當你手夠溫暖，心裡也有關愛的時候，你放在那裡，就會有接通的作用，這是一個自然的交流。比如有人肺虛，把手放在他後背的肺俞穴附近。原則是靜，還要虛。什麼是虛？當你把手放在那裡的時候，把它忘掉，不要想著他有病會不會好，我在給予，我給了他會不會虛，他的病會不會到我這兒，不必想那麼多。放在那兒就行了，自然就完成了。

摩，對幼小的孩子特別合適，但小孩不適合很強的手法。按摩可以分力、氣、神，「力」的重要性排在「氣、神」之後。後背、腿、腹部都是適合摩的部位，慢慢地用心地做。要專心，要「鬆、靜、柔」，如果媽媽一邊按摩，一邊想著別的事，效果不會好。

選擇雙方都舒服的姿勢。有時候隔一塊布好像好按一點，你能感覺到你的手，也能感覺到手下的皮膚，慢慢按的時候，下面每一點回應的力量是不一樣的，有的地方會硬一點，有的地方會軟一點，有的地方是凹下去的。你自己慢慢練習，看怎麼按自己手舒服，對方也很舒服。有時能感覺到手下的肌肉裡面有點空，或者有點乾癟，輕柔的按和摩會幫助它慢慢充氣。

關於按摩，建議大家先學習按法。手不動，體會手下細微的變化。當體會很細了以後，再開始摩，做到每一個動作你內心是清晰的。對小孩子的按摩要先分清整體的虛實，哪裡需要開，哪裡需要闔。

按摩最大的好處，是能幫小孩跳出現在的格局。我們大人也常常會陷在某個心理和生理的格局裡，時間久了就會發悶，或者生病，需要自己想辦法跳出這個被困住的格局。

小孩子在生病的格局裡，如果他還有能量，需要開，你幫他全身輕輕柔柔地按一遍是可以的，或者他需要闔，你就把手放在那裡，或加一點點力量給他。

比如三陰交穴，第一個方法是手搭在這裡，有熱量自然透進去；第二是身體微微前傾，自然就有一個力量壓上去了，不要很用力，手放鬆。大家自己去試一試力度的掌控，這個方法非常簡單實用。

再舉一個例子，比如這位同學的肩膀不舒服，我站在他後面幫他按摩肩膀，我身體往前一傾，力量就下來了，我的手其實沒有怎麼動和用勁，一個身體簡單的角度移動，就完成了力量的調節。按著不移動，在《黃帝內經》裡叫「按摩勿釋」，按在上面，不要鬆開。

現在流行的按摩一直在動，太快，變成一個散的、瀉的方法，適合體質強壯的人，但真正強壯的人不多。對於體質虛者的按摩要以靜、慢、柔的「闔」法為主。可以讓小孩子趴下，一隻手放在命門穴上，一隻手放在小腿肚子上，保持十分鐘。如果真能靜下來，比如長期打坐、站樁的家長，是可以感覺到孩子下焦的寒熱虛實的。

聽眾：我把手放在小孩背上，過了大概一個小時，等他醒來，我的手都濕了。會不會是小孩體內的濕？他背很涼。

李辛：可能是你身體的能量把他的寒濕引了出來，或者你們兩個都比較濕。正常情況下，幾分鐘就會有感覺。如果這個小孩體內有濕，手放在上面，幾分鐘就濕黏黏的。當我們在問我的孩子到底是寒性的還是熱性的，有沒有濕氣，用手就可以感覺到。

聽眾：加意念會不會加強感覺？

李辛：不需要加意念，意念是人為的東西，有時並不符合身體的實際需求。

聽眾：老師，我自己老是手腳冰冷，身體虛，那我能不能給小孩和自己做按摩？

李辛：可以先加強運動，把自己的氣血好好運轉一下，也可以把手搓熱了再做。

今天講的是一個簡單的思路，希望大家回去試一下。我還是第一次講按摩的方法。這是瞭解自己和小孩子體質的簡便方法，也是你們深入學習的前提。

如果醫生自己沒有吃過藥，也沒有摸過人，憑想像就開藥，這就很危險，希望大家不要憑想像學中醫。中醫說的每一個東西，都是可以看到摸到感受到的。

比如下焦不足，應該能感覺到自己肚臍以下、恥骨以上這塊區域是空的、冷的，或者是虛的。如果你們把手放在上面，虛的時候裡面像是有個凹陷的洞，熱量自己會傳進去，放在那裡半個小時或兩個小時的話，裡面慢慢有充滿的感覺，這個感覺也許會持續很多天。這些都是可以直接體會到的。前提是需要打坐，安靜下來，很多東西就能夠直接知道。中醫是實實在在的東西，不是用理論去推的，是透過實踐體驗的。

當你靜下來的時候，要處理家人的健康就不難。雖然我是中醫大學畢業的，但打坐讓我感受到很多大學裡學不到的東西，然後，用自己的手給自己和家人做按摩，給自己做艾灸，透過實踐，會明白很多東西。

有一點要提醒大家，當體質改善了以後，有幾種可能：第一，身體會好，原來的症狀會改善；第二，身體本來隱藏的問題會反映出來，身體自動進行必要的改革。這種反應過程怎麼處理？會有哪幾個階段？怎麼去判斷？還有怎麼透過望診看他的表象、舌苔等來判斷寒熱虛實？我們後面接著講。我希望大家先摸一下自己的孩子，感覺一下他到底是寒是熱，是虛是實。

不讓孩子的神受擾

現在的小孩，過早進入成人化的生活方式，過早接觸高科技，過早被資訊化，對他們的精神心理狀態有影響。

現在有兩種小孩子：第一種是在農村長大的，小時候玩泥巴、抓小蟲什麼的，直到小學一年級才第一次坐到課堂裡開始學習；第二種小孩，五、六歲就會背很多唐詩，會用電腦，會用成人的眼光看這個世界，用成人的口氣和成人的知識來命名、識別繁複的現代世界。

大人會覺得，第二種小孩真厲害！但這種小孩學會的部分，我們稱之為「人類社會的通用作業系統」，但是通用系統肯定不是高級系統，會有很多漏洞，並且無法自動編寫升級軟體，需要依靠軟體廠商的長期供應。

這些孩子過早地被社會化、成人化、資訊化，他的精神系統就容易受到限定，也會導致他的物質系統——身體受限、僵化，進而發展成某些疾病。過早的資訊化，會導致雜亂資訊接收太多，就像樹幹不粗壯的小樹，硬是催生出了很多的葉子，擠在一起。這樣的小孩會引出很多問題。

有個哲學家說過：空氣是供你呼吸的，不是供你分析的；周圍的美好事物是讓你感受的，不是讓你來命名的。我們成年人習慣分析、習慣命名，小孩子過早成人化會遇到麻煩，他對自然和生命的靈動的感受力，會過早且過多地讓位給格式化的思維方式，以後會像被創造出來的機器，而不是擁有創造力的人。

我們學習了幾種不良體質的判別方法，有中焦虛、下焦虛、中焦淤滯、上焦淤滯。有一個更重要的問題是什麼？是神。神不定，或者神受到了影響，人也會生病，比如有時候突然碰到大喜大悲的事情，或走路時突然有人騎著摩托車過來把皮包搶了，這就是一個神受驚的狀態。

案例

有個小孩子，一歲，一到下半夜就會哭叫，醒了就不敢一個人睡覺。平時睡一、兩個小時就會醒過來，不想吃東西，大便次數正常，但發綠。家長說前一陣春節期間放鞭炮，孩子被嚇到了。

這樣的孩子很多，一般被嚇到或者神被干擾，用朱茯苓十克、生甘草二克、生龍骨十五克，這三味藥泡水、煎服都可以，或者朱茯苓一味藥也可以。這個方子比朱砂安神丸更適合脾胃虛弱的小孩，朱砂安神丸是改善失眠的，它有黃連、生地，比較寒滯一些，對中焦會有些影響。如果只是神受到了影響，喝前面的小茶方就可以。還有大一點的小朋友玩遊戲，看一些讓人害怕的東西，比如恐怖片，神受到影響了，用這個效果挺好。大人也一樣。

安神小茶方：朱茯苓十克、生甘草二克、生龍骨十五克，泡水喝。

大家不要認為恐怖片只是一部電影而已，不是真的，其實，這個世界是能量和資訊構成物質並影響物質的，我們的身體和精神永遠在被周圍的能量和資訊影響著。看恐怖片，你就和這類的資訊場相連通，會被負面、陰暗的能量所包圍，尤其對於敏感的人和幼小的兒童影響更為明顯，大家一定要謹慎。

這些年，我接到很多看恐怖片出問題的病例。有些只是看恐怖片，影響到了身體的能量體，有的已經影響到身體；有些是可以用中醫或者現代醫學處理的，有的是我治不了的。

建議小孩子不要去參加追悼會，盡量不去醫院、墳地等地方，不光指有形的病菌病毒，還有無形的資訊，這些是存在的。

聽眾：老師，我常做不好的夢。

李辛：一般的做夢，可以吃安神小茶方。那種極度的害怕，就像在恐怖片裡的害怕，一種奇怪的害怕狀態，有強烈的不良資訊黏附在身心上的時候，可以求助於教堂或者寺廟裡的專業人士。

聽眾：我想問一下，我的小孩五歲，一直頭痛，找不出任何原因，她比較弱、敏感，這個是不是可以透過禱告並輔以治療比較好？

李辛：如果屬於不好的資訊或者能量，透過禱告或念經會有幫助，針灸、中藥也會有不同程度的幫助，包括梳理親子關係，甚至調整家長自己，調整家庭成員內部關係也會有幫助。我們的某一個問題的顯現，其周邊交織著一張立體的網絡，一層層的關係互相影響，可以嘗試找一個切入點，但也需要全方位的觀察，尋找到相關的原因再解決。

第2章
相信孩子自我成長的能力

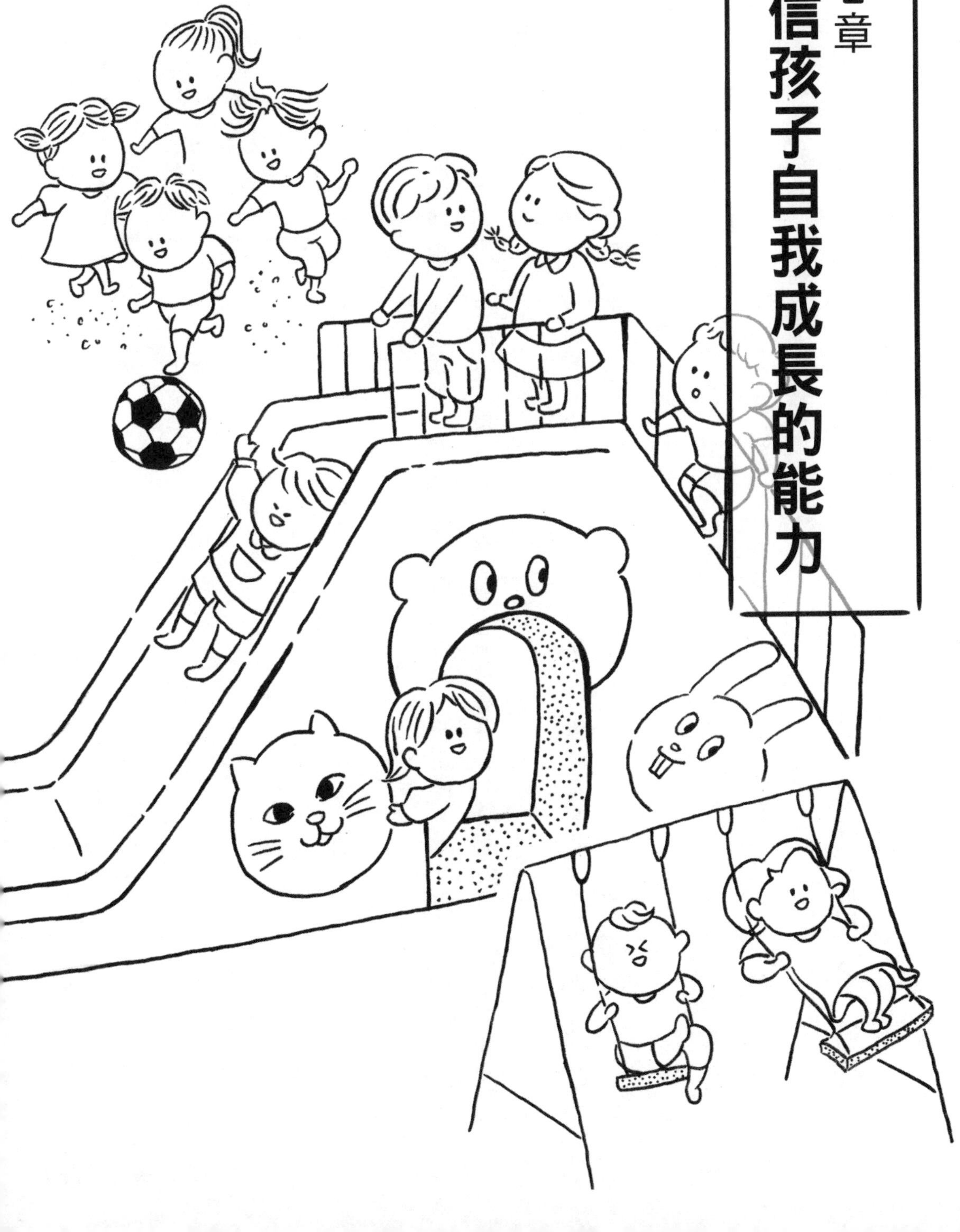

創造家庭的良好環境

孩子的許多疾病和精神心理因素，與家庭、社會環境有緊密的關係。尤其對於嬰幼兒，父母長輩的精神狀態、思想觀念、生活方式和價值取向，形成了兒童生活中最重要的小環境，這個小環境也是核心環境。

我是第一次聽小朋友讀《道德經》。剛才小朋友們讀的那一段確實很難懂，我過去看過很多遍也沒看懂。小朋友讀第二遍的時候，有些地方我就突然有感覺了。所以，不慌不忙、沒有壓力地讀經挺好，容易和古人的思想接通。

每天我們都要做很多事情，不管是做具體的事情，還是思考某一件事情，或者在想過去的、現在的、未來的事情，我們看到、聽到、摸到、感覺到什麼，或者我們在這裡或在那裡。其實就一件事情——我們在與外界進行交流和交換。

剛才聽小朋友讀經，我感覺到了小朋友在跟古代聖人的作品交流所帶來的舒緩之氣，那種安靜的氣息是現在社會最匱乏的，也是這個時代的小朋友特別需要的。

接下來，我講一講這些年來做醫生的感受。

家長都非常愛孩子，給孩子的生活增添非常多的內容，盡可能地滿足孩子的需求，甚至創造條件超前地滿足孩子，出發點非常好。

但是，大家都知道，植物在幼小的時候，是不能施過多肥的，因為它的根系還不發達，無法吸收太多的養分，澆了太多太濃的肥料，反而會把小樹的根燒壞，導致小樹的枯萎。

我在門診中發現，現在的孩子常常因為吃得太多、太好，導致消化不良，不光是食物，在物質和精神上的補給也太多太好。很多家長關心孩子的營養，關心孩子吃什麼藥，也很努力地尋找現代或古代的好內容讓孩子學習。大家有沒有想過，我們的小孩子會不會接觸得太多了？現在物質過剩、資訊過剩，很多東西一想要就能得到，如果沒有「孩子需要什麼」的鑑別力，有時候反而會給孩子帶來一些干擾。

這些現象的背後有一個非常重要又常常被我們忽略的原因。現代人缺乏古人那種舒緩而安靜的精神環境，大人活得非常焦躁不安，無法給小孩子一個良好的精神環境。

無形的精神環境是客觀存在的，比如我們跟朋友一起聊天，如果和你在一起的人是比較平靜的、快樂的、舒緩的，即使聊一些很簡單的話題，結束後也能體會到平靜的滿足感，好像有東西在滋養你，讓你放鬆，甚至讓你能夠把自己調整到更好的狀態。朋友如此，家人更是如此。這些無形的、存在於我們生活和環境中的東西，是需要家長慢慢去體會的。

無形的環境可以透過有形的調整慢慢培養，我這裡有個自測表，希望家長和孩子自測一下，小朋友可以跟爸爸媽媽互相商量。這些日常細節很重要。

家長和孩子的自測表

1、幾點睡覺？幾點起床？
2、每天會下樓散步嗎？散步多久？
3、每天有閒暇時間嗎？大家各自做什麼？
4、電腦、手機用多久？
5、家裡安靜嗎？常有電視、收音機、CD的聲音嗎？
6、家長平常是急急忙忙、慌裡慌張，還是從容有耐心的？
7、假日去哪裡玩？

這些自測題目可以幫助大人、小孩互相提醒，不光是做家長的要提醒小朋友早點睡覺，小朋友看到爸爸、媽媽很晚了還在辛苦地工作，或看電視太晚、打電話太久的時候，小朋友也可以提醒爸爸、媽媽。當小朋友提醒的時候，如果爸爸、媽媽不能馬上做到，也要試著跟孩子交流為什麼不能去睡覺的原因，不能光說：「你先去睡覺，我還忙著，這件事情很重要！」一家人就要做互相關心、互相提醒的好朋友。

真正關乎健康的問題，不光是我們的身體，也不光是我們平時吃什麼，或者做什麼運動，還有生活中各個層面的環境和內容，其中最重要的是我們和家人之間的關係。

比如自測題目第一條：「幾點睡覺？幾點起床？」現在的小朋友身體不夠健康，最大的原因是精神入不敷出，用得太多，充電的時間太少。小朋友充電的主要方式就是睡覺。睡覺時間不夠，或者即使時間夠了，但是因為白天用得過度了，晚上就可能睡得不夠踏實。

為什麼會用過度呢？第一，孩子在學校要學各門功課；回家還要學鋼琴、武術等各類特長，負擔很重。第二，還有一些被迫灌輸進來的東西，比如公共場合無處不在的廣告。另外，很多孩子已經會熟練使用手機上網。這些使得孩子的腦袋沒有片刻休息的時候。

有一次，我經過一所中學，剛好是放學時間，我旁邊走過一群十五、六歲的中學生，沒看到一張健康的臉，而且神氣都不足。

很多家長帶小孩子來看病，有的是身體上的病，比如反覆感冒、發燒、消化不良、鼻炎、皮膚病，有的是學習困難、情緒不穩定和神氣有關的問題。

我經常問家長，有沒有可能讓小孩子下了課之後，讓他先到戶外去玩一個小時，跑跑跳跳、玩泥巴或是打球，隨便玩什麼都可以，只要是讓小孩子在大自然的土地上玩就行，不要讓他待在家裡玩那些現代的電子產品。為什麼呢？孩子在玩現代電子玩具的時候，精神是只出不入的，一直玩，只會讓精神越來越散，越來越弱，而和大自然的東西交流就有滋養孩子的力量。

爸爸、媽媽是孩子最重要的支柱，不僅僅是生活支柱、經濟支柱，最重要的是精神的支柱。打個比方，孩子是一塊小磁片，爸爸、媽媽是一塊大磁鐵。

尤其是零到三歲的孩子，這個階段從心理學上來說，自我還沒有顯現，是一個相對無我的狀態，他的精神狀態和節律，是與爸爸、媽媽的精神狀態和節律，乃至整個生活環境的狀態和節律同步的。

身為父母，要有意識地讓自己的震盪減少，讓自己的意識、精神和內心清晰穩定，不亂不暴躁，這對孩子來說是非常重要的滋養。這些無形的東西，遠遠超過我們用金錢、用關係得到的資源。我們現在太在意那些有形的東西，但是這些無形的東西，身為父母可以做到的卻不做。這就是捨本逐末。

很多家庭的電視、電腦一直都開著，沒有安靜的時間，這是震盪的來源之一。我接診的時候問：「孩子幾點睡呀？」「晚上十一點吧，太早睡不著的。」「睡前幹什麼呀？」「跟我們一塊兒看電視。」大家可以看看自己家裡是不是這樣。

一家人要互相提醒一下，家裡需要多一點安靜的時間。要留意環境和孩子的精神變化。

我們現代人已經習慣時時刻刻都讓外界的刺激把我們聯繫在各個端點，我們不停地看東西、聽東西、收資訊，跟人聯絡，不停地在跟外界聯繫，架構未來。心裡很難清靜，所以家裡很難安靜。

有沒有可能有一些閒下來的時間？我的一個朋友常常在假日，帶著幾個朋友和家人開車到附近的山上爬爬山，坐一坐，天色晚了就回家。

更多的人呢，可能會選擇一到假日就去市中心，先購物，累了餓了，吃肯德基、麥當勞，或者上館子點幾個菜，吃完再去看個電影，或者帶孩子去兒童樂園，或者打遊戲，總之，外面有很多好玩的東西。其實已經很累了，不行，好不容易等到假日，再找點什麼，正好朋友打電話約聚會，一起唱卡拉ＯＫ到半夜。

這個我們習以為常的過程像什麼呢？就是老子說：「五色令人目盲；五音令人耳聾；五味令人口爽；馳騁畋獵，令人心發狂；難得之貨，令人行妨。是以聖人為腹不為目，故去彼取此。」（《道德經》第十二章）

五色、五音、五味，我們現代人已經把這些做到極致了，古代人還是在自然環境裡騎馬馳騁，而現代人連自然環境也沒有，在人造的購物中心、娛樂中心馳騁畋獵也會有爽的感覺，但是可能更容易令人發狂。

想要孩子身心健康，需要讓孩子能慢慢地和這些東西保持距離。

下面我講幾個病例。

請各位爸爸、媽媽回憶一下，小朋友每一次生病是否只是我們已知的那些原因？比如中醫所說的風寒暑濕燥火，或是吃了不乾淨的東西，外傷，或是西醫說的細菌、病毒、營養不良等具體的、有形的原因。這是一部分可見的原因，還有另一部分原因我們還沒有意識到。

案例

我的好朋友，他兒子四歲，身體一直不是很好，奶奶、媽媽寵他，一直給他吃各式各樣的零食，一天吃兩顆蘋果，三顆橘子，再加一根香蕉，還不停地喝各式各樣的飲料，所以孩子的消化狀況就一直不好。

兩年前，這孩子開始改掉壞習慣，之前平均每個月生一次病，現在平均半年生一次病。這次是有親戚朋友來，大家一起去東方明珠，爬得很高，先玩一通，然後再大吃一頓，下午五、六點鐘回家，回家後孩子就不想吃飯了，開始發燒。

我們一般會想到可能是某個具體的原因，比如受寒，吃壞了……

我問了具體情況後，發現孩子主要是因為神氣被擾亂了，一整天跑了太多地方，過於興奮。所謂的神氣被擾亂，比如大人工作一天，接了三十通電話，開了三場會，又見了五個客戶，神氣就容易被擾亂。神氣被擾亂之後，身體的能量分布就會出現失衡，能量容易散到身體的外層或身體的上部，比如臉上熱熱的，小孩子更敏感，就容易發燒。

對這種情況，我建議讓孩子先不吃藥，少吃一些食物，如果不想吃就不要吃，讓他睡覺，給他創造一個安靜的環境，然後給他塗一些朱砂。**朱砂是《神龍本草經》中開篇第一味藥，它有很重要的作用，能讓人精神穩定，排除資訊、精神領域和能量層次的干擾。**

我讓孩子爸爸在他手心、腳心、眉心抹一點朱砂，然後讓他睡覺。第二天早上就好了。

案例

有個小孩子，一歲，也是個敏感型的孩子，父母帶他一起到法國旅行，晚上住修道院（西方的修道院內通常會有一小片墓地），後來還被狗驚嚇到了，然後連續一週不想吃飯，不能安睡，晚上會驚醒，大哭。

家長不知道是什麼原因，也沒有辦法。孩子媽媽聯繫我，問過以後，我判斷是中醫說的「神被擾動」。用朱砂塗在孩子的印堂和肚臍，很快就好了。

這是環境對敏感型孩子的典型影響。在我們的文化傳統和書籍裡，會涉及很多這樣的內容。知道不對勁了，自己也調整不過來，選擇馬上避開是最好的。我們現代人大多已經失去這方面的感受了，不能立刻知道環境對自己是否合適。這是我們本來都有的能力，做一些靜心的訓練就能找回這種能力。

不只是敏感小孩的神氣容易被干擾，大人也是如此。我的一個臺灣朋友的老家在東北，五、六十年沒回去了，回去的時候，順便參觀了當年日本人關押犯人的監獄。那監獄現在已經是一個很成熟的旅遊區，看起來很乾淨。但是他們進去之後覺得頭暈、頭痛、噁心，回來後幾個人就開始生病。這也是神氣被干擾了，透過打坐和吃一些安定心神的礦物類中藥很快見效。

案例

一位患白血病的女性，二十八歲。在北大醫院住院，每週輸血，用藥都控制不住。醫院建議換骨髓。病人嘗試求助於中醫治療。我仔細問了發病前的經歷，病人發病前去南方出差，住的房子剛裝修完，尤其是沙發的劣質人造皮革散發的氣味非常刺鼻，她在沙發上睡了一個月，出差回來就發燒，水腫，去醫院就查出白血病。

這也屬於環境對人體的影響，前兩個例子是環境中資訊層面的影響，這個是環境中物質層面的影響。後來這個病人用中藥徹底治好了，沒有換骨髓。

現在有很多專門為小孩子開設的塑膠兒童樂園，一般都在購物中心內部，空氣不夠流通，購物中心裡面有不少很疲勞、神氣很亂的人，這些對於神氣敏感的虛性孩子影響很大，盡量少去。

最近幾年，非嚴格環保的塑膠製品被使用在大面積上，比如室外的塑膠操場、跑道、地磚、新車的廉價人造皮革座椅，這些散發有害氣味的物質和用非環保材料裝修的新房一樣，對大人和孩子都有極為不良的影響，尤其是對神氣敏感、發散型的虛性孩子的健康有很大的傷害。很多發燒發熱、甚至急性血液病的孩子，與接觸這樣的環境有直接關係。

還有，坐雲霄飛車、海盜船也容易讓敏感、神氣弱的孩子精神渙散。在孩子狀態比較好的時候，偶爾去玩一次沒關係，常常去就不合適。這些都是家長需要觀察和體會的。某個地方如果大人覺得不舒服，那孩子可能會更不舒服。問題是我們大人已經疲勞得麻木了，覺得還挺舒服，孩子能感覺到，但是小孩子不一定能表達出來，最後的結果就是突然生病。

我們常常手忙腳亂地治療已經發生的病，而且在治療的過程中，還會產生更大的震盪、混亂和不必要的傷害。這種情況下，孩子就很可憐了。如果病好了，生病的真正原因我們還是不瞭解，那孩子下回還得吃苦。

如果父母關係不好，或者家裡氣氛急躁、慌亂的，這些對小孩子的體質都會有影響，容易感冒、發燒、睡覺不安寧，已經生病的容易加重，治起來也不順利。

學習體會和選擇

資訊、情緒方面的干擾是什麼呢？你本來是心平氣和的，如果去玩一個瘋狂的遊戲，就會被這個遊戲的氣息所感染。或者你本來很平靜，但是突然有一個正在為某事糾結的朋友來拜訪你，在那個當下，你就像一塊磁鐵進入了朋友的磁場之中。

我們的思想、感受、欲望和情緒，不一定是我們自己的，其實都在虛空中，等待我們和它相應，那是一個互聯網。當你莫名其妙生氣的時候，不一定是你在生氣，是你周圍的環境或人傳遞過來的，我們只是把它抓住了，以為是自己的，然後啟動自己的模式程式開始應對。

我們覺察不到這一點，因為我們的意識在表面處理問題，它認定這就是我的不高興，然後開始搜索獨立的原因，比如說是因為這個人、這件事……我們的認知很大程度是這麼來發生作用的。表面意識無法覺察到外界傳來的那部分資訊，它只是把它接收下，然後認定是自己的。

我們得先讓自己的內心能夠覺察到，才能讓自己安靜下來，變得簡單一點。然後你能分辨出這個憤怒不是我自己的，這個欲望也不是我自己的，這個強烈的情感不是我的，我只是被捲進去了。這些需要我們讓自己慢慢地閒下來、靜下來，才能體會到的東西。

剛才的例子是給大家一個提醒。我們生活的每一個片段、每一件事情對我們的身心，對我們的思想、情感、情緒、欲望、反應，是正面的還是負面的，它讓我們更平靜清晰一些，還是讓我們更看不清，更聽不見，更沒感覺。

所以說，「**聖人為腹不為目，故去彼取此。**」

選擇！選擇很重要。我們的生活中有各式各樣的東西，也要去選擇，尤其是無形的東西。培養我們的小朋友從小就有選擇的能力，考慮到時間、空間和各種條件，鼓勵他發展自己的感覺。

在這個過程中，你和孩子的交流就不會僅僅停留在作業做沒做，琴彈沒彈，經讀沒讀。而是深入到這個事情，和孩子交流一下你有什麼感覺；當時我對你發火，我是什麼感覺，要這樣交流。這樣，每件事情的發生就會因為有交流而產生益處。

希望大家在這個部分，也能像讀經、學中醫一樣，平時就有練習。經書不是讀完之後就高高供在那裡的，經書中的一萬個字，若我們對其中的幾個字有所領悟，並且運用在生活中，那麼讀經就很有價值了。

覺察自己的心與神

道家對「目」非常重視，在《黃帝內經・靈樞・大惑論》中也講到同樣的觀點。

黃帝問於岐伯曰：余嘗上於清冷之臺，中階而顧，匍匐而前，則惑……何氣使然？

岐伯對曰：五臟六腑之精氣，皆上注於目而為之精。……目者，五臟六腑之精也，營衛魂魄之所常營也，神氣之所生也。故神勞則魂魄散，志意亂。……目者，心之使也。心者，神之舍也，故神分精亂而不揣。卒然見非常處，精神魂魄，散不相得，故曰惑也。……心有所喜，神有所惡，卒然相惑，則精氣亂，視誤，故惑，神移乃復。

白話解說

黃帝問他的老師岐伯，我曾經到一座很高的山，山上有個平臺，因為山很高很高，我在那裡走得非常小心，走一步看一步，伏著身子爬上去，覺得頭暈眼花，為什麼會這樣呢？

岐伯回答：這是因為五臟六腑的精氣都向上輸注於人的眼睛，才能有精明視物的作用。眼睛是五臟六腑的精氣所聚集的地方，也是我們的營氣、衛氣和魂魄通行及蘊藏的地方。所以當人的精神很疲勞時，他的魂魄就散了，志意就亂了。什麼叫志意呢？志就是一個長遠的目標，意就是你當下的心思。當一個人精神太疲勞的時候，他的志意已散亂掉了，對本來要做的事情，可能馬上換成另一個想法，過會兒又換個想法，不能聚焦，這樣會引起我們精神和能量更加分散，什麼都成不了。眼睛是內心的窗戶，心是我們精神的住所。當我們的精神散亂，神氣就不能相互協調，就不能正常思考，自量自知，那麼進退就會有誤。在這種狀態下，到了跟平常很不一樣的地方，精神魂魄就會更加混亂，更加分散，心神不安、魂飛魄散，這個時候就會迷惑、頭暈。

大家可以讀一下這些摘錄的段落。岐伯是當時很偉大的巫師、醫生、國師，是能跟天地萬物交流的人。現代人都是以我們的五官，以我們有限的大腦和思想與世界交流，版本是比較低端的，資訊不夠全面。

這些大巫師不需要設備和軟體，不需要麥克風和鏡頭，也不需翻譯，就能讀懂萬物的語言。如果我們的接受力能達到他們的一%，學什麼東西都會很快的。

「心有所喜，神有所惡，卒然相惑，則精氣亂，視誤，故惑，神移乃復。」有一種情況是你的心想要一樣東西，但是你更本質的部分——神，不需要這樣東西，這兩個部分如果有衝突，也會引起散亂迷惑。現代人也是很多這樣的。就像大象前面吊著一根香蕉，很想吃香蕉又吃不著，就往前走，明知吃不到又不想走，但心裡還想著香蕉。這就是「心有所喜，神有所惡」，如果一直在這個狀態裡，就是視誤，就會看錯、迷惑。

但如果能讓自己離開這個不適當的環境，安靜一段時間，讓自己散掉的精神魂魄慢慢地收回來，回到原來那個穩定的狀態，它就會恢復。像現在大人的神經衰弱，小孩子的注意力不集中、過動症、感覺統合失調症、交流障礙等，都跟這部分有關。但是現在的治療卻往往忽視了這個最重要的部分。所以希望家長注意，希望小朋友能大膽地說出心裡的感覺。

我們經歷的每一件事，最後都是內在的心理模式在發生作用，這個模式與我們的能量層次是緊密相關的，它對我們的影響很大。一般的外感、內傷、飲食、作息，都屬於外因，但是我們內在的精神狀態、心理狀態所產生的影響更大，更深遠。

傳統文化裡把人的心神分為「元神」和「識神」。識神就是我們的自我、社會心和自我心；元神是我們的本心。我們做自己想做的那個人或者是社會希望你成為的那個人，但是卻不太容易體會到：你真正是誰？真正需要去做什麼？這也是一種分離，心和神的分離，也會「惑」。

如何能覺察到心和神的分離呢？需要觀察和體會自己的生活，當你發現自己有很多糾結，有很多不能控制的、突然就爆發的憤怒的時候，比如那頭大象很想吃那根逗引牠的香蕉又吃不著的時候，比如你本來是一頭快樂的小毛驢，但是你的媽媽告訴你成為老虎才是一件偉大的事情，然後你就從小頂著老虎的殼，不吃草，去吃肉，學著做老虎該做的事，這樣就是一種分離，真不如去做一頭快樂的小毛驢。

與孩子的內心交流

一個健康的身體，尤其是我們小孩子的精氣、元氣還比較足，即使是早產兒還是會比亂用精氣神的大人足，小孩子的氣血不會太亂，經絡管道不是那麼堵塞，所以，一般小孩子的病其實比大人要好治。

小孩子的病為什麼會發展得很快呢？一個是因為他們能量足夠，另一個是因為他們的管道很通，就像一輛新車，稍微踩一下油門，反應就很迅速。

對於小孩子，要注意他們的精神狀態、精神環境，還有大人以什麼方式與孩子的內心進行交流。有些家庭會忽視較深層次的、精神層面的內心交流，只是進行物質層面的交流，這些對孩子的內心發展還不夠深入。

怎樣與孩子的內心交流呢？先說個案例。

案例

有位媽媽帶著孩子來看診，孩子是在條件很好的私立學校裡讀書，和同學、老師的交流不太好，老師就好心建議他定期看學校的心理醫生，沒有考慮心理上的所謂「對症治療」會固化某些問題，並且擴大化、嚴重化。在學校的心理醫生建議下，孩子又到了專業的精神衛生醫院去看，問題越搞越大。

媽媽非常焦急。這位媽媽三十多歲，事業非常成功，非常忙，非常強勢，在跟我討論孩子的情況時，她表現出非常強的目的，像在和人談判似的，很用力，要不我說服你，要不你說服我。

大人在這個狀態下，就比較難與小孩子溝通、交流。所以，這個孩子的問題，首先要從這位家長那裡找原因。如果家長無法和孩子之間建立一個寬鬆、自然的交流模式，讓孩子發展出合理對待自己的身心壓力，學會和自己交流、和家人交流的良好模式的話，孩子在外的交流勢必會出現困境。

大家可能有這樣的體會，一家人天天在一起吃飯，是不用互相寒暄的，大家各吃各的，有時候孩子會順口說一句話，他不會考慮說得對還是說得錯，爸爸、媽媽坐在邊上，一邊吃一邊聽，一隻耳朵進一隻耳朵出，也不用很警覺地豎起耳朵，密切關注孩子的思想動向，每一句話都分析一下。

孩子可能會說想要一把玩具槍或圍棋，你也許會接收到孩子想要槍或圍棋的具體願望，但如果你在一個放鬆的、目的性不強的狀態，你也許還會聽出來，孩子想要圍棋的背後是希望媽媽能關心他或鼓勵他一下，你可能還會聽出來孩子最近情緒有點低落或有點沒自信。甚至你可能會發現，這段時間你太強勢了，或者批評太多了，孩子說著說著欲言又止，好像不敢說真正想要的東西。當你能看到或感覺到這些的時候，自然就知道怎麼和孩子進行內心的交流了。

還有些家長長期有埋怨的情緒，埋怨公司，埋怨朋友，埋怨社會，埋怨國家，這種埋怨的情緒回過頭來對孩子、對自己都是一種很大的損害，需要先審視一下自己有沒有這些情緒，然後才能消除。

當你還察覺不到或沒有條件來審視自己的時候，即使是上一百堂親子教育課、深度交流課、心靈溝通課，看再多的書都是沒有用的。精神疲憊、心神分離的時候，你看的書只是單獨的字，無法深入理解背後表達的含義，無法和你生活中的問題連結在一起。

這些感受都是人天生就有的能力。很多農村的老太太都有這些天然的感受力，她們沒有讀過書，但很清楚應該說什麼或不說什麼話，做什麼或不做什麼，都不是刻意的，這是人的本能，但是現在我們太忙亂、太疲勞了，反而喪失了這種能力。當人缺乏這些感受力時，就會生病，當人長期缺乏這些東西時，就會生大病，家庭慢慢也會出問題。家庭是社會的細胞，當很多家庭都處於不穩定的狀態時，社會就很難和諧、穩定。

現在是一個很難得的和平年代，如果每個家長、孩子，每個家庭都把自己調整好，整個社會就會越來越好。

小聽眾：爸爸老是很晚才睡覺怎麼辦？

李辛：可以一家人一起討論呀，再找找有什麼辦法讓爸爸願意早點兒睡覺。

我們一開始就說過，孩子小的時候，父母就是支柱，不光是生活上的物質支柱，還是精神等一切的支柱。想要孩子好，首先得爸爸、媽媽自己好。

身體健康也是這樣，因為我們的身體既是有形的肉體，也是能量體、資訊體，如果爸爸、媽媽身體很糟糕，根據U形管定律，孩子的能量會流到爸爸、媽媽那裡，最後達到一個低水準的平衡。如果爸爸、媽媽身體堆積了很多不乾淨的東西，甚至已經變成了病，那爸爸、媽媽這些東西的一部分也會流到孩子那兒去。比如說，很多嬰兒的嚴重濕疹，就是和媽媽的體質、飲食、生活習慣、思想情緒的複雜有關係。

所以爸爸、媽媽自己的狀態非常重要，一定要保重自己。不是只要孩子好好發展，自己是無關緊要的綠葉，花還要葉子的光合作用來提供營養，爸爸、媽媽要做孩子言傳身教的健康支柱。很多事情，看的不是這一個月這一年，而是長遠的未來。今天早點睡覺，對明天好像沒有很明顯的幫助，但是如果你懂得好好休息，保有自己良好的狀態，那二十年、三十年以後就會很明顯了。

所以，我會成為什麼樣的人，我希望我的孩子在什麼樣的狀態，就從今天開始早點睡覺做起。就從這個不起眼的事情開始做起，其他東西會慢慢跟著改善，未來就會很不一樣。

先改變我們的小環境

做父母的內心無法平靜時，小孩又說了一些讓人不能平靜的話。這時，父母應該問自己：「我該怎麼辦？」

我們無法保持平靜，可能是因為我們的時間被占滿了，精力被用盡了，就像裝滿了程式和垃圾檔的電腦，沒有空間和記憶體了，稍微動一下就當機了。這種情況下，我們應找找原因。也許是到了整理、精簡生活的時候了。比如，當你房間很亂、東西很多的時候，會浪費很多時間翻找一樣東西，這時候就應該做一個清理，該扔掉的扔掉，該送走的送走，該擋住的擋住。精神、情緒上的整理也是如此。

所以，問題不是孩子的言行，而是我們的身心內外已經被填滿了，再也裝不下任何東西。

我們現代人的生活太擾動了，正如《道德經》所說的五色、五聲、五味的擾動。皇帝一年出去打兩次獵，打第三次獵的時候，就有大臣說了：「皇上呀，這樣不行啊。《道德經》上說了，打一次獵就會讓人心發狂。您貴為天子，是萬民所敬仰的人，是天地之間的本神，您發狂了，那老百姓怎麼辦呢？」

但是我們現在的生活呢？一集連續劇《宅男行不行》（*The Big Bang Theory*）或《暮光之城》（*Twilight*），就會讓我們在兩個小時之內處於比較震盪的狀態，而且這已經是我們的常態了。要脫離這種狀態，可以靠念經、打坐、持咒、瑜伽、太極……但這些都只是方法，如果我們陷入某個狀態中而不覺知的時候，這些「好的」方法也會變成背包裡的另一塊磚頭。

所以，不如先給自己一些時間，清理一下，做個減法，不要把自己的時間排那麼滿，能不能先從那張簡單的自測表（見九十八頁）開始做起，先改變我們的小環境，這是今天我想講的重點。如果我們能先從這七點開始留意，而且不一定要同步做到，先做到第一點、第二點，一週後再做第三點、第四點。

我們看看今天有沒有可能就下樓散散步，不要把散步當成加強心肺的運動，它是一個溫養疏通全身經脈的過程，不需要刻意走快或走慢，不需要有目的，就只是一起散散步。然後每天能不能留半個小時啥也不做，能傻呆就傻呆，不要刻意做什麼。人生不需要總是有目的。

我們把自己的每個時段都安排得太緊了，連出去玩也像對待工作一樣地認真規畫。你可以有很多行程安排，但是像閒暇時間、散步時間應該是獨立於工作狀態之外的，至少要留一點空間試著去體會一下莊子的「**逍遙於天地之間，而心意自得**」的狀態。

這是我用了很多年的一張表：「增強體質的第一張處方」（見三十三頁）。

很多慢性病，如果你碰到好醫生，會好得快一點；如果沒碰到好醫生，按照第一張處方的內容來做，持續做，也會康復，至少不會更嚴重。生病無非是神氣散亂、經絡堵塞、能量淤滯，然後在我們身體的薄弱環節按不同的程度和時刻爆發而已，等這些致病原因消除了，病就消失了。

所以，不要擔心，都有恢復的機會。

依照孩子的消化能力調整飲食

聽眾：小孩子喝牛奶有什麼問題嗎？

李辛：牛奶不是絕對不能喝，但要看你孩子的消化能力，現在很多孩子的體質沒有好到可以喝牛奶的狀態。《本草經疏》提到：「牛奶味甘，微寒無毒，養血脈，滋潤五臟……但脾虛作瀉者不得服，冷痰積飲者忌之。」這裡你可以看出，牛奶是偏陰的，陽氣很足的人可以喝，他能消化掉。

現在的孩子吃得太好，食譜裡葷的多，素的少；口味重的多，清淡的少，又喜歡喝冷飲、吃油炸食物，結果孩子的身體偏陰、偏寒、偏滯，再加上孩子們都喜歡待在室內，不出去玩耍奔跑，沒有有意識的運動習慣。

攝入的陰過多，又沒有「動則生陽」的日常生活，所以，我們的小孩子不像大多數的西方小孩那樣適合喝牛奶。能不能消化牛奶，不是按照東西方人種來分的，也不是按照體內有沒有乳糖分解酶來分的，是按照你有沒有陽氣來分的。有陽氣的孩子，他的身體能自動生成各種需要的東西，這個東西既能消化牛奶，也能消化掉其他的東西，包括情緒以及平時遇到的困難。

所以，當你的孩子平時有足夠的運動和休息，他的消化情況很好，精神不錯，體力也不錯，就可以喝牛奶。如果他已經處於比較低能量狀態運行的時候，就不要喝了。

不光對牛奶，對所有東西都一樣，什麼時間吃好，什麼時間不吃為好，這些都要看孩子有沒有能量消化。能消化，可以吃；不能消化，就要小心，別堵住孩子身體的管道。因為一旦堵住，不光是堵在孩子的身體裡，也會堵住他精神和智力的通道。

至於什麼地方生產的牛奶好，蔬菜、水果好？我們只需要掌握一個原則，越自然的養殖環境、飼料，越自然的種植方式，人工痕跡越少的，我們的身體會更樂意接受。

這需要平時注意觀察和感受，如果你的孩子已經五、六歲了，你還不知道他吃什麼會舒服，吃什麼會不消化，那你需要開始學習，補上這片空白。

聽眾：豆漿也偏寒滯，什麼時候喝比較好？

李辛：豆漿也是需要在孩子消化能力比較好的時候喝，但它比牛奶容易消化。

聽眾：飲食怎麼樣才能做到均衡，有沒有這方面的書籍可以推薦？我們總是搞不太清楚。

李辛：你可以參考某些書，但最好的方法還是觀察。觀察能夠培養出自己靈活的掌握能力。我們的爸爸、媽媽在那麼困難的年代，吃的方面沒有太多選擇，他們只是觀察不要讓我們吃撐，也不要讓我們餓著，觀察我們吃了什麼東西會發燒、會睡不了覺，或會吐、會拉，吃了什麼會身體比較健康，這個需要我們自己在日常生活中體會。

案例

有個小寶寶的爸爸、媽媽比較有文化，媽媽是全職媽媽，有足夠的時間照顧孩子，她把世界各地關於小孩子的教育資料和影片找來看，還買了很多專門做蘋果泥這類嬰兒食物的機器，連牛奶也有好多種選擇，她找到的辦法非常多，參考了很權威的嬰兒食譜，按照資料上面建議的品種和數量給自己的寶寶定時、定量地餵養，但是最後她發現孩子身體的節奏和書上寫的不一樣，按照書上的方法餵養，好像沒有外婆用土辦法「餓了吃，睏了睡」、「多動多吃、少動少吃」、「不想吃就餓一餓」的簡單原則管用。

外婆的土辦法更接近原點——只需要考慮孩子吃了這個東西能不能吸收消化掉。否則分析完它的營養均衡，然後按點按量硬給他塞進去，吃了三天好像不對，但這是書上說的，再持續一個星期吧，然後孩子越來越黑，越來越瘦，越來越不願意吃，然後臉上長濕疹，睡不好覺，大便也不正常，脾氣也開始變壞，好像還不如什麼書都不看的外婆隨便餵幾口來得健康。

我不反對科學參數和營養均衡的概念，但是最重要的是這段時間孩子能消化什麼，不能吃什麼，要把它簡化。

聽眾：現在孩子的腸胃已經有點吃壞了，這種情況下該怎麼做呢？

李辛：老人家都有這個經驗，孩子已經吃壞肚子了，就不再給他吃那些不好消化的油膩和冰涼的食物，還有零食；若孩子不餓，也不會強迫他硬吃東西，老人家常說「空一空肚子就好了」。這其實是在讓身體自動地疏通管道。

如果孩子還有胃口，就吃些簡單的東西，比如說粥、白菜、蘿蔔。如果孩子已經吃壞肚子了，沒有太多的能量再消化食物了，就多安排休息，不要太多散亂的活動。如果他還有體力，做些幫助身體疏通管道的運動，對恢復會有幫助。

其實這些都是在日常生活中可以培養的能力，這些問題不需要去請教專家，只要觀察平時生活中的細節。學會觀察，就會擁有判斷力，你就很自然地知道該怎麼辦了。

聽眾：麵屬於濕性、黏膩的東西，腸胃不好的時候能吃嗎？

李辛：具體情況應具體分析，比如紅燒排骨需要九分的能量來消化，那東坡肉可能是十分，魚可能是五分，麵大概是二分，粥大概是一分，牛奶可能是八分，冰淇淋可能是十二分。得看你的能量多少來選擇食物。

關於食物，還有藥物，大家在看了它們的「說明書」之後，還要問下自己，它適合我嗎？它適合我的孩子嗎？再好的東西，消化不掉就是有害物質，時間長了就是毒物。這句話在我們生活的各個層面都合適。

相信孩子自我成長的能力

聽眾：我的孩子已經讀小學了，每天放學回來情緒都不好，覺得作業多，有時候寫作業時脾氣很容易暴躁。其實，我對於小孩子寫作業也不是很支持學校的觀點。我該怎麼讓小孩子平和地做作業，不會影響到小孩子的成長？

李辛：這個問題的重點在於怎麼讓小孩子心態正常。當他比較煩躁的時候，可能不僅是對作業產生抗拒的狀態，而是對周圍的一切產生斷絕或敵對的抵抗心態。你可以試著幫助他從這個狀態中脫離出來，也就是我們經常說的情境打斷或情緒轉移法。

比如小朋友下課回來，想到馬上要做作業，情緒開始變差，如果這時候外面天氣挺好的，可以讓小朋友出去玩一會兒，或者允許他先找點自己喜歡的事情做，或者你有時間的話陪他玩一個小時。要嘗試幫助他釋放一些壓力，而不是繼續施壓、批評或督促他好好做作業。

你還要考慮，他不願意做作業只是因為作業比較多，還是跟其他的小朋友、老師或家裡人的交流出現了問題，或者是他遇到什麼特別的事情產生了情緒累積，卡住了。

當他卡在這個狀態的時候，如果在這個點上再跟他理論、改造他、耐心說服他，作用不大，反而會積蓄更多的壓力。就像一個人掉到溝裡，你要做的是將他從溝裡拉出來，他離開了那個溝，狀態就會改變。

主持人：現在很多小孩長時間跟同學、老師待在一起，有些小孩從幼兒園就開始讀寄宿學校，和其他小朋友住在一起。當其他小朋友的家庭發生問題影響到孩子，繼而影響到自己孩子的時候，父母又不在孩子身邊，對孩子的保護非常有限，這種情況該怎麼辦？

李辛：人生的路很長很長，不可能一直被保護，當我們不小心掉到溝裡，再被石頭絆倒了，只要嘗試爬起來就是了，哪怕你是被別人推到溝裡的，也可以爬起來的。

小朋友的可塑性很大，每一次的「跌倒」，都是他學習處理問題的好機會，所以家長不用過於焦慮，或過於在意周圍環境對於孩子的影響和傷害。過於在意可能會把這種緊張的情緒強化或傳遞給孩子，讓孩子因為受到父母擔憂的影響，增加了和外界正常溝通的阻力。所以，最重要的還是家長的狀態，這是第一位的。即使孩子讀寄宿學校，父母只能隔一段時間接觸一次，但父母的狀態對孩子的影響還是最大的。

當孩子遇到問題的時候，他們自己會一遍遍地去嘗試，會有挫折，也會有退縮，但這是他們自動的開發過程。如果爸爸、媽媽自身有比較好的記憶體、容量，擁有觀察力和與孩子正面交流的能力，能夠陪孩子走過每一個困難的階段，他們的孩子會更有適應力、心思更清晰、更獨立，這樣的孩子會擁有自動更新換代的能力，會掌握原始程式碼，擁有免費自動升級的無敵軟體。

第3章 選擇對的能量和資訊

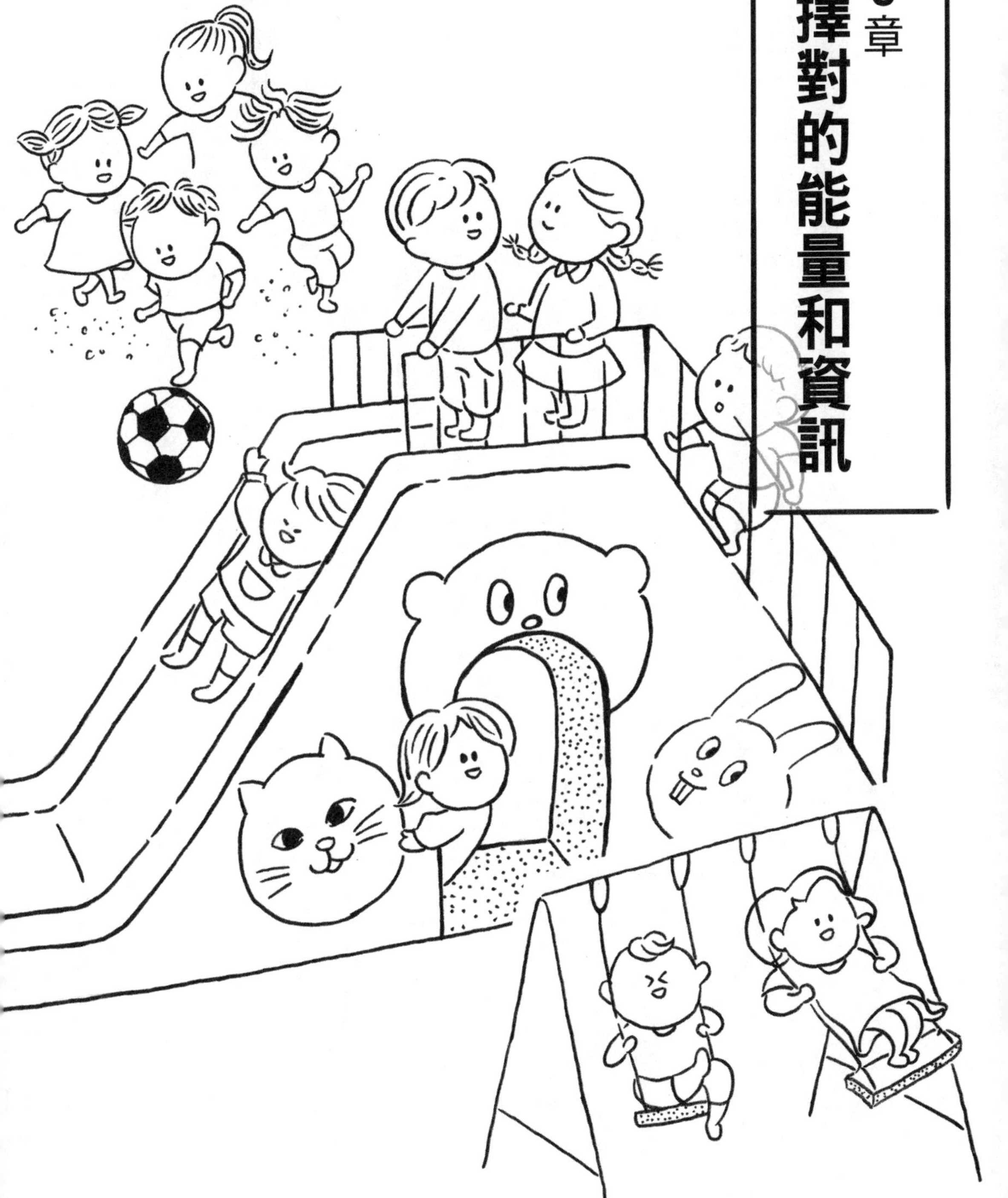

生活方式和精神狀態

這些年，我們發現很多健康問題，不是單純的肉體問題，還有資訊化過度的問題。

每個人都是「網路」的一個終端，就像家裡的電腦一樣。我們都知道，如果電腦程式、視窗開太多的話，運作速度就會很慢。如果接到不對的連結，可能會中病毒，或者有很多垃圾檔儲存在你的電腦裡。然後會形成一個惡性循環，記憶體越不足、速度越慢，自我清理及恢復的能力就越差，越容易中招。可能剛開始只是運作狀態有問題，慢慢地軟體也出問題，後來可能會經常當機。

現在很多的健康問題，要從我們的生活方式和精神狀態來考慮。我們現代人選擇的生活方式一直在大量消耗精氣神，讓我們遠離平靜、飽滿的原點。打坐可以讓自己能夠歸零，回到原點。就像我們用了一天的電腦或手機，要充電。有時候電腦一打開覺得不對，你需要什麼？自動掃毒，或者磁碟重組。我們的身體有這種自我復原的功能，你要用它，好好運用它！

但是我們太忙了，身體無法休息，導致內心的情緒和壓力無法及時釋放。還有過多過雜的思想一直在運轉，使得想睡覺的時候睡不著，有些事情想忘掉或者想停止不再想，但它卻好像在自動下載。

我們目前的文化、教育，只是停留在世界的物質層面和社會的現實層面中，試圖訓練我們成為一個始終「有用」的人。但是，一年有四季更替，土地也需要休養生息，我們這些人卻把自己當成機器，不停地在創造更多的外在價值。

在傳統中醫、傳統文化中，最重要的關注點是人。它不要求你成為一個多麼有用的人，而是啟發你成為一個自知的、快樂的、相對自主自由的人。這就需要你先花點時間瞭解自己。

疾病和內在心理運作模式

請看下頁「疾病成因自我分析圖」。

疾病已經形成的階段是靠下面的這一部分，中間這一部分與我們的生活方式有關係，上面是無形的精神和心理層面部分。當我們已經到了需要看醫生，尤其是需要看西醫的時候，其實你已經從無形層次進入有形層次了。

中醫之所以重要，不是說它能夠治療各種疑難雜症，哪兒都治不好的癌症，中醫治好了，這不是中醫最重要的部分。真正的中醫不會因為能夠治癒疑難雜證而覺得中醫博大精深，它其實能夠讓我們瞭解疾病「生住壞滅」整個過程的規律，好讓我們有可能在疾病萌芽之前去化解它。

我們的生命是多層次的混合體，我們的肉體相當於一個杯子。杯子的形狀可能千差萬別，杯子可能也會出一些問題，但重要的是杯子裝的是什麼，是如何運作的。

疾病成因自我分析圖

有效的治療不光是從物質層面著手，更要找到精神、心理、能量層面的源頭，本圖將幫助我們自發地找到那條「回到健康的路」。

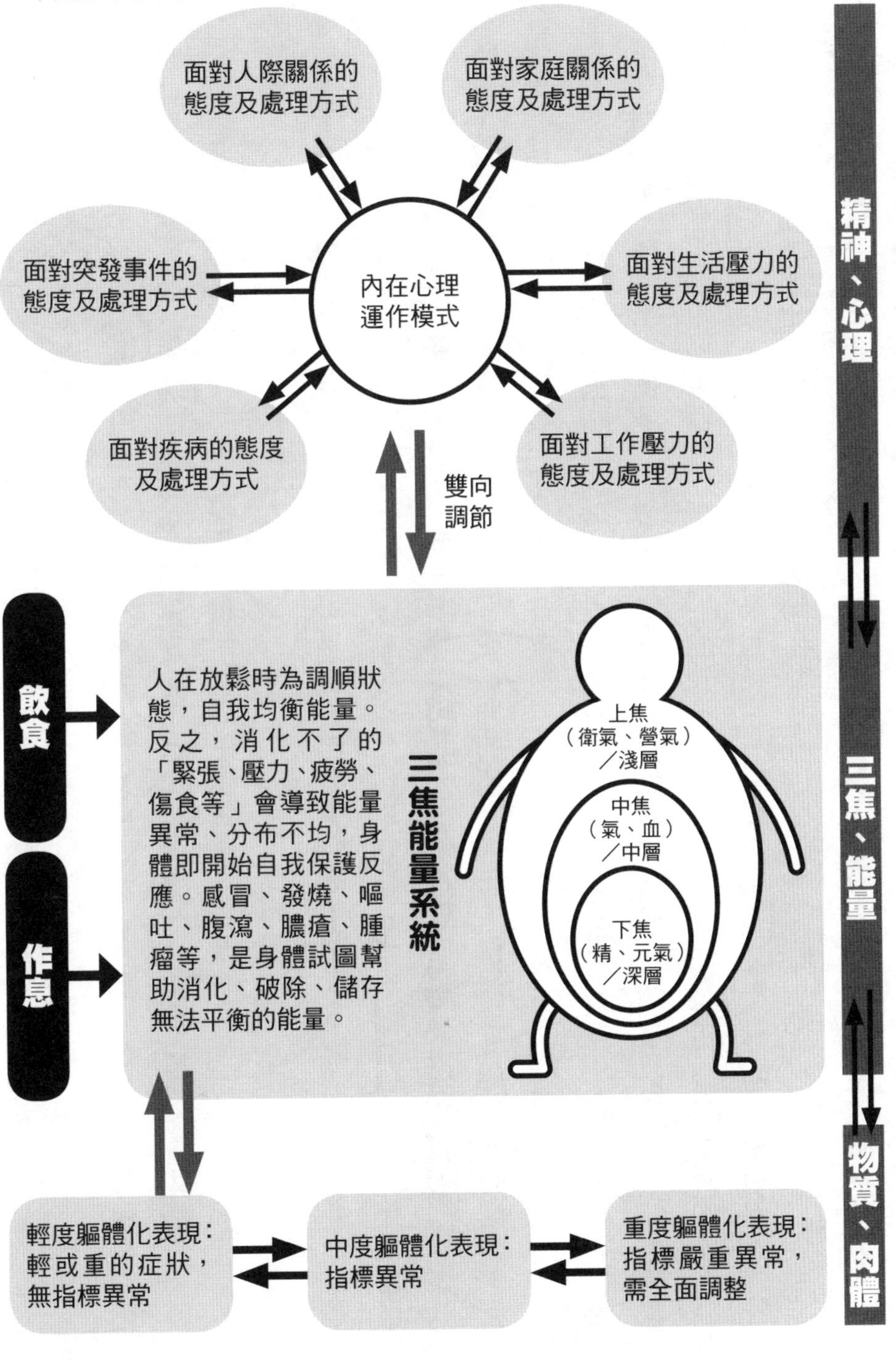

所有的身心問題都可以先透過「放鬆」訓練來得到緩解，放鬆是改善身心狀況及前往康復道路的必須且首要的條件。

西方文化講靈魂，華人講本性，其實都是這個東西。一部電腦出廠時的電池板、硬體之類差別不大，主要是系統的集成和軟體的運作。中醫關注的是這些軟性的東西。

作為生命體，它時時刻刻都在跟外界進行物質和非物質的交流。我們現在流行的科學和文化關心的是什麼呢？關心的是今天吃了多少卡路里，吃了多少纖維素、多少蛋白質，這些都是物質方面的。而影響我們健康更重要的是：我們在想什麼？在什麼地方？跟什麼人一起？做什麼事？這些非物質的方面很重要。

現在學了一點中醫的人，會想我要怎麼補，是吃人參好還是吃當歸好？吃六味地黃丸好還是吃阿膠好？這個僅僅是物質層面的補，對於大多數人來說還沒到這一步，況且你還得先瞭解自己是哪一類的體質，需不需要補，怎麼補。**比物質層面的補藥更重要的，是精神層面的補藥。**

有時候，我們上了一天的班，晚上和一個氣定神閒的朋友聊天，也沒談多麼重要的話題，但是你會覺得心裡很舒服，若有所得，而且腦袋會清晰一些，這個就是精神層面的補。

有時候，當你正在享受一個很好的週末，早上陽光燦爛，昨晚睡得也很好，精神也好。但是你接到了某個電話，或去了某個地方，或想到了某件事，就像是一個密碼一下子接通了你不喜歡的程式，它開始自動下載很多東西，一瞬間，你的身、心、思想，可能會覺得緊或不舒服，甚至胸口發悶，然後突然出現很多擔憂和莫名其妙的想法，心裡突然出現一種奇怪的、難過的，或者是擔心的、糾結的、恐慌的狀態，這其實就是「瀉」。

人類發展到今天，已經不知不覺進入了一個連通的狀態。有時候，你好像能夠體會到別人心裡的感受。你能感覺到，雖然他在笑，可是他心裡很不高興。很多人已經在心意相通的狀態下生活了，但是我們的理智會把這些能力忽略，或者否定、拒絕。

有的人非常敏感，很容易接收外面的一些資訊。比如，別人不高興，他也會不高興。但是他自己分不清，他的自我意識會把接收到的東西不加分辨地抓住，以為是自己不高興，然後因為意識到自己不高興了，就開始找一些獨立的原因，他會往下想：也許是這個人對我態度不好，也許是我沒有受到正確的對待，然後接著一路想下去。

身為醫生，也身為一個需要正常衣食住行的人，我想把在生活當中的觀察和感受告訴大家，希望能夠提醒大家可以在各自的生活中慢慢感受、觀察這些細微的東西，這種慢慢培養起來的覺察力會讓你心思更清晰。

我二、三十歲的時候，處在嚴酷的競爭環境中，當時我做事情的時候目的性很強，會想這件事可能以後對我有什麼好處。後來，我漸漸發現，如果不帶這些目的去做事情，反而會更容易一些。這是一個很有意思的重要發現。

這個世界的能量、資訊場在一刻不停地交換中，我們身處其中，不僅與我們的食物交換，與我們的環境交換，與我們周圍的人交換，也在與我們每天看到的、聽到的事物交換，所以我們要非常小心。比如去超市，有時候自己的真實需求不清晰，會買很多不需要的東西，最後堆在那裡變成雞肋。同樣，當我們的腦子不清晰，或者心理狀態不穩定的時候，我們在生活中、網路上也會引來很多不必要的東西。

同氣相求，同頻共振。當我們在一個極端狀態時，吸引來的東西往往會加重這個極端的狀態。我們每時每刻有意識、無意識的各種選擇，決定了神氣的格局，決定了體內氣血的分布和氣脈的通暢度，決定了我們的健康，也決定了我們的未來。如果我們對每時每刻的狀態和選擇有所瞭解及把握，我們還需要去看醫生嗎？

現在，各種學科都開始互相交融，一起為人類服務，但經常會發生觀點相左、吵架的問題。同樣一個病人，他去看西醫、看中醫、看心理醫生、看能量治療師，或者去找神父，或者上師，會發現有不同的答案，他會覺得有對立和衝突。

怎麼來理解這種對立和衝突？當你能夠確定問題是在肉體上產生的，而且原因也局限於肉體，這時看西醫是很合適的。比如，外傷看西醫很合適，因為它就在物質層面，原因也在物質層面。

但是大多數的問題其實是在能量層面。能量層面其實是肉體和精神層面之間的過渡。簡單地講，當我們的精神出現了一些小小的偏差，比如你不喜歡或拒絕某個人、事、物，這很常見，但如果你把這個不喜歡放在心裡或者緊緊抓住，一年、兩年、三年……即使是一個很輕微的東西，它也會對你的能量運轉產生一個很大的影響，最後會在肉體上形成一個結果。這部分在現代醫學也已經發現了，最常見的身心疾病有胃潰瘍、偏頭痛、皮膚病、高血壓、神經衰弱、失眠、甲狀腺失調等，這些都跟我們的精神或者內心牢牢地抓住一個東西有關係。無論是你特別喜歡的，還是特別不喜歡的。

比如我手裡的麥克風，因為這兩到三個小時我需要它，好讓我說話的聲音大一點，那麼，如果我覺得這個感覺很好，我講完課還是抓著這個麥克風不放。在未來的一週，我也一直抓著它在漢堡市走來走去。回國後，做任何事我都帶著它，你們覺得會怎麼樣？它是不是會對我的身體結構、姿勢，包括對我的內心、對我的一切都是一個障礙呢？有些障礙其實是看不見的，看得見的障礙還好處理一些。

傳統文化講正心誠意。比如，我出去了一天，回來發現身上黏了一大塊髒東西，如果我覺察不到，就不會清理掉它；當我有能力看見了，就會把它清理掉。這就是覺察和人心趨向於正的一個力量。

當遇到某些讓我們不舒服的人、事、物，我們的內心或思想就會不斷累積壓力，有累積就需要有釋放，現代的消費文化引導我們——好好地釋放一下吧！聚餐、喝酒、看電視、K歌等等。這些其實是在轉移我們的注意力，壓力和源頭還在那裡。

所以，我們需要靜下來看看自己，是不是有不少的壓力累積在身心的某個角落，如果我們忙得沒有時間，又習慣性地轉移目標，這些東西會越來越多，最後爆發，變成我們自己處理不了的疾病，需要去看心理醫生、看中醫、看西醫、動手術。如果我們在一開始就能夠看到那塊髒東西，把它清理掉會更簡單一些。

身心和世界的關係

現代社會的干擾強度比過去大很多，敏感的人就容易受到某種程度的干擾。比如，現在有某些病是因為過度上網或是看恐怖片引發的。除了不看恐怖片，家裡也不要買恐怖影片和小說，它會給你引來不良資訊，包括不要選擇負面形象，比如骷髏頭的紋身、T恤，或者戴某些奇奇怪怪的東西。古人會非常非常小心地選擇每一樣東西。每一樣東西，它接通的資訊是不一樣的，這和無形的收音機頻道一樣的道理。

案例 有位女性，二十九歲時生了一個女兒，從此身體就不太好。她外表非常美，但有嚴重的婦科感染。

看診時，我能感覺到她的思想非常混亂，就像一個外觀非常美的杯子，但是裡面裝滿了渾濁的水。

看過幾次病以後，彼此互相信任了，我就問她，你有宗教信仰嗎？她說有，並且說了她信仰的教派。我問她還祈禱嗎？她說已經很久沒有祈禱了。我建議她從今天晚上就開始祈禱，如果原來是一天祈禱三次，就至少做三次。

祈禱是什麼呢？也是正心誠意的一種，這是第一；第二，祈禱是一種練習，把自己放到一個卑微的狀態。自然界的水總是從高處向低處流淌，精神和能量層面也是這樣，只有自己的心真正謙虛了、清空了，才能接受到更多的滋養。

我們不能把病因僅僅局限在某個層面，不能把電腦的問題只是局限在硬體部分，也不能光是在軟體上找原因，你要看這個電腦是怎樣跟這個世界交流。比如，有部電腦放了五年，現在拿出來，發現已經不好用了。很多人也是這樣，可能很多年都在一個封閉的狀態裡，不和外界溝通，不升級換代，怎麼會健康呢？

內在的問題不解決，指望某一位中醫或西醫去替你解決不斷出現的問題，不是明智的方法。不管是中醫、西醫，還是心理醫生，他可以調整的範圍也只是在某一個象限中，不一定能瞭解並處理所有的問題。

希望大家心裡能有一幅畫，知道自己位於這幅畫的哪個部分，還缺哪些部分。

我們普遍的想法是，這是桌子，那是杯子，而我坐在這裡，這些邊界非常清晰，我是我，它是它。而對這個世界有深入體察的人來說，我們所在的世界更像一個巨大的湖，我們每個人都是

天機　神機　氣機　病機

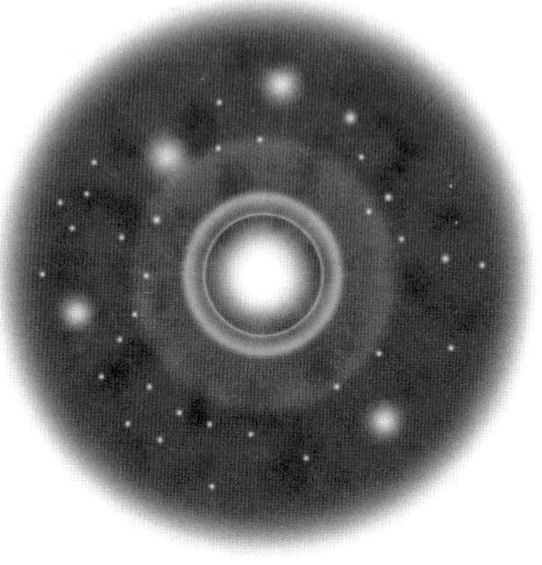

湖中的一個小漣漪，所有的漣漪互相影響，合在一起形成了不斷波動的湖面。所以，當我這個小漣漪變化振動的時候，其實會擴散、波及到所有的人，正如古代有一句話講的那樣，「一人向隅，滿座不歡」。

就某一個層面來說，我們的身心和世界的關係是這樣的。

上圖中這個亮的部分可以代表我們的靈光。我們可以這麼理解，先有了光，在一片混沌當中那些無形的能量開始聚集起來，最後形成了有形的東西。

按照《黃帝內經》的觀點，一切有形的東西都是從無形開始，作為人來講，無形能量的運作被稱為「氣機」、「病機」，而宇宙之間的運作稱為「天機」、「神機」。人身為萬物之靈，有靈明之心，能夠與天地萬物相交感。這也是傳統文化對於人的生命來源的認識。僅僅有物質性的精子和卵子還不足以孕育生命。

人其實有兩套作業系統，第一套作業系統是我們生下來的時候，就像電腦出廠時有一套記憶體的系統。比如說小孩子，他們有自己的狀態，想吃就吃，想睡就睡，他們有自身生命的節律。現在的很多教育是大人用後天學得的那些東西來規範小孩子，而且希望盡快把小孩子規範好。

古人不會像我們現代人這麼忙碌，有這麼多的「理想」。古代賣柴的人每天可能賣出兩擔柴就滿足了，開餛飩店的可能賣掉二十碗就收攤回家了。我們現代人，要供房、養車、養小孩，時時刻刻都要考慮很多事情，所以希望孩子最好能跟著大人的節奏：撒尿沒有？趕緊撒掉。吃了沒有？趕緊吃。家長都不會考慮孩子身體和內心的節奏，無形之中，便把自己的壓力傳遞給了孩子。

壓力是一個蹺蹺板。孩子的很多問題是大人太強，把孩子給壓弱了。大人的問題也是這樣，因為社會的慣性太強了，人被壓迫地偏離了自己的節奏。

社會上流行的東西已經不知不覺成為主流，這就是我們所說的識神。並不是說只能有元神，不能有識神。識神是工具。比如電腦，我們使用它，但是我不會讓電腦來控制我所有的生活，而且我很清楚哪些是我的真實需求，哪些是網路上搜尋出來說每人每天需要喝十杯水才會健康，這不是我的需要。

我們能不能分清楚哪些是我的需要，哪些是商家的需要，哪些是一小部分人的需要，哪些是大家不知道為什麼就去需要。識神是我們的大腦，是我們的意識，大腦有一個基本的功能：合理化。腦子裡出現的任何想法都能找到合理的理由去做。但實際上，我們的想法只是我們運作程式裡的一部分，就像一部電腦有 windows 系統，有 powerpoint、photoshop 等軟體，我們的大腦邏輯只是其中的一個程式。

元神與識神

元神	識神
先天本能	後天學習
本來的狀態，自然合道，順應天地，生長化收藏；感通天地，而得滋養。	社會適應，群體意識，思維判斷；以主觀意識來改造自然，改造自我。

人類與世界的交流和認識有兩套方式。第一套是感受。小孩子和女人用到這部分的比較多，所以他們相對要自然一點，正常一點，女人因此會長壽一點。女人很幸運，比如生孩子，有近一年的時間關注腹中胎兒，很小心地生活作息。這其實是一個精神內守的狀態，類似古代的煉丹，孩子就是你的丹。孩子生下來之後，你還得照顧他，有相對繫心一處的機會，媽媽跟孩子會有一個最貼近自然的狀態。但男人呢，大部分沒有警報和剎車系統，會聽著社會的號角往前衝，衝到衝不動為止。我們內心的感受、身體的感受，關乎我們能否成為自己，是否開心，是否能選擇我們真正需要的東西。

第二套是我們的意識，即邏輯思維。我們認為的意識，比如我們認為什麼對、什麼不對，其實並不是自己的意識，是人類社會幾千年來形成的一個總的思想庫，儲存在某個雲端空間，然後在某個地點、某個時刻輸進我們的思想。

比如，你在網路上搜尋到：每天喝一杯牛奶可以防止缺鈣，然後你把它植入了自己的知識庫，變成你的意識，它其實是整個人類社會的意識在某一階段的片段定義，它的正確性是有前提、有領域的，但不是完整的。所以不要完全相信自己的想法，這些都是被暫時植入的，電影《全面啟動》（*Inception*）就是這樣呈現的。真實的情況是不需要睡著才能植入，任何時候都可以。

總有人問我：孩子到底要不要喝牛奶？吃紅豆好還是綠豆好？聽說黑色的食物都是補腎的，那到底是跟營養學走，還是跟中醫學走？

不管是營養學還是中醫學，它只不過是一套參考而已，都能幫助你建立個人的認知感受系統，不斷完善它，形成內心和外在世界的統合，統合後的認知系統相對完整一些，比較能靈活處理你面對的不同現象。

比如，我在國內很少吃冷食沙拉，也不會喝冷的果汁，尤其在大城市。大城市的土地能量已經不足了，環境也不夠自然，不夠平衡。我周圍都是忙碌的都市人，大多處在能量透支的狀態。在那個大磁場中，我這塊小磁鐵也覺得沒有能量。而歐洲的土地和自然的能量比較大，人不多，而且人的心態更平和、健康一些，運動也多一些。他們的價值觀使得自己的生活和工作比較平衡，不會讓自己總是那麼疲勞及緊張。我身處其中，能量自然增加，所以，在歐洲，我吃一些沙拉和冷的果汁不會有問題。

這些細節不是什麼高深的學問，也不需要去練功或學中醫五年、十年才能瞭解，這些不同的變化，自己的心和身都能體會到。但是我們現在太忙了，很多方面已經沒有精力去關注了，所以也沒有精力去關注和體會孩子吃什麼東西會有什麼樣的反應，這才是我們的大麻煩。當你沒有專注力的時候，就沒有鑑別力，就會人云亦云，跟著專家、廣告走。

精神層次的感受，是要靠自己慢慢去觀察，建議大家打坐，或者接觸一下儒釋道或宗教，只要是能引導你往內探索的，都是有益處的。

三焦內外層面圖

三焦既是上下也是內外。

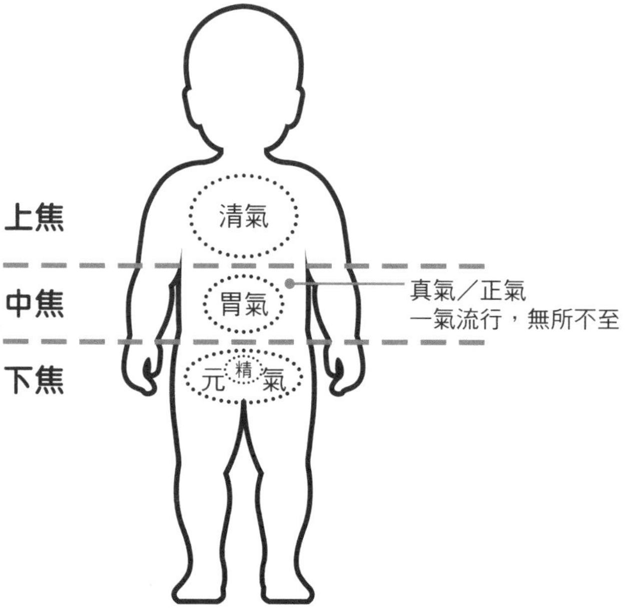

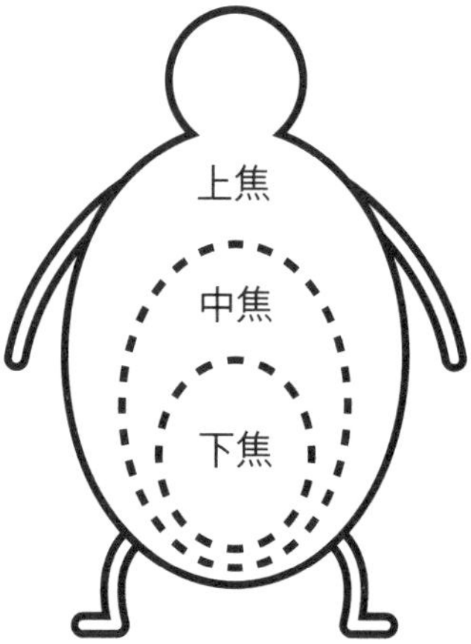

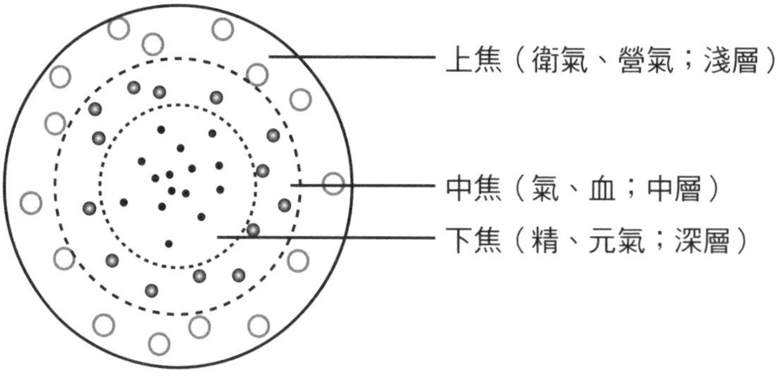

能量是精神和身體之間的橋樑

請看前頁的圖。

中醫主要是從能量層面來調整和改善身體。它認為能量是精神和身體之間的橋樑，當精神出現一些偏差的時候，先影響能量的運轉和狀態，時間長了以後，逐漸顯出有形的物質性變化。能量是一個中間階段，可以雙向調節，也就是說有很多可能性。不是得了糖尿病，就只能終生吃藥。從肉體層面來看，似乎很難改變，但是從能量層面來看，它可以變化的可能性非常大。

改變能量層面的方法有很多，也非常簡單，飲食、作息、運動、心理疏導、打坐……這些方法大家都聽說過，但不一定重視，也不一定鼓勵自己持續下去，這些在後面我們會詳細講解。

大家學過，身體有三個能量中心——下焦、中焦、上焦。下焦，從位置來講，是肚臍以下的這個部分，也稱之為我們先天的能量，從內、中、外的層次來講，下焦其實就是能量儲蓄層，是人體最深層次的，儲藏精微物質的空間，身體儲備的精氣都靜靜在那裡存著。這就好比新手機裡的那顆電池，我們要好好保養，該充電就充電，別亂用，應該能用很長一段時間。老把它用光了也不充電，或者亂充，電壓也不穩定，可能很快就不行了。先天能量或說能量儲蓄層，相當於銀行裡的存款，留著慢慢用，可以應急，以備不時之需。我們都知道最好別動用存款，最好每個月收入高一點，現金流多一點，還能有一部分存到銀行。

現金流相當於中焦的能量，每天吃該吃的東西，貨進得對，很快就能賣掉，就有現金流支持正常的運作了。如果最近的消化能力差，就要更謹慎地選擇食物，不要吃太多，也不要累到自己，保持中焦良好的狀態，避免自己進入低能量的運作狀態。當公司的錢不多的時候進大量貨，會怎麼樣？既占用了已經不多的現金流，增加不必要的庫存，沒錢發工資，員工沒有積極性，也沒有錢去做公關和市場，更缺乏能力把這些貨賣掉。

我曾經跟一位德國西醫討論過糖尿病，糖尿病是典型的低能量狀態，但現在大多數人認為糖尿病病人啥也不能吃，最後病人也受不了啦。為什麼只敢喝水，吃青菜，連米飯都不敢多吃，更不要說多吃肉了，即使這樣血糖還是控制不住呢？

我們現在對治療糖尿病的基本措施是：第一，吃藥；第二，控制飲食；第三，反正沒時間、沒習慣運動，就終身吃藥吧。而美國的國家衛生研究院（NIH）對糖尿病治療的基本措施是：第一，運動；第二，控制飲食；第三，吃藥。

血糖高，就像一家超市進了很多貨賣不掉，庫存指數很高。這時候，哪怕再進一箱餐巾紙，對倉庫來說也是壓力。但只是不再進貨並不能解決問題，庫存還是在那裡，而且開始過期、變質。怎麼辦呢？找個人來重新做一本新帳，把帳目弄得好看一點，這是吃降血糖藥的其中一個作用，看起來指標比較好看了，但是你「體內的陳年庫存」還是堆在那裡。

當庫存很高，貨賣不出去，然後因為節食，進不了新貨，也賣不出舊貨，沒有現金流。這家超市是什麼狀態？惡性循環，最後不得不裁員，沒有人理貨，貨開始過期腐爛，堆在倉庫裡。所以就會有比如壞疽、神經性病變、眼睛病變等。

這些問題從能量層面來看，非常好理解，但在物質層面就只能在結果上互相推理研究了，會以為所有這些症狀（壞疽、皮膚問題、神經麻木、眼睛病變、心腦血管問題等）都是血糖高引起的，以為只要把血糖降下來就沒問題了。其實在中醫來看，血糖高和剛才那些症狀，是同一層面的問題。從能量的邏輯看，它們都是結果，只是依次發生而已。

所以，重點是怎麼讓這家超市能夠運轉得更好？如果來一個新的執行長，帶來一個好的管理模式；再帶一些啟動資金過來，然後趕緊出舊貨；再少少地進貨，進對的貨，再出貨。最後，可以慢慢把不良資產全部盤活，這就是有效的治療。商業上是這樣運作的，人體其實也是。

什麼叫趕緊出貨？運動。運動能讓身體主動運轉起來，合理的運動，比如散步、慢跑、做操等，能夠讓全身的大小脈絡都通暢起來，身體氣血的流速和流量會得到自然的改善，很多堵在身體深處的「庫存」能夠流通起來，然後透過呼吸、出汗、大小便等管道，自動把它清出體外。

我曾經建議很多糖尿病患者，尤其是剛得糖尿病的時候，不要只知道吃藥，每天運動兩個小時以上，不少初期病人就不治而癒了。運動的方法也適合長期慢性糖尿病病人，但還需要配合綜合調治，慢慢就轉過來了。

三焦是生命運轉的能量中心

前面從能量角度來講糖尿病的治療，其中一個重點是中焦，要在合適的時候吃合適的食物，這個不是光參考物質層面的營養學。營養學很重要，但是它不是最重要的部分，重要的是要瞭解你目前的能量處在哪種狀態。

比如你最近覺得工作壓力很大，腿也很沉重，下班有時候看東西都看不太清楚了，回家也不能專注看書，而且比較沒有耐心。這時，其實是你整體能量很低的狀態。適合吃什麼？一大瓶冰啤酒？一大盤涼拌菜，一大盤東坡肉嗎？它們雖然營養很好，可惜你目前沒能量消化，不能把這些高營養的食物轉變成你的能量。人在低能量的時候，最合適的食物是溫暖的、柔軟的、簡單的、容易消化的，這些食物不需要動用身體太多的能量去預熱、打磨、分解，它很快就能被身體消化吸收，成為身體運作所需能量的來源。

如果你的孩子學習上沒有太多壓力，晚上九點半就睡覺，睡眠很好，早上開開心心去跑步鍛鍊身體，在學校裡常常打籃球做運動，那他喝冷水可不可以？當然可以。吃一大塊牛排可不可以？

當然可以。這些都取決於他生命的運作狀態，能量有沒有，管道通不通。你觀察到孩子最近狀態不錯，那可以多吃一點；如果不是，就注意一些。

上焦幫助我們從空氣中獲得能量，中焦幫助我們從食物中獲得能量，下焦是先天的能量，我們的原裝電池板，也是我們平時儲存能量的層面，這三個能量合在一起，就是我們生命運轉的能量中心。從中醫的角度看，我們每個人都是一個能量團，從最裡面開始，一層層往外，這些能量中心運行通道從裡到外可以分為三焦，按前後可以分為督脈和任脈，在印度分為七個脈輪，也有分為九個或四個脈輪。雖然這些是從不同角度對能量的位置和功能進行不同的分類，但它們講的是同一個東西。

大家也可以忘掉我們身體有形的層面，忘掉這些已經存在的分類，先記住我們是一團能量，不斷在與外界進行交換和變化。

我們曾經訪問了瑞士的哥倫比亞自然醫學中心，他們提供病人運用各種自然療法來恢復健康，其中有一種檢測儀器，測量十根手指的能量，經過軟體分析處理，描繪出人體全身的能量圖。比如消化系統、視力差的人，他的能量圖在相應的位置就會有缺口，以此來推測目前和未來身體的哪些部位容易出現物質層面的問題。

現代人透過儀器來測量人體能量的多少和分布情況，而古代有一部分中醫透過打坐獲得內觀的能力，直接去感受它。這種內觀的能力，在現代中醫很少見了，在修行人中稍稍多一些，其實這種能力是人人都有的，只是我們的「神」都被耗散掉了，失去了本有的能力。

能量是有運行方向和規律的。我們從早上睜開眼睛開始，能量就在向外耗散，當我們很煩亂、很興奮的時候，它會波動、耗散得更厲害，就像火山爆發或是太陽光子爆炸一樣在噴射自己的能量。如果人一直處在過於興奮或者過於激烈的狀態，消耗就會很大。

大量消耗的時候，人的能量就會從內部跑出來支援外面，外部的能量看起來很飽滿，內部的能量卻在消耗中開始稀薄。短時間內沒問題，身體會在休息、睡覺的時候自動調節，重新均衡，糾正偏失的能量或說修復或更新受損的物質細胞，但是時間久了，不好好休息、睡覺，就會產生一連串的失調。我們很容易就能觀察到，如果一個人有較長一段時間處於特別勞累且得不到休息的狀態，即使沒有生病，也會顯得衰老很多。

現在許多人都有很強的補腎觀念，不管男人、女人、小孩子，好像都容易腎虛。其實，這種所謂的腎虛很多時候只是一個假象，只是因為睡得太少，思維活動又太多，每天見太多的人，說太多的話，做太多的事，人體的能量一直都在往外耗散，一直在動用「銀行裡的存款」，下焦怎麼會不虛呢？如果把這些散在外面的能量收聚回來，你就不虛了。

不要隨便吃「補腎」的藥，補腎的藥多陰滯，還得看自己的身體是否能轉得動它，轉得動就是補藥，轉不動是「毒藥」。

睡覺是個回收能量的好方法。除此之外，像打坐、站樁、祈禱、寫書法、練太極，甚至散步、旅行，只要心靜，都是收聚能量的好方法。傳統文化為什麼值得學習？因為它能夠補我們的不足，讓我們過於散亂、浮躁、不斷燃燒的能量，有一個收聚起來的習慣。現代文化鼓勵我們不斷燃燒，小孩也被開發得過早，生命能量還沒有累積、沉澱，就早早燒光了。所以需要回歸傳統，精神上的能量平衡了，物質身體的能量才會平衡，這個是真正的補。

為什麼睡覺是身體自動修復的一個好方法？按西醫來說，白天是交感神經興奮，我們的腎上腺素、呼吸、血壓、心跳、血糖都是處在比較高的狀態，這個叫壓力反應。

什麼叫壓力反應？用通俗的話講，就是生物對外界各種刺激所產生的反應。刺激越大，反應越強烈，能量消耗越多。比如，你要去見一個重要的人，或者走在野外，突然碰到一隻老虎，這就是壓力狀態。你回到家裡，可以做趴趴熊，就放鬆了。

如果你放鬆、獨處的時間不夠，時間長了，就容易得心腦血管疾病，或者垂體瘤、甲狀腺亢進等，這是因為你一直在過度燃燒。甲狀腺亢進等疾病只不過是身體的一種警報器，甲狀腺素升高，也是人體的一種壓力反應，甲狀腺亢進的人容易激動，不容易放鬆。

長期這樣，就像汽車開得太快，還一直在爬坡，最後車受不了了，警報器響了。如果你把車送到修理廠，師傅也不會修，建議你把警報器關掉，車還能接著開；有的索性把警報器拆掉；有的用一些方法把警報器記錄的資料調得好看一些。你一定覺得這些方法有問題。但現在很多的治療方法就是這樣處理問題的，開刀割掉甲狀腺、吃藥降指標。不是不能降指標，我們需要找到背後的問題。

膽結石也是一樣的道理，有膽結石是不需要切除膽囊的，除非發生嚴重的梗阻，立刻有生命危險，或者是實在疼痛，不能緩解，沒辦法了，只好把它割掉。問題是，即使切除膽囊，如果身體的運轉格局沒有改變，或者精神還是像原來那樣容易緊張、憤怒或壓抑，最後膽囊是沒有了，但身體的另一處會來承擔這個失衡的壓力。

我們可以去看醫生，前提是他能幫助我們更完整地瞭解身體的狀況，但看醫生不是最重要的一個步驟，尤其當你知道病不是致命的，不看醫生不會馬上出現嚴重後果，這時候大家先不要著急去看醫生或吃藥，甚至動手術。這時，給自己一些空間和時間，好好休息、放鬆，讓身體自己運轉就有可能歸位。人體有巨大的康復能力，你要給機會讓它恢復。

一個相對正常的人，他的「神」是比較定的，不會一會兒焦慮一會兒憂鬱，或者一直都很興奮，或者一直都很低落，他的整個狀態會比較穩定，中焦、下焦不虛。通俗地說，就是消化系統正常，腎不虛。

什麼是下焦不虛？就是手腳不會常年冰冷，小腿不腫。倒過來講，如果你手腳冰冷，小腿腫，經常腰酸或者關節痛，尤其是膝關節痛，然後晚上要夜尿三次以上，精力不足，看一會兒書，看一會兒電腦就覺得很累，婦科或性功能有問題，那你有可能是下焦虛。

什麼叫中焦虛呢？沒胃口，消化不良，或吃了就脹，或者有明顯的胃痛、腹痛，或者拉肚子、便祕。這些大家可以參考「三焦虛實自我評估表」（見二十二頁）。

中醫治病有一點很有意思，比如病人說：我最近不舒服，頭痛，掉頭髮，鼻子過敏，醫生檢查出我的鼻甲肥大；皮膚癢，醫生說是花粉過敏；我對牛奶也過敏，有時候還咳嗽，婦科也有問題等等，很多指標也不正常。如果看西醫，要看好幾個專科門診。但是中醫不是一個個地治，不是治療這些異常的結果，不是治你的「病」，它是治你的能量狀態和能量管道，規避影響能量的環境和事件，幫助你回到正常狀態。

冬天時，我們得多穿些衣服來保暖，如果讓你穿一件單衣在大街上待一個小時，是不是很多症狀都會出來？打噴嚏、流鼻涕、手腳冰涼、肚子痛……如果你還是讓他待在大街上，只給他吃抑制噴嚏和鼻涕的藥，還有治療手腳冰涼和肚子痛的藥，但是問題還在那裡。最重要的是先回到暖和的屋子裡來，再喝一些薑糖水就好了。

中醫不只是治病的，中醫是調常的，這一點大家要記住。你有一萬種症狀、指標、診斷和名字，這都只是現象，中醫不是被這些牽著走的，是看每個人的正常狀態在哪裡，回到正常狀態就行了。

選擇對的能量和資訊

如果你自己和家人有比較嚴重的健康問題，怎麼自我調理或者配合中醫呢？除了需要留意上焦、中焦、下焦這三個部分之外，還需要讓自己的「神」保持穩定的狀態。

比如，看完一場電影，你會覺得有點震盪，看兩場電影，神就有點亂了。曲折的劇情、激烈的聲光、豐富的場景對神的刺激和擾動，比一場相對安靜的音樂會要大很多，而且影響力會持續一陣子。又比如春節時在火車站待上三個小時，「神」就會有點亂，但很多人習慣了，不一定感覺得到。大家需要培養自己的覺察力，能感覺到自己的混亂的人，還算是處於相對清晰、穩定的狀態。

怎麼培養覺察力呢？每天花時間安安靜靜地坐一會兒，十分鐘也行，或者你在上班的路上坐地鐵，或者你不開車，坐在後排，不要習慣性地去看周圍沿途的景色或看手機，你可以閉目養神，慢慢會找到那個相對放鬆、安靜、清晰、自然的狀態。如果每天都留意一下自己，就能夠把散亂在外的能量收回。像家裡的東西一樣，物品要歸位，精神也要歸位。

生活作息很重要，盡量不熬夜，看電影、電視、電腦的時間要控制在一個範圍裡。尤其是你白天的工作全在用電腦的話，回家以後除非必要，不要再用電腦了，也不要在電腦上娛樂。

人是一個生命，始終在進行物質、能量和資訊的交換。對於這三者，能量和資訊比物質要重要。世界上的能量和資訊可以分成兩類：第一類是自然能量、自然資訊。自然的四季交替、晝夜循環是有「開」，也有「闔」的，能量有釋放，也有回收；第二類是社會能量、社會資訊。嚴格地講，所有的社會活動都是把我們的能量帶出去，都是「開」，能量只有消耗，沒有回收。而且，所有的社會活動對我們的精神層面都有不同程度的干擾。我們需要使用這些能量和資訊，但不要完全沉浸在裡邊。我們身在其中，不可能完全離開，但可以小心。

現代人離自然太遠了，尤其在大城市生活的人，需要我們有意識地創造條件去接觸自然。春季和夏季時，常常去自然環境走一走，坐一坐，體會一下自然界給予你的滋養。晚上吃完飯，在月光下散散步。到了冬天，實在沒條件，那等到中午不太冷了，到院子或陽臺上待一待，動一動。天地之間的自然能量是大補，它遠遠超過人參、鹿茸。你花幾萬元買野山參吃，還不如休假一個星期，到自然環境中充充電，哪怕只是待在家裡休息，出去散散步，也是一種補養。

如果你平時的生活和工作「開」得很多，那你度假的時候就不要去什麼拉斯維加斯賭場了，也不要到人太多的海灘去了，那還是個相對「開」的環境。找一個鄉村的別墅，不慌不忙地散散步，靜養一下，幫助自己好好地「闔」，這是大補。

我在歐洲旅行的時候，若經過教堂就會進去坐一坐，尤其是累了以後。為什麼呢？因為大家在教堂或神廟裡時，多少都會心存敬畏，至少不敢亂想亂動，長期在裡面的人大多會更虔誠和單純，所以它的能量場、資訊場更乾淨。到教堂、肅靜的廟宇，或者跟一個內心乾淨的朋友待一個小時，或者去山裡，其實都是在交換更乾淨的能量和資訊。如果你不能依靠自己內在的力量平靜下來，那麼去找能夠讓你更簡單、平靜、安靜、乾淨一些的外在幫助，你只要待一會兒就行了，都不需要擁有它，也不需要搬回家。

如果你實在太忙了，而且有家人要照顧，一刻也離不開，那還有個好辦法——靜坐。你可以每天安安靜靜地坐一會兒，即使是三、五分鐘，也有很大的好處。哪怕是睡著前的一分鐘，如果你能保持在一個比較平靜、放鬆的狀態，那麼這對明天來說，就是一個很好的開始。

我們平常不太注意自己在想什麼，而且往往容易去想讓我們不高興的東西，這是類似一種精神受到病毒侵襲的狀態，需要有意識地訓練自己，對於我們這些普通人來說，想一堆麻煩事，和想一朵美麗的蓮花，給我們的心緒帶來的效果是很不相同的。

大家有沒有感覺，當你想媽媽，整個身心都會有感覺，對不對？好像媽媽在你面前；或者你想到心愛的人，也會有感覺；當你想到讓你傷心的人，也會有感覺。這就是「思維溝通」，它是超越時間和空間的。這就是「無線上網」。

當你想什麼東西，你就跟它連在一起，而這樣東西所帶來的資訊和能量是跟你接通的。所以當肉體被困在此地的時候，我們還是可以做一些事情的。人是可以選擇的，至少在這個方面，我們完全是自由的。

幫助人體回到正常狀態

我們的治療不是去治一個個的症狀，而是幫助人體回到正常的狀態。所謂回來，最重要的是讓他的神、他的中焦和下焦回到正常的狀態。而且，只要有往回走的趨勢，就已經離開危險的懸崖了，回到健康的原點只需要時間。

現在很多病怎麼治也治不好，不能恢復的原因，很大部分是因為中焦（消化系統的能量）和下焦（先天的能量或能量儲存層）不夠了。我們每個人的能量就是下焦、中焦、上焦合在一起，白天，是能量往外走，是開。當我手腳冰冷的時候，就是我的能量不能到達身體的末梢。如果我的鼻子一直有問題，其實是能量到不了這裡，形成局部淤滯的狀態。

如果你有慢性鼻炎或慢性皮炎，你的鼻子和皮膚那裡確實出現了症狀，雖然這些症狀令人不舒服，但它是一個提醒，就像電子警報器，提醒我們能量分布失衡了，有地方堵住了，它在幫助我們找到真正的原因，並把它解除。你要是把警報系統關掉，或者永遠拆掉，其實是埋下一個更大的隱患。

除了警報功能，這些症狀也是顯示你的身體正在修復當中，內在的抵抗力、修復力，即正氣在跟它打仗。慢性病從內因看是你自己沒有力量馬上打贏，所以一直在打。外在的原因在中醫裡就是四季的氣候變化，還有每年的五運六氣等外在大環境對我們人體小環境的影響。

如果侵略者一步步打進來，其實就是一個病從表面的感冒一步步變成更加深入的病。感冒可以說是所有疾病的開始，而且它不僅僅呈現感冒的症狀，它代表的是你的能量不夠了，至少在表面不夠了。如果你本身能量很足的話，感冒是很容易治的。健康的小孩子或者身體很好的人，不治也很快就會好。

我在高中、大學的時候，感冒了出去跑一圈就好了。或者喝點薑湯，或者拉筋拍打，或者吃點簡單的感冒藥都可以。因為身體有能量，稍微一推，被寒氣、濕氣堵住的經絡就通了，一部分寒濕出去了，一部分寒濕會慢慢地被化掉。

當沒有能量的時候，你感冒了，但是你的正氣打不動，而且你沒讓自己好好休息，吃對的食物、對的藥物，那感冒三天、五天之後可能更沒有正氣了，邪氣就一步步地進來。鼻炎、心肌炎、腎炎等，都是中醫所說的表面的病進入人體深處了。那麼長期的不良變化，比如糖尿病、冠心病或肝病，看起來沒有直接的聯繫，但它們的形成其實是長期的能量失衡、不流通，所導致的物質層面的變化，最後很多地方都擰住了，沒有調整的空間，這個時候就很麻煩了。

所以，治療不是找個中醫或西醫去治這些看得見的症狀，而是讓這個能量失衡扭曲的人體，一點點地把它扶起來，最後是整體都好了。

最好不要一有症狀和不舒服就想：糟糕，趕緊處理。退後一步看看這些症狀和不舒服在告訴你什麼？能量有沒有，它們的分布情況？管道通不通，哪裡堵住了？這樣，你會對自己或家人的身體越來越熟悉和容易把握。

能量的四個階段

身體很好的人或者大多數的小孩子，一發燒就會燒到攝氏三十九、四十度。三十歲以上的成年人，最近兩年發燒到超過攝氏三十九度的，表示身體不錯！因為正氣比較足，能夠激烈反應。所以有時候你生病時，看起來很痛苦，其實是你身體能量很高，可能處在第一或第二階段；如果你看起來身體還不錯，平常沒有什麼不舒服，也沒什麼反應，有可能處在第三或第四階段。

如果你一有不舒服就去看醫生、吃藥、打生理食鹽水，盡快把很多症狀都「擺平」了，身體沒有症狀，你以為成功了，但是有可能你從原來的第一或第二階段，經過「治療」，到了第三或第四階段。

當小孩子感冒發燒去打點滴或吃藥，燒退了，也不咳嗽了，但他慢慢瘦了，不愛吃飯了，臉色暗暗的，注意力不容易集中，看書也看不進去了。其實，他的能量降低了，體質下降了。但是家長可能還挺高興，這回可把病搞定了。**注意孩子的能量和體質，這是中醫看問題的角度。**

病機：順－逆

階段一	階段二	階段三	階段四
正 +++++	正 ++++	正 ++	正 +
邪 +++++	邪 ++	邪 ++	邪 +++++
激烈反應	自然向癒	沒有反應	生機不足
順	順	逆	逆
度	穩	助	救
開	開	闔一開	闔

病，不管是剛得的時候，還是治療的時候，症狀看起來好轉的時候，都需要注意這三個基本面：下焦、中焦能量有沒有？管道通不通？還有，「神」定不定？

有時候小孩子發高燒，家長急壞了，小孩子的「神」挺定的，挺開心的，不覺得痛苦，能吃能喝還在玩，只是在發燒，那他其實是在第一個階段，而且很有餘地，神氣還沒有影響到。你所要做的，就是那些有經驗的西醫建議的：沒事兒，給他喝水，六、七天後就會好的。如果你既沒有經驗，又太害怕了，給他一通打壓，最後「老虎」打死了，「武松」也受傷了，身體內在的能量和格局就是武松。

要忘掉所有病的名字，忘掉症狀，也不要管中醫說的是肝氣虛還是鬱，這些都只是概念，都不重要。你看能量是在第一個階段，還是第二個階段，或者已經到了第三、第四個階段。

第一個階段很簡單，最裡面那個代表下焦的圓圈和第二個代表中焦的圓圈都還有能量，第一個代表上焦的圓圈也有能量，只是表面受到侵襲。通俗說就是腎不虛，消化系統還不錯，只是上呼吸道有感冒、發燒的症狀。

第一階段·
邪在表，內有能量：開

邪在表，人體內部有能量，表氣足，下焦、中焦支持向體表開散。

• 治療方向：順其勢而開

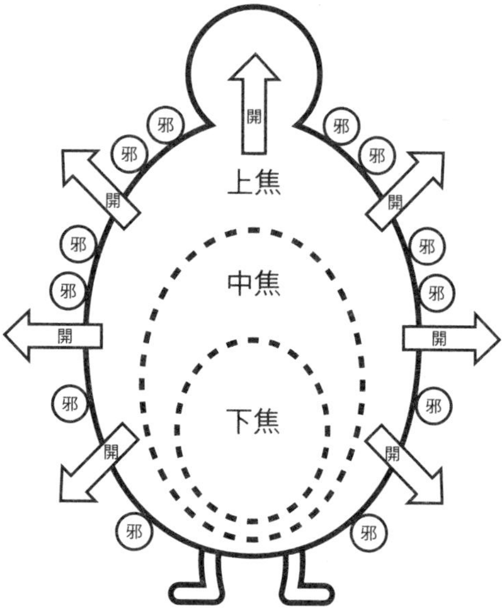

這時，你不管得了什麼病，只要神定，休息好，吃得對，病自然會好。不管醫生說得多嚇人，都不用擔心。為什麼？有儲備。神，就是身體的領導，他不亂，打什麼仗都能贏，康復的速度會很快。

但是要注意，能迅速打完勝仗的前提是：第一，你有能量；第二，神定；第三，休息好，吃得對；第四，沒有用錯誤的治療方法。

現在很多慢性病其實都是能量在第二和第三階段徘徊，他的下焦還有，但是中焦能量供應不足或不穩定，就沒辦法支援上焦正常運轉，把邪氣很快趕出去。

第三階段・

邪入裡，內部能量不夠足：開或闔

邪入裡，表氣閉塞，人體中焦能量不足，運轉不利，下焦尚支持開。

• 治療方向：順其勢開或闔

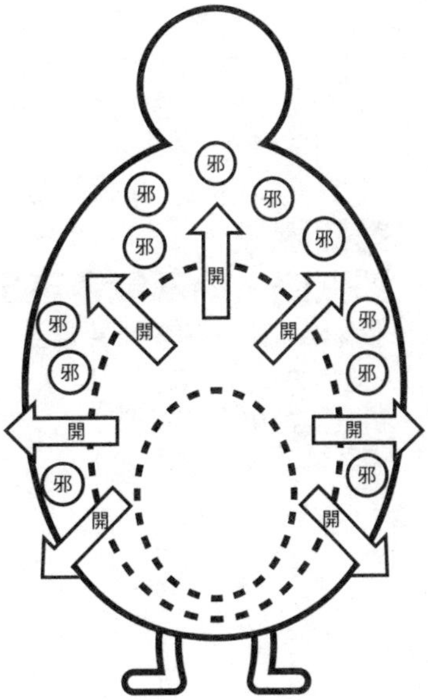

能量到了第四階段就比較麻煩了。有時能量爬升到第三階段還會出現一些症狀，但是人體已經比較衰弱了，能量不足，管道不通，神可能也不定。

在第一階段，症狀可能很強，人可能很痛苦，但是身體其實是處在高能量、高反應狀態；第二階段能量下降，反應程度降低；到第三階段能量虛弱了，症狀可能暫時消失了；第四階段看上去好像沒什麼痛苦的症狀了，以為治好了，其實是沒得可治了，沒有能量了。

第四階段．
邪深陷，內部能量不足：闔

邪深陷，上、中、下焦能量不足。

• 治療方向：
順其勢而闔（闔能量）
得其機而開（祛邪氣）

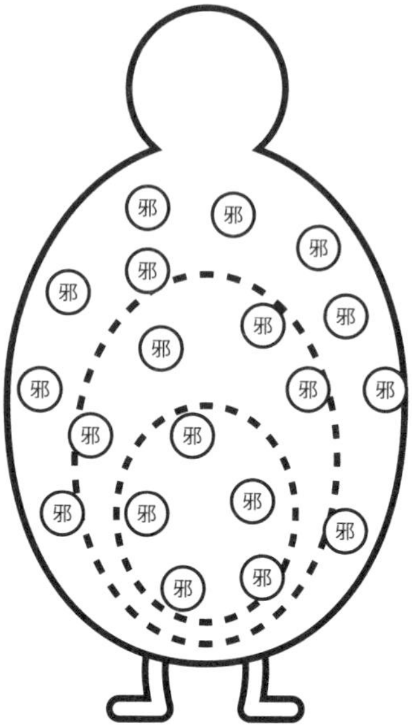

很多處於第三、第四階段的非常虛弱的人，到醫院去打點滴，加各種營養素，往靜脈輸送能量，但是西醫會很無奈地說，他好像吸收不了這些東西，沒辦法利用。人到了極度沒有能量的狀態，你給他吃再有營養的物質，他也化不掉。面對這種情況，正確的治療思路是用輕柔舒緩的食物和藥物，來幫助最後這一點點火種不要熄滅，再慢慢地運轉、恢復、壯大，找對的中醫，幫助人體往對的方向調。

此時，我們面對的其實不是某一些症狀或某一些器官，而是一個需要小心翼翼才能走下去的殘局。這個殘局，你要看有多少子還可以走，哪個需要重點保護。

避免透支能量

為什麼現代小孩子普遍有腎虛的問題？很多小孩子白天用電腦、手機、電玩的時間太多，晚上又睡得太晚，有時候爸爸、媽媽看電視到晚上十一點，小孩子也跟著看。學校和家長都沒有提供攝心的教育，孩子平時神氣過散就造成腎虛。

近年來，很多現代大城市的孩子有嚴重的腎虛，神也不定。而四、五十歲的成年人更是耗得厲害。按道家的觀點，我們日常的聽、說、看、想，這些都是在漏，就像杯子上打了很多洞，人的精氣神漸漸漏光了，所以從飽滿年輕變得虛弱衰老，最後死亡。所以，道家所修的命法，講回光，講添油接命，才有道家仙人不老的傳說。

我們現在是漏得多，回得少。現在從小學甚至從幼兒園就開始用電腦寫作業，要跟上時代潮流，盡快進入網路時代，但網路的誘惑很大，小孩子很容易迷失在裡面，精氣神早早就消耗光了。不是時代有問題，不是電腦、網路有問題，是我們無法把這些當成一個單純的，只是幫助我們生活、工作的幫手，而把它當成滿足無限欲望的工具，把自己的精、氣、神都投入進去，無法自拔。

我見過很多孩子，他們在父母的意志指導下，讀知名大學，通幾門外語，積極參與社會活動、慈善活動，非常聰明，但是他們的精氣神和身體能量被過早耗光了，沒有積聚能量開發「自己主導完成自我成長」的能力，他努力地走在一條不是自己選擇的道路上。到了一定的階段，容易出現情緒障礙、心理障礙、適應障礙，不再能專注學習，因為他們過早把精、氣、神用在家長指引的道路上，最後沒有能量再供他們尋找自己的路了，這是非常遺憾的事情。

孩子的天真不光是性格，天真是天地賦予生命最本真的東西，用得好到一百歲還耳聰目明；用得不好，二十幾歲就開始出問題了。先天的東西、你的格局才是你自己的東西，這個東西很難補，吃人參也補不了。佛家、道家的某些修練是直接去補這個先天的東西，但做到是要費功夫的。所以像我們這樣的普通人，還得省著點用。

當你的能量提高了，身體自己就能把問題處理掉。當你能量很低的時候，不光是身體會出問題，情緒也會有問題，你也不會有足夠的資源和精力開展你的社會工作，在這種情況下你想要獲得事業的成功是很難的，不如先把自己和家人的身心照顧妥當。

人體的能量就像一個探照燈，如果電池都是滿格的，一下就照到五公里以外了；如果電池老是不充滿，還漏電，就只能照到眼前這一塊。

做事是需要精力的，精力是最寶貴的東西。當你有精力的時候，可以完成所有的事情；如果你在很多方面都達成不了，不是因為你沒有機會、沒有錢，或說沒有社會關係，其實是你沒有精力。當精力足夠的時候，你的神氣開闔自如，可以打動很多人，可以敲開很多門，可以完成很多你想做的事情。

在國內，有很多上了一天班的人，其實已經很累了，能量用光了，還是選擇去健身房跑步。那個時候是應該開還是闔？應該闔。那跑步對不對呢？如果你現在沒有能量了，但平時體質很好，那還有資本透支一段時間，如果你既沒有能量，原本體質也不夠好，再去跑，就有危險。這些年有些知名的工商界人士死在跑步機上，其實就是應該去睡覺的時候沒有睡覺，還加大了往外開的流量，電池最後就用光了。

案例

一九九七年，我跟我的老師學習。美國矽谷的一位軟體工程師找我們看病，他四十多歲了，想要孩子，但是怎麼都不能讓妻子懷孕。當時他頭髮掉得厲害，看起來很蒼老的樣子。我們問他的生活狀態，他說很辛苦，編程式編的眼珠子都要掉出來了，不過他認為他們公司的企業文化非常好，是一個激勵的文化，每天中午工作到十二點的時候，大家餓了累了，去吃飯，吃完了到公司的健身專區跑步，還大聲地喊：Hi, I am ok! I am ok!

這其實是在壓榨能量，絞乾身體的能量，人覺得疲勞是表示身體的能量快枯竭了，這時不休息、睡覺，還大量地往外開，把最深層的能量調動出來，整個人體的能源儲存都乾涸了，儲存能量的下焦都耗乾了，怎麼還會有孩子？

還有很多人工作了一天，疲勞了，平常也不運動，常常習慣下班後去外面大吃一頓，吃得飽飽的。人體在能量虛的時候吃很多東西，中焦長期處在淤滯狀態，身體會越來越轉不動，這就是高血壓、高血脂、糖尿病、脂肪肝等所有病的開始。疲勞後大吃大喝，是一種最快速地堆積體內垃圾的方法。

如果吃飽了就回家好好休息，像冬眠的熊躲在樹洞裡睡覺，或者像大蟒蛇吃了一頭羊，靜靜盤在那裡好幾天，讓自己消化，讓能量聚在中焦，把吃進去的食物消化掉，這樣還會好一些。但是，很多人喜歡在大吃一頓後，再去K歌，進一步地「開」，消耗能量，K完歌以後，再和哥們兒一起去洗三溫暖，繼續地「開」。漸漸地，他們身體裡的能量越來越少，肚子會變得越來越大。長期嚴重透支的人，容易在三溫暖、健身、房事中出問題。

不管你看起來多強壯，肚子大的人下焦肯定虛，整體能量不夠了，身體只能運作到四十%至五十%的程度，不多的能量只能優先供應大腦、心肺等這些更重要的部分。這種情況下，你要減少工作，增加休息，適當運動，但不要狂奔猛練。吃你能夠消化的食物——粗茶淡飯、清粥小菜。這樣過上一段時間，就能把能量提高，把堆積在身體內部的多餘東西排出去，你的肚子會小，精神、體力會好，思維也會更清晰。

看病需要看三焦

怎麼判斷孩子體質的好壞？或者當他有任何健康的問題，怎麼判斷他在哪個階段？同樣是感冒，在中醫來看，上焦感冒，是指下焦、中焦都很好，只是一個表面的感冒，這種感冒你治或者不治，找誰治都會好，只要沒治錯方向。第二種感冒是中焦感冒，其實不是感冒引起的，而是小孩子本來的消化系統就不好，中焦有問題，不只是感冒，只要是中焦不好引起的所有的病，都叫中焦病。哪一種是下焦的感冒？有些女人生完孩子體質虛弱，下焦空虛，得了感冒很不容易好，或者老年人心腎功能衰弱，他們一感冒就容易轉為肺炎、腎炎，也很容易轉為心腎功能衰竭，這些都屬於下焦的感冒。

我們要忘掉所有的症狀，看他的基本狀態在哪裡。因為所有的病，它的症狀和發展趨勢，都取決於人體的能量和管道。如果車、馬、炮都全，士、相也齊，那隨便什麼敵人過來都能抵擋一陣子。

所謂下焦病，就是兵也沒有了，車、馬、炮也沒了，就剩一個殘缺的士和相，這個時候不要說癌症，就是一個普通的感冒，也能一步就把人給將死了。

中焦的問題很容易判斷，首先就是看他的肌肉是不是結實。肌肉鬆的小朋友中焦一般都比較虛，需要補中焦，溫補還是清補，需要再分析他平時的寒熱情況。肌肉過於結實，看起來有點臃腫，或者過胖的小朋友，中焦一般有淤滯，這樣的中焦需要開，是溫開還是涼開，也需要再分析其他的情況。

只要是中焦有問題的小朋友都需要多一些運動，尤其是肌肉過於結實的小朋友，更是需要大量的運動。下了課，不要馬上給他吃東西，最好讓他去好好玩一、兩個小時，然後再繼續學習。

中焦比較虛的小孩子，除了肌肉是鬆的，臉色也常常是蒼白的，手腳是冷的，平常會有大便的問題，有的是拉肚子，有的是便祕，還會有容易生氣、不合群的現象。這些都是很容易就能看出來的。

小孩子如果感冒了，但是他中焦、下焦都很好，這種感冒特別好治，只要把它輕輕往上開一下，排出去就行了。開的方法很多，拉筋拍打、泡腳、跑步、按摩都可以；吃藥的話，偏熱的稍微吃點感冒清熱沖劑，偏涼的吃一點薑糖茶、紫蘇紅糖茶、藿香都可以，這些大方向都是對的。

感冒清熱沖劑其實不光是治感冒的，你看它有荊芥穗、桔梗、柴胡、苦杏仁等，整個方子是一個輕輕開的方向，又帶一點降，很多在表面的病都可以用。薑糖茶也不只是暖胃的，很多病只要問題在中焦，需要溫補的，就可以用薑糖茶。傳統中醫是從能量入手，不是從症狀對治。

所以很簡單，我們關注中焦和下焦「有沒有」，整體「通不通」。如果不足，就要小心。第一，不要過度治療；第二，平時好好休養生息，吃正確的食物；第三，要合理運動，保持三焦的暢通。

這是一切養生的基礎。

平時身體比較結實的小孩子，如果晚上出汗，或者汗有點臭，那顯然是身體有過多的東西，需要「開」。有些家長說，我知道白天出汗叫自汗，晚上出汗叫盜汗；書上寫，自汗是氣虛，盜汗是陰虛；那不是應該白天吃補中益氣，晚上吃六味地黃嗎？但是可能你的孩子剛好相反，他很結實，不需要補。因為他運動量不夠，晚上又吃得多，晚上是天地之間能量往回闔的，他本來能量就多，又得了天地的能量，裡面的能量更多了，多了外溢自然出汗。你要做的是，讓孩子少吃一點，多動一點。這是身體有能量，管道還算通暢的情況。

有的小孩子中焦有些淤滯，而且管道也不夠通暢，如果不注意飲食，又不好好運動打開管道，時間長了，堆積再堆積，就會影響上焦，容易出現鼻炎、咽喉炎、皮膚病；如果他下焦也不足，就容易出現過敏、哮喘和反覆發作的氣管炎。

上焦病：在外圍的邪正鬥爭

常見症狀	鼻炎、皮膚過敏、感冒、上焦咳嗽等。
邪氣所入層次	邪在表，皮膚、表部腠理、肺衛……
氣機、病機	人體中下焦有能量，上焦略閉塞，邪氣有外出之勢。
調理思路和方法	開四方，排邪為主：薑糖茶、泡手腳、運動……

這種情況下你找任何醫生治，首先自己最好清楚中下焦有沒有能量。如果是中焦、下焦沒有能量，你要在平時的生活、飲食、作息中去增加它，不要讓它受到傷害。如果你有條件學一點中

醫知識也會有幫助，至少可以瞭解方子會不會傷害到中焦，是不是太涼，或者太熱。因為有時候醫生也會忽略能量這個問題，光去治病了。

中焦病：內部淤滯，管道不通

常見症狀	高血脂、脂肪肝、高血糖、高尿酸、膽結石、息肉、乳腺增生等。
邪氣所入層次	邪入裡，肌肉、消化系統、經脈等。
氣機、病機	人體中焦能量受損，運轉不利，上焦相應能量不足，輸布無力，下焦尚未受損。
調理思路和方法	開四方，泡腳、運動；減少中焦產生的邪氣，飲食清淡，保持大便通暢；思深意緊則氣脈淤滯、氣脈不通，注意鬆、靜；接觸大自然；適當服用中藥。

淤滯，不光是物質層面的，也代表精神層面的。如果小孩有消化不良，在身體上顯現消化問題的同時，其實代表精神層面有消化不良的問題。可能是他跟大人的交流有問題，或者大人過於嚴厲、控制，導致孩子產生情緒上的排斥。這有很多可能性，我們自己要觀察，別讓自己太忙，留意一下你的情緒、你的念頭和所有事情的相關性。

舉個例子，比如在跟客戶談判的時候，你會很清楚地知道：這句話說過了；剛才那個東西定價有點高；剛才我還有點惱火。為什麼不用這個方法來對待自己和孩子呢？剛才晚飯後那塊乳酪吃多了；剛才我對孩子的限制多了一些；我又把負面情緒帶到了孩子面前。多一些覺察，家長施加給孩子的壓力會減弱很多，孩子精神層面的淤滯會漸漸消失，然後身體上相應的問題也會同步消失。

如果你開店，會很清楚你的進貨量和出貨量，還有資金量。你也可以這樣留意自己和家人的身體及精神層面，這樣你對自己和家人的瞭解在很多方面會比一個對你陌生的醫生要明白很多。要靠自己去學習、去感受、去判斷。

我認識一位老中醫，現在已經九十多歲了，是在北京做中醫調理體質、內科、皮膚科、美容科的。十五年前，我們陪她出去開會，如果對方招待了一頓很豐盛的大餐，她回家以後，一定會做半小時到四十分鐘的運動，把它化掉，或者第二天就吃得簡單一點，再出去走幾圈。這就是在保養中焦。

下焦病：積弊日久，根本虧虛，邪氣割據，開闔不得

常見症狀	長期泌尿系統問題、長期生殖系統問題、衰老、老年癡呆、腫瘤、肝硬化、心臟病、骨關節病、免疫失調等。
邪氣所入層次	邪深入臟腑、骨髓和血分、細微脈絡。
氣機、病機	下焦能量受損，導致三焦整體能量不足，運轉無力，臟腑衰弱、經絡閉塞，邪氣深陷。
調理思路和方法	・收斂神氣，改變不良心態、思維習慣、生活方式。 ・守中央、闔下焦為本，恢復中下焦基本功能：早睡、打坐、站樁。 ・減少資訊攝入、接觸大自然。 ・開四方驅邪為標：做運動、打太極、練瑜伽。 ・久病入血，清理深層血分瘀滯：艾灸、中藥、針刺等治療。 ・不可急於求成，長期計畫，緩緩調整。

這裡的下焦病「瘀滯」用這個「瘀」，是因為這屬於「血分」的、「深層」的、「有形」的瘀滯，不同於前文，還在氣分的「淤滯」。

下焦病的瘀滯是長期累積而成的生活作息病、情志病。我們說過下焦是「先天的能量」，也是「能量的儲存層」，那麼，是哪些原因使得這個「最內、最深」的層次出了問題？這不是光靠醫生的藥能解決的，還得靠病人自己慢慢在生活中調整。

別讓病名擋住視線

如果小孩子身體老是不好，每天吃很多藥，吃了很久，也沒有明顯的效果，建議你把關注點從對「症」治療，不停治「病」的角度，轉換到使用「第一張處方」（見三十一頁）的方法上，以此來提高身體能量和流通管道的角度，然後經常去接觸大自然。這樣慢慢你會發現，他好像不需要吃那麼多藥。實際上，這樣的小孩不多，大人比較多。

中醫看病，不會把重點關注在具體診斷的病名上。

如果壞人打進來了，我方的重點不在於研究壞人是什麼樣的細節，而是關注能夠打仗的好漢有多少，後方糧倉夠不夠（能量有沒有），排兵布陣的格局，後方送糧的途徑（管道通不通），人心定不定，士氣足不足（神定不定）。

我治過一些西醫診斷為很嚴重的病。但是只要他的基礎狀態很好，中焦、下焦能量也足，而且神很定，雖然拿到一張令人恐慌的「檢查報告單」，還能照樣過正常節奏的生活。或者他是個老農民，不知道這「檢查報告單」寫的有多嚴重，照常種地去了。這樣的人，反而有機會在正常的生活中把病帶好。

我也治過這樣一些人：中焦、下焦長期能量不足，精神也面臨崩潰，人際關係也有問題，但心底還有很多想法要實現，習慣把自己和別人，把喜歡的和不喜歡的都抓得很緊。那麼，即使一個感冒也會變成一個摧毀全體的因素。

所以，不要被這些病的名稱擋住了你的視線，你要清楚自己的能量在哪一層。

病到了下焦，要恢復光靠醫生是不行的。這個階段沒有神醫，也沒有靈丹妙藥。沒有別的選擇，必須要全方位地改變，需要把工作放下，而且要痛下決心，改變生活作息和精神層面中不良的習慣，需要早睡，清淡飲食，需要打坐，合理運動，鬆開你過去緊緊抓住的東西……包括需要斬斷給你帶來負面能量和資訊的關係，哪怕這些關係能給你帶來千百萬收入或很難獲取的地位、名聲。這時再保持這種關係，會給你帶來精神上、能量上的致命損害，必須切斷。

在你狀態很好又需要錢的時候，你可以平衡兩者。但如果你已經是下焦有病了，就需要盡快停止你在舊的生命軌道上的腳步，盡快找對方向，因為即使你已經決定改變了，也不一定有足夠的空間和時間讓生命能量恢復。

等到生命只剩下三個月的時間，自己可以主動轉身的餘地就幾乎沒有了，醫生可以調控的時間、空間也不多了。或者從能量的角度說，他只有十%了，不要說把能量從這裡調到那裡，再暢通這些管道，這時連最基本的供應都不夠，消化也支持不了，吃藥的作用就不會大。

所以，這個時候反而不能急於求成了，不能把目標關注在「治病、祛病、驅邪、殺滅」上。房子要倒塌了，這時候哪怕是一堆可以支撐房子不倒塌的垃圾都是有用的。人已經沒有能量了，你還去殺啊、滅啊、驅邪啊，正氣、邪氣就一起都沒了。有位老人氣血極為衰弱的時候，出現了便祕的症狀，家屬不知道，給老人通大便，大便是通下來了，人也走了，因為本來就稀薄的氣散了。你不急著通大便，先把氣慢慢扶起來，人恢復的可能性就大大增加了，最後大便也能自己下來。

這時候是要選擇把小本買賣慢慢盤活的思路了，要制訂長期計畫，要遵守「增強體質的第一張處方」（見二十二頁）。還有希望嗎？絕對有希望。但如果不這麼做，肯定沒希望。

孩子的視力可以調節

聽眾：我的孩子有遠視、弱視，還有散光。醫生說她必須戴眼鏡。我觀察她的眼睛很明亮，她看東西也看得清，有差不多一年的時間我就沒給她戴眼鏡，想用按摩治療。但我遭到了醫生的批評，說像這種情況不戴眼鏡，以後會出現學習困難、頭痛、噁心等各種狀況。我想起這一年孩子有時說會頭痛，有時候說累，就立刻給孩子帶上了眼鏡。我想瞭解，怎樣才能幫孩子把眼睛調好？但是醫生說沒有辦法，說它是先天的，只能定期檢查，佩戴合適的眼鏡。

李辛：這個確實是先天的，但是先天並不像西醫說的不可改變。中醫看來，這主要和先天的膀胱經和腎經的能量不足有關係。我們的膀胱經和腎經，還有膽經的能量不夠的時候，就容易頭痛，戴不戴眼鏡，都會有頭痛等問題。

經絡、能量層面的問題，西醫確實沒有辦法解決，只能戴眼鏡。但不解決根本原因，度數還會增加。所以，只有提高這些經絡的能量，讓這些經絡暢通，她的度數才不會增加。有很簡單的方法，你可以學習艾灸，灸這些穴位：軀幹部的命門穴、腎俞穴、關元穴，腎經與膀胱經的崑崙穴（外踝尖與跟腱之間的凹陷處）、承山穴（小腿後方正中間，小腿伸直時中央的凹陷處）、湧泉穴；膽經的陽陵泉穴、絕骨穴。（可參見三六二頁簡要穴位圖）

這三組穴位，你每次挑一到兩組，總時間控制在三十分鐘左右。今天可以是第一組加第二組，明天可以是第二組加第三組，都可以自己調節。這是增加經絡能量的簡單方法。

我們先天的經絡能量分布就像河道，自然有寬有窄，但這些都是可以透過後天來調節的，比如有運動、飲食、情緒和心理的調節等方法。從「道」或自然的角度來看，生命選擇某些地方不完美，是為了整體的更完美，很多病、很多先天的問題是生命自然選擇的一種折中方案。即使是成年人那些很嚴重的病，也是生命本身在選擇某一種形式的出路。

你的孩子需要比較多的運動，在她狀態、身體好的時候，多在自然環境做一些戶外的運動，能幫助她打通身體各處的經絡；飲食、作息方面，要保護好她的中焦和下焦，這樣度數是能夠控制住的。

聽眾：我學習「兒童經絡」，上面有些穴位按摩的方法，我用它治好了孩子的拉肚子，從此我就相信中醫了。我女兒三歲半時檢查出有遠視和散光。我看過中醫，他們說，其實像她這麼小的年紀，只要經常給她刮眼眶，讓她自己閉上眼睛轉轉眼珠，就會有改善。去年十月份我帶女兒去檢查，她的遠視居然消失了，只剩下散光，她的視力居然好了。

李辛：刮眼眶是能幫助眼睛周圍的經絡疏通，這樣流通到眼睛的氣血流量會增大。透過這個能恢復視力，也表示你女兒其他部分的經絡沒有大的問題。另一種可能，是因為你選擇了中醫的方法，它不那麼猛烈地干預，給身體留下了自己調節的空間，也就是我們的治療沒有干擾到她的正常調節機能，沒有做相反的動作來破壞正常的格局。

小孩子的身體有很大的自我調整空間，有很多改變的機會，前提是我們不要過多干擾它。但一開始如果認為只有這一條路，終點就在那裡，就會把其他的可能性擋住。

有一位攝影家用一種特殊的相機拍攝了植物的能量，他拍到在葉子成形前，會先出現一個由能量構成的形狀，然後按照這個形狀會長出一片葉子來，當葉子還在能量狀態的時候受到傷害或限制，之後長出來的葉子也會有相同的缺陷。

小孩子處於可塑性很高的「能量階段」，所以，我們不要輕易拿物質層面的東西去界定他們、處理他們的問題。除非是肢體殘疾，或很嚴重的先天器官問題，西醫在這方面很棒。像這種功能性的，又不是很嚴重的、致命的問題，要慎用過度干預的治療方法，可以從飲食、作息和運動方面進行調整，這是非常安全和有長遠利益的方法。

不按時睡覺的影響

聽眾：關於孩子晚上不睡的問題。他一到晚上就精神旺盛，集中看書學習，白天補眠。假如他該起床了，我想把他喊起來，但他還沒有把疲勞解除掉，是不是應該等他自然醒呢？

李辛：睡足時間是需要的，不要提前叫他。但什麼時間睡也很重要，子午流注是天地和人體運轉的一種規律，十二時辰除了對應十二經脈，也對應升降開闔。白天是開，晚上是闔。晚上九點開始，身體隨著天地的運轉一起進入休息狀態，準備第二天身體正常運轉的能量，所以，晚上最佳休息時間是九點。

什麼時候該睡覺的道理和農民種地的道理是一樣的。春天適合播種，然後秋天收穫，如果秋天播種，到春天收穫的數量和品質會不一樣。生命是有節律的，在合適的時候做該做的事。

聽眾：現在西方很多年輕人不接受這個觀點，認為睡覺沒有什麼幾點鐘該睡，你需要睡的時候就睡，睡足就可以了。

李辛：「需要睡的時候就睡」這個一點都不錯，但是有多少人能做到呢？大多數人連自己身體累了都不知道，他想著盡快把這件事做完再睡，或者他只是習慣了晚上幹活白天睡覺。

我們跟老道長在山上的時候，至少方圓十幾公里沒有其他人，只有野生動物。你要打電話也沒戲，因為沒有信號，也沒有電。由於沒有任何事情需要趕著完成，我們處在睏了就睡，餓了就吃，睡醒了活動一下，半夜起來打坐的狀態。

人在沒有外界不良環境干擾的狀態下，可以根據自己身體的節律來調節。因為我們平時的節律都已經偏掉了，慢慢調節回來，最終還是會和天地運轉的規律相和諧的。

如果我們平時已經受了很多不良環境和事情的干擾，更需要宇宙天地間有規律的運行節奏，來幫助我們的身體這個小宇宙恢復到正常一些的狀態。年輕人因為自身的能量還足，即使每天耗散的一部分能量回收不了，可能還體會不到，但隨著年紀的增長，就會越來越明顯。

最近三年，我發現不少熬夜的年輕人身體消耗得非常快，有幾個明顯的階段：第一個階段，你會覺得沒有問題，因為年輕，身體還有儲備。第二個階段，能量不多了，但是看起來精神旺盛。大家有沒有觀察過蠟燭或油燈，快燒乾的時候，反而火會暫時更大。這個階段會覺得，真好，我即使半夜才睡，而且只要睡三、四個小時，精力還特別好。這其實是過度燃燒階段。下一個階段體質會迅速下降，如果不及時調整，未來的幾十年，他的體力、精力、智力、判斷力等，都可能會在一個低水準的狀態下運行，因為所有的能力都離不開能量。

能量的低水準，同時代表思想、情緒、健康都在低水準的狀態。平時生活、做事最起碼需要六十%至七十%的能量水準，當能量只有三十%的時候，在情緒上就可能顯現出憂鬱症或是恐懼症，就會有過度敏感和人際交往障礙、健忘、注意力不集中等。低能量不只是身體的問題，是全方位的問題。

聽眾：怎樣才能讓年輕人接受我們這種觀念呢？因為他們在西方長大，自由度很大，很難接受。

李辛：我有一個很深的體會，大多數人都害怕生病，但生病就是在給我們上課，告訴我們之前有哪些問題需要調整。所以，他可以接受，也可以不馬上接受，但是最後他的身體、他的生活、這些病和未來的艱難險阻會提醒他早一點覺醒。所以，沒有關係，人生一直都是在出錯中修正方向和繼續向前走的。

透過打坐安神

聽眾：老師，小孩神散屬於中焦問題還是下焦問題？

李辛：神的問題和下焦關係最大。中醫說精和神，神的狀態也體現精的狀態。當下焦精虛的時候神會散，當神散的時候下焦就會虛。

忙亂的工作和環境，以及長期疲勞會導致神散，我們有必要養成早晚打坐的習慣，如果沒有大段的時間，只要花五分鐘坐一下，靜一靜，都能發揮安神和收聚神氣的作用。

家長能夠安靜下來，對小孩子的健康特別重要。有時候家長帶著孩子來看診，我看家長急躁忙亂的，心裡就有點沉重，因為這種家庭環境下的孩子不好治。

我在學心理學的時候，學過兒童心理、生理的一些原理。小孩在出生後的第一年，尤其是頭幾個月，幾乎沒有自我意識，媽媽是什麼狀態，孩子就是什麼狀態，類似無我狀態。如果媽媽狀態很差的話，小孩的狀態也會很差。現在很多小孩的過動症、注意力不集中、學習困難、跟他說話不好好聽、恍神等，這些都跟家長的關係非常大。

專注才能做好事情，養育孩子也是。打坐能讓我們專注，專注就能讓我們觀察到重點和細節，你很清楚孩子成長的整個過程，他每次出問題你都知道是怎麼回事。中醫起什麼作用？西醫起什麼作用？其他的方法起什麼作用？這些你都很清楚的時候，心裡就會有底。

我常講一個病例，二〇〇二年，我的朋友帶著剛出生一個多月的寶寶從美國回北京參加親人的追悼會。寶寶參加完追悼會之後開始發燒，三天不退，跑到協和醫院，找不到原因，也處理不了。過來我這裡後，寶寶一看就是心神不定的樣子。問了才知道，寶寶長得可愛，誰見了都要摸摸她，那天很多參加追悼會的朋友都摸了她，她的神就亂掉了。參加人數很多的聚會，神被擾動，是很多神氣敏感的孩子發燒生病的原因。

我給她開了一個經典方：六一散加朱茯苓（滑石、甘草加朱茯苓）。滑石能把火帶下去，很多礦物類藥能讓人鎮靜安神。過去很多大房子用石頭建造，讓人感覺特別穩當，石頭能夠震懾虛浮的神氣。茯苓是長在松樹附近的一種蕈，可安神和補中焦，方子裡並沒有退熱的藥，主要是安神。我跟家長說，這幾天寶寶誰都不能見，就你陪著她，你也盡量不見人。結果第二天晚上就退燒了。這是我第一次注意到神亂造成小孩子發燒的問題。

礦物類藥能讓人鎮靜、安神，比如龍骨、朱砂。《神農本草經》把朱砂列為上品礦物類第一味藥，中醫之所以看重朱砂，正是因為它能讓人鎮靜、安神。但近年來，有人認為朱砂的主要成分是硫化汞，火煅時可析出水銀，所以是劇毒藥，不能服用。這是誤解。以通常的湯藥煎煮及外用法，還達不到析出汞的溫度條件。如果日用量在〇．一克到〇．五克之間（更少量即可起作用），並且不大量或長期服用是安全的。外用塗敷也有很好的效果。

現在，我教大家一個收攝身心的基本打坐方法。坐五分鐘，感覺一下自己的身體狀態。

坐的方法很簡單，就是放鬆盤坐，可以坐在適當高度的墊子上，幫助脊背自然伸直，左腳在上或者右腳在上，或散盤都可以，年紀大的人盤不了就自然地坐著，姿勢不要強求，以放鬆舒適為好，內外衣褲寬大一些。

坐的時候幹什麼呢？最簡單的方法就是觀察自己，身體是不是放鬆的，心裡面是急躁的、興奮的、不安的，還是安靜的。腦袋裡是不是有很多想法冒出來，但我們只是觀察，不跟隨，不評判。養成打坐的習慣對我們會有很大的幫助。

初學打坐時不要太嚴肅，要放鬆，不考慮對錯、好壞。你聽到外面的聲音，知道就行了，不用特別注意它、關注它。同樣的，你身上有任何感覺也是這樣，因為它一直在變化，你知道就行了。這會兒臉上有點癢，過會兒腳趾頭有點冷，不用盯著它，不用控制它，也不用分析它是什麼原因，也不要試圖改變它，只是知道就行了。

如果腦袋裡有很多雜念，或者情緒起伏，那是正常的，每個人都是這樣的，這也是你平時的狀態，只是現在安靜下來，它變得明顯了而已。你不需要去控制它，也不必認為「我不能想，我要無念」。這些都是內在的噪音，你知道就行了。

初學打坐的人，覺得身體緊張的時候，可以稍微調整一下，讓自己舒服一些，不要過於認真、用力地坐。平時有三至五分鐘空閒的時候可以經常坐一坐。這就是培養我們的覺知，也具有收攝精、氣、神的作用。

坐的時候，我們會知道自己身上的各種感覺，也知道周圍有各式各樣的聲音，能感覺到房間的溫度、味道。腦袋裡還有各式各樣的念頭，有的很快過去了，有的好像會跟著想一會兒，同時你也知道自己心裡是什麼狀態，情緒怎麼樣，有的是覺得身體的某個部分有點緊張，有的是覺得有些氣脈的流動很明顯，還有一些自己無法描述的東西……這些都不要管。

這些感受其實就是我們平時身體的不同層次和不同部分的狀態，平常就是所有這一切成為一個混合體，有時候是以情緒為主導，有時候是思想為主導，有時是以身體的感受為主導。平時這些都同時在那裡，只不過你會關注其中的一個或幾個，其他的都忽略了。當我們相對靜下來的時候，這些就會被放大。

我們所要做的就是每天空出一點點時間坐一坐，不用去管這些好像放大了的感受和好像變得很多的念頭和想法。如果你發現自己特別在意某個聲音，覺得它干擾我打坐了，那有問題的其實是你自己，是你的抗拒反而讓你抓住了這個外面的噪音，是你的抓取影響了你。

打坐就像你站在十字路口，你知道很多的車開過，周圍也有各種的東西走過，甚至還有飛機飛過，但是你沒有專注地去看哪一樣東西，也沒有跟著它跑，也不會評價這個是好車，那個不是，你只是很放鬆地站在那裡，你都知道，這個就是打坐的狀態。

初學者不要逼著自己坐很久，每天可以少量多次地坐，你一天只坐五分鐘，但每天都坐，就會有很大的收穫。它不光能夠幫你把精氣神往回收，也能把我們的身、心和意自動地趨於統合，它會自動幫我們平衡。

西方醫學研究發現，這個狀態是植物神經系統在發揮作用，是在修復的狀態。白天我們是開的狀態，處於交感神經過度的壓力狀態。

經常打坐的人，專注力、覺察力和判斷力也會提高，不太容易被外界干擾。從小的方面來說，你去超市不會買回多餘的東西；從大的方面來說，你人生中的迷惑會相對少一些。

當你需要做出選擇的時候，你能一下子在一堆事物中找到你要的，那麼在生活中你也會更容易找到答案，不需要老是上谷歌、問專家，或者是反覆思考。

如果你大多數時候都是跟從你的直覺來生活的，那你離自己的內心比較近，滿足感也會多一點，生活會更簡單一點，一切都會形成良性循環。

聽眾：我一天到晚忙很多事，打坐的時間比較少。早上孩子上學去了，睡個回籠覺沒睡著，在床上靜靜躺一躺，這樣是不是相當於打坐呢？

李辛：躺一躺很好，這就是休息一下，收收神。打坐跟躺一躺不一樣的地方是，躺一躺很容易就睡著了。如果睡前我們身心還在思考或是在情緒中，而你在那個狀態下睡著了，就像我們沒有關機就把電腦合上了，其實還是在耗能狀態。實際上，打坐是把我們一天發生的事情自然地逐一關掉。

聽眾：早上或者白天工作比較累的時候，或者睡前都可以打坐嗎？還有每天打坐的時間、頻率是怎麼樣的？

李辛：對於初學者來說，培養一個收攝身心的習慣很重要，所以，任何時間、任何環境都可以。如果你有專門的時間，安靜的環境，沒有人打擾你，這當然更好。

聽眾：有的人坐著坐著就睡著了，這種情況是接著睡呢，還是怎麼處理？

李辛：打坐其實是身心的能量都在往回走，如果在打坐的時候覺得特別睏，可能是因為疲勞顯現的緣故，這時候不如去睡覺，等清醒了再打坐更好。我們現在的打坐還是為了身心相對健康的初級打坐，如果以後還想要進一步地深入學習，那麼，先養成清醒的時候打坐的習慣是有好處的。

聽眾：子夜是膽經和肝經的時候，為什麼有些人非要在子夜打坐？

李辛：子午流注和道家的打坐是兩回事。道家比較重視在特定的時辰打坐，它是講人體跟天地間的交流。在我們還沒有條件使自己身心放鬆，按照正常的節奏走之前，先不用半夜起來打坐。

聽眾：打坐的方式方法有很多，有數息的，有守意的，也有念咒的，念佛的，等等。什麼樣的方法比較能快速達到一個比較好的效果？

李辛：這些方法都可以用，都是入門的方法，但打坐需要注意幾點：第一是「不用力」。身體和意念都不要用力。第二是「無期待」。初學者往往有很多期待，但是打坐和平時我們做事情很不一樣，要達到某個深度，往往是在你的意識自然不用力了，也沒有任何期待和想法的時候，以思想意識為中心的程式才會消融，或暫退幕後，另一套才會顯現。比如，大人本來在教孩子怎麼玩耍，然後因事出去了，小孩子開始按照自己的方法玩開了。這個才是自然的、真正的玩耍。

打坐其實只是為了把我們習慣的六根（眼、耳、鼻、舌、身、意）跟外界的連接先鬆開。我們平常習慣的快速運作的思維程式，讓它自然地慢慢減慢，還有情緒，讓它自然地慢慢平靜。這幾樣東西減弱之後，我們內在的生命力才會起來。它什麼時候起來，我們是不知道的。

第三是「關於焦點」。現在有很多的打坐方法，它是需要聚焦的。比如，要專注在哪裡或者觀想一個東西，或者觀息、數息，或者念咒，或者觀想光，或者意守這裡、那裡……這些其實都是方便法門，或者叫繫念，一念代萬念，是初學者很好的入手方法。

為什麼聚焦有它的作用？因為我們平時的思想到處跑，看到這個也好，那個也好，野馬奔騰。那麼現在用這一個椅子把你拴住，但是，等拴住了以後，還是要漸漸鬆開，回到不用力、無期待的狀態下打坐。

聽眾：我們在漢堡市沒有指導老師，應該以什麼樣的狀態打坐更安全？如果打坐一個小時，感覺到背很痛，這種狀況是繼續堅持，還是就此結束？打坐的時間會慢慢地越來越長嗎？

李辛：你覺得還能坐下去就繼續，你不想坐了就停下，記住「不用力」。打坐的時間長短不是關鍵，重要的是品質。比如你坐了五分鐘，覺得已經比較平靜了，這就很好。但如果坐一個小時，一直在想我要堅持我要堅持……可能還不如放鬆地去散散步。

我們是初學者，容易把平時用力的習慣轉移到打坐這件事上，所以為什麼我建議大家學一下中華文化的其他部分，比如練太極，越用力越打不好。中華文化的好處，就是能讓我們在這些愉悅的活動中，體會到如何敏銳地、精確地使用我們的身體、我們的心，因為它能讓我們的感受更加細微，這樣學習就很好玩了。如果說僅僅是因為老祖宗傳下來的，必須永遠背著它，那未免太沉重了。

大家對打坐有興趣深入的話，可以去看看南懷瑾先生所講的《呼吸法門精要》和《靜坐修道與長生不老》。大家有興趣可以讀一讀《南懷瑾全集》，這屬於人生中不可不看的好書。

如果大家再有深入往內走的興趣，可以看看智者大師的《釋禪波羅蜜次第法門》，這本書比較深入地介紹了禪修打坐的步驟。這本書也有很好的譯釋本，是蘇樹華老師解釋的，講得很清楚。

看書不用管它是哪門宗教的東西，就像我們在中國要用中文，在德國要用德語。在我來看，不同宗教內在傳遞的訊息是最寶貴的，而且同出一源，即使表述有差別，也能滋養你、完整你的視角。

這個部分就像空氣，它就在這裡，你信或者不信，都在呼吸，就像水，你信還是不信，喝了就能解渴。

回歸傳統

有朋友問到國學教育的問題，對於傳統文化的學習，當然是必要的，尤其我們身為華人。中華傳統文化，不是因為它是傳統或者我們是華人，所以才要學。各地區、各個民族都有自己的傳統文化，我們中華文化最寶貴的部分，是關於我們內在心靈的部分，不論是孔孟之道、老莊之說，還是佛法，古代都叫「心學」。所有的文化形式和表現，乃至詩書禮樂、琴棋書畫，都是為了明心、自知、自覺、覺他，乃至於覺悟……

這個學習的過程，會幫助我們潛移默化地對自己的身體、內心，對周邊的人、事、物、環境產生越來越細微的覺知，世界會漸漸在我們面前展開，是相對真實的世界，而不是從書本、語言、自己的意識、別人言語裡出來的世界。

透過古代經典的學習，我們可以體會到，古代的華人並非我們以為的中規中矩、拘謹單調，古代人的生活狀態是非常大氣磅礡、有生命力、快樂的。這個過程，你會體驗到古人所說的生命力，浩然之氣、物我兩忘、自在、心安……

所以，對於我們這些現代人，回歸傳統這個部分是必要的。

第4章
你想要過什麼樣的生活

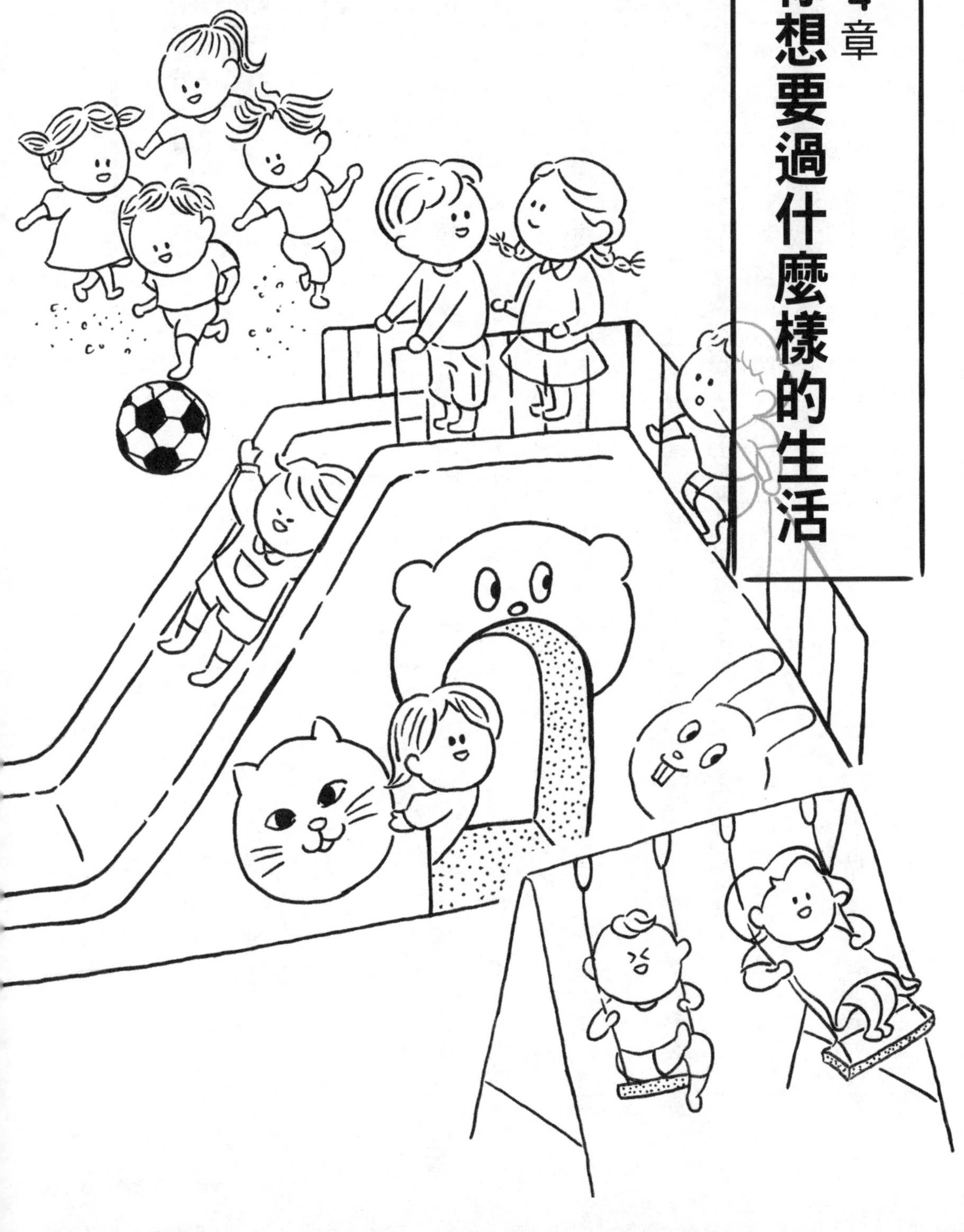

媽媽的神光照護孩子

在不同的時代、不同的社會環境下，小孩出現的生理問題，或其他方面的問題，比如學習障礙、溝通障礙，或者注意力不集中等，都有不同的標準。按照現在的標準，我們孩童時代的狀態可能不少都屬於問題孩子，比如不合群，見到陌生人不會馬上很社會化地打招呼，等等。但是，有時候很多貼上標籤的病，或者很多正常和不正常的標準，其實是因地域文化、時間、地點的差異而決定的。

最近幾年，我有個體會，不管是教育還是健康問題，最重要的在於爸爸、媽媽，其中最重要的一點，就是他們需要有一個相對穩定的心態和清晰的判斷力，而不是一個盲從的人。

比如，很多家長遇到這樣的問題，老師說你的孩子可能要看一下學校的心理醫生，看完說孩子可能有心理問題，建議看專業的心理醫生。

當這樣一個問題冒出來以後，爸爸、媽媽怎麼辦？第一種，馬上按照這個模式走下去，最後的結果會怎麼樣呢？全家都在擔心這件事情，這件事情就更容易成為事實。最後有可能會走向家長最擔心、最不希望的那個結果。第二種，家長的心比較定，他們自己會先評估一下，然後除了瞭解這位醫生的建議以外，再多諮詢幾個醫生，甚至和周圍有類似情況的家長進行交流，等他們全面瞭解清楚之後再做決定。

對於爸爸、媽媽來說，這種學習是非常重要的。有時候爸爸、媽媽太忙，他們會只要求孩子去學習和適應。但是在孩子學習的時候，同樣面臨給孩子學習什麼樣的內容，以什麼樣的方式來學習，選擇什麼樣的環境和什麼狀態的老師來教這些內容，這些是有很大關係的。

沒有專家比你自己更稱職。專家每次最多花一、兩個小時和你或孩子交流。然後他將返回他的生活，他並不瞭解你和孩子的其他部分，所以只有你是最瞭解孩子的。

主持人：當孩子出了某個問題，是不是家長自己的生活方式、心態、觀念上有問題呢？有些家長會在日常生活中頻繁責怪孩子，怎麼就不能達到我的要求呢！我們家長往往沒有反觀其身，在自己身上找到改變的切入點。

李辛：這個跟我們現代人的生活節奏有關，太快、太忙亂了，失去了自我觀察的能力。

我有一個好朋友，她先生是一位探險家，經常一出門就好幾個月，挑戰世界上風險最大的事業。她非常堅韌，既要管理公司來支持她的先生，還要帶兩個孩子。

我第一次見到他們時，孩子大概十歲左右，瘦瘦乾乾的，骨架很細，臉也黑，皮膚也很緊。當時我們一屋子人在聊天，他的基本動作就是抱住媽媽，像一隻無尾熊一樣。他們的第二個孩子出生大概兩個月的時候，她聯繫我，說：「大兒子最近狀態不對，一直在生病，脾氣也不好，考試也不及格，注意力不集中，跟老師也處不好。」總之，一切都亂套了。

這種情況，如果看中醫、西醫、心理醫生或營養師，都只能找到一部分原因。我們可以選擇的方法很多，但這些還是周邊的解決方法，最簡單直接的是找到內在的原因。我眼前浮現了一直抱著媽媽的那個像無尾熊的孩子，我問她：「你最近照顧小兒子，會不會沒時間照顧大的了？」她說：「對啊，我要給小的換尿布、餵奶，還要處理公司的事情，他爸爸又不在家。」

我說先不開藥，你試一試這個方法：第一，你每天在孩子早上起床和晚上放學回家，還有睡覺前，你要抱抱他，至少一分鐘。而且你先有個準備：在他回來之前，你心裡先想著他。如果你又要照顧小的，又要工作，然後大的回來了就摟過來抱一下，那用處不大，你的心要先到那裡。**用心是最重要的部分。學傳統文化如果能學到用心，就學到了精髓，至於其他的東西，自然就會了。**

這是第一副藥，每天三次，每次抱他一分鐘。第二，心裡常想著孩子。比如你在廚房，孩子在書房，即使看不見大孩子，你心裡還是要有他。就像談戀愛的時候，我們心裡時時刻刻都會想著對方一樣。按照傳統的說法，這是媽媽的神意像光一樣照著他。大家可以觀察，小孩子比成人敏感。如果你喜歡他，或者把他放在心裡，他能感覺到，會很開心、很安心。

如果家長很忙，即使下班回家對孩子說：「今天學習怎麼樣啊？」但他的精神是散的，心裡面還想著別的事，人也很疲勞，那他只是完成了一個表面行為。但是，真正的心、能量、愛，並沒有接通，孩子沒有得到家長的關心和愛的能量。

不到一個月，孩子的媽媽打電話給我說都好了，孩子的學習也沒有問題了。之後，我發現她原本每個月給我打一、兩次電話或發訊息詢問，這次之後，她就很少再問我了，大孩子或者小孩子都很好。再後來，當她先生歷經險境，有生命危險的階段，她雖然很擔心，但是她能夠把心念放妥，為他祝福。

家長的狀態是孩子成長的基礎，基礎穩定扎實了，孩子就不會有大問題。反之，當孩子出現任何問題，最好先問自己，我是否在原點？離原點有多遠？還要妥善安排你的生活和工作的比例，有自己的時間。

有的媽媽太忙了，沒有自己的時間，沒有精力用心讀懂孩子，與孩子溝通和交流。所以當你跟孩子或者其他人在一起的時候，你要留意你的心、你的精神有多少在那裡。你真正在那裡的時候，你和孩子的能量是相融的，你自然會理解他，能夠滋養他，而且這些都是自然流露的，而不是因為我學了聖人的書，最好把它表現出來，這兩者是不一樣的。

被孩子們瓜分的媽媽

聽眾：我們家有三個孩子，一個三歲，一個五歲，一個七歲半。爸爸在外地工作，基本上是我一個人帶他們，我自己也有工作。

講到「用心」，在孩子們的問題上，我深有體會。我們老二兩歲就不用尿布了，但從三歲半開始，每天尿褲子。我們看了很多醫生，直到今年夏天回國，我開始感覺到她得到的關愛不夠。老大剛上學，對我來說是個新問題，我要花精力幫助老大。老三又特別小，總是纏著媽媽，總知道怎樣得到爸媽的關注和照顧。老二就被忽略了。回國後，老二得到了很多家人的關愛，她尿褲子的問題就沒有了。從這件事上，我獲得很多啟發，一定要有心，一直要想著她。

我的問題是，當三個孩子都需要我的時候，怎麼平衡？比如，我和老二單獨相處的時候，老大和老三也要來爭媽媽。這時，我應該怎麼辦呢？老大還可以說通，老三說不太通，每次我抱老二的時候，老三就過來推開姊姊說，這也是我的媽媽。我一條腿一個孩子，但這樣也不夠，兩人在那推來推去的。

李辛：我們每個人都不是一個孤立的個體，人與人之間，或者人與周圍的環境，不管是否有生命，不管是否在眼前，甚至不管你是否能想到，我們都處在與之交流的狀態。

人之所以成為萬物之靈，我們的靈性相當於一個通道，可以主動去選擇接通。那麼，有沒有可能創造一個開放的、平等的空間，讓三個孩子之間能夠互相交流，或者你們四個人一起交流，而不是他們三個來找你這個媽媽。

孩子大都比我們成人天真、簡單。有時候，當我們很累，或者是震盪很大的時候，跟孩子靠近，其實是我們被補充到能量，尤其和一些單純又平靜的小孩子在一起。

因為孩子的自我意識還沒有形成，還沒有被污染，他們跟天地之間的精神是相通的，就像是一個wifi，當我們跟他們在一起，並保持一個相對簡單的狀態時，我們也是和天地相通的，天地間的能量自然能滋養我們。當我們平靜單純的時候，我們也能成為孩子或家人的wifi。

不要讓自己永遠處在有問題要解決的狀態。這樣即使是在聽音樂會、學習，或者跟一個很單純的孩子在一起，我們都沒有辦法融入其中，會永遠都固守在焦慮的、耗散的、狹窄的一個能量格局中。我們可以跳開這個格局。

我們的身體，從能量來說，可以分為三個不同的層次，就是我們講的三焦。除了三焦，還有什麼呢？神！

當我們很疲勞，要面對太多的問題，或者內心有很大情緒、不平靜的時候，我們會被阻隔在一個狹小的狀態，我們的神和天地就阻隔了，跟更大的空間和更多的可能性斷開了。而當你斷開的時候，孩子們也會覺得斷掉了，他們就只能緊緊貼著你，把媽媽當成充電器啦。

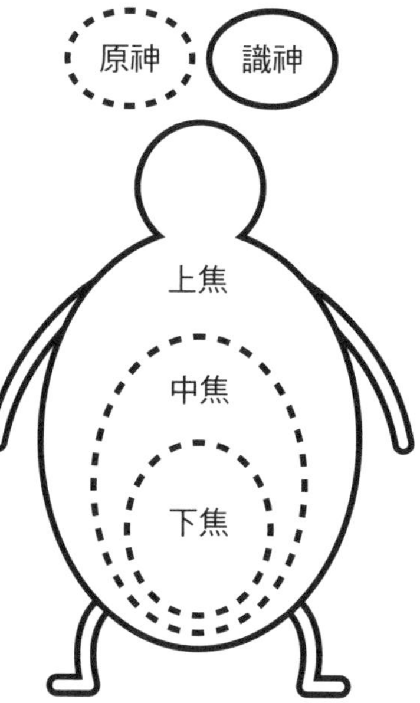

這兩天，我們跟朋友去教堂聽音樂會。我很喜歡去教堂，因為那個地方，千百年來，所有最美好的祈願和最誠摯的感情都沉澱在裡面。這類地方的能量很高，相對單純，會讓我們暫時脫離世俗的壓力，幫助我們回到原點。雖然回家之後大家還是要帶孩子、做飯，還是要面對很多不得不處理的問題，但是在這一小段時間裡，你是跟一個更大、更純淨的東西連在一起了。

為什麼傳統文化講心？儒家講心，佛家、道家也講心，心真的是一個非常重要的東西，它是我們內在的wifi。我們要非常注意平時想什麼，和什麼連在一起。

我們為什麼要讀經呢？其實是跟聖人的心意接通。聖人的精神和思想在虛空中是永存的，相當於我們現在的雲端儲存。當我們產生一個單純的、相應的念頭時，就有可能接通，獲得智慧。

我們的知識、認知，或是透過學習、記憶，或是透過實踐、經驗得來的，尤其是靈感，其實都是從生命共有的空間裡下載的，只是接收的途徑不同。

為什麼儒家講要立志，佛家講要發願？它其實在提醒我們，要超越個人目前的一些小東西，不是完全不要，還是要滿足自己，還是要把自己的生活安排好，但是不僅僅局限於此。你可以試著從現在的思想、心念裡跳出來一些。你要給自己時間。

我這幾年到處遊學，比較閒。原來我也很忙，除了上班應診、講課外，下班還得寫郵件、發訊息回答病人和學生的問題。雖然忙，但我還是留了起床和睡覺前打坐的時間。比如今天的講座，我早上起來至少打坐一個小時。為什麼？讓自己放鬆、安靜。我也不用預設我要講什麼，但當我放鬆、安靜、專注的時候，我和你們之間自然就會感應出東西來，當你們提問的時候，答案其實和問題在一起。

當我們累到打坐也坐不下去的時候，怎麼辦？可以接通一下你所信仰的，比如上帝，或者聖母，或者耶穌，或者默念「凡所有相，皆是虛妄」，或者「大學之道，在明明德」，或者你已經學會的經咒，其實就是一個密碼，不用很多遍，數量不重要，電腦的密碼需要輸很多遍嗎？只要輸入正確，敲一下 **Enter** 鍵就接通了。

一個非常敏感的人，更要留意不能只是困在這些事情上。

覺察，然後收回能量

聽眾：我覺得自己的能量不夠，怎樣才能提高神氣呢？除了借助先哲、智者的力量，還有什麼其他需要注意的？

李辛：中醫課常常需要提到「開闔」。當我們太疲勞、精力不夠的時候，其實是開過了。現代社會無處不在「開」，所以我們每個人要注意「闔」的部分。

給自己一些獨處的時間，或者安靜地聽一首音樂或看一本自己喜歡的書，或者找到空隙閉目養神，哪怕只有三、五分鐘，這些都是闔。闔，就是把能量收回來。

我們的思維其實是一套程式，有時候會變成病毒程式。容易累、容易失眠的人，他會關不掉某些程式，想停，但是停不下來。這時就需要有意識地訓練，在你不需要全神貫注做一件事情的時候，提醒自己跳出來一小會兒，閉眼靜心一會兒。每天這種時間縫隙其實很多。

二〇〇五年我在上海工作。上海的計程車後座上都裝了一個廣告螢幕。有一天，我忽然意識到，只要一上計程車，雖然人已經很疲勞，精神是散的，但還是會按面前的螢幕，流覽那些沒有用的資訊。當人的神散的時候，就更容易被外界引動，難以往回收。最近幾年，我發現很多人已經很累了，但都會把手機當作一個放鬆的玩具，不停地看，不停地點。這些都是在開。我們每天有很多能量就這麼不知不覺散掉了，要留意往回收，多回回神。

我和朋友開玩笑，以後五星級度假酒店可能推出這樣的服務：我們保證您在這裡收不到任何手機和網路信號，我們這裡沒有任何廣告，如果您需要，我們幫您安排在完全沒有噪音和視聽設備的房間，提供您一個純粹私人的空間，讓您得到最好的休息。

如果你沒有大段的休息時間，但肯定會有十幾個或者更多的可以停下來定一定的瞬間。比如音樂會的指揮在演奏之前會先定一下，讓內心找到那種感覺。這就是訓練。

我曾在廣播電臺做過一段時間的兼職。有一次，輪到一位很有經驗的播音員做直播節目，音樂響起，節目還有幾秒鐘就要開播了，人還沒有出現。他從外面一路衝進來，氣喘吁吁、頭髮散亂地坐在麥克風前，然後定一定，笑一笑，開始他的節目。後來，他告訴我，播音之前他會觀想這個電波將傳給幾十萬人。那時電臺覆蓋率很大。他的面前放了一面鏡子，在節目開始前就微笑，定一定，看著自己微笑的樣子，一瞬間就進入了他的狀態。

這都是我們日常可以用的。如果我們只是麻木地在工作中付出，最後神就散掉了。要對自己的狀態有所覺察，然後才可以調整。

解除擔心的狀態

聽眾：我感覺跟那位媽媽一樣能量不夠。我有一個女兒，我非常感謝我的女兒，她的到來，把我從一個黑洞的狀態，就是我不停地需要別人關愛，不停地需要安全感的狀態，變成了我自己要成為一顆太陽，我要給她關愛和安全感，從這個意義上講，我挺感謝她的。但另一面我又有種不安，擔心自己作為一個發光發熱體的能量不夠，總覺得自己太弱小了，給女兒的不夠多，對她心念的關注或者生活上的關注都是不夠的。總之，很難逃脫心裡的惶恐和自責。我知道這就像你說的病毒程式，但是很難擺脫掉。

李辛：你比較內斂、比較靜，好處是你盡責盡力、很細緻，但缺點是有時候會待在一個格局中出不來。所以，你要有意識地提醒自己要走出來，或者提醒自己做一些運動，或者安排見一位好朋友，打電話聊聊天。找瞭解你的朋友，把你帶出來。你在這方面比較被動，需要先借助一個外力來調整。

每個人內心的格局不一樣，比如你會擔心給孩子的愛不夠多，或者擔心不能持續地給孩子，這只是最後的結果。真正的問題是你本身有「容易擔心」的這個程式。也就是說，即使以後孩子長大了，因為你有這個程式，還是會不斷擔心其他問題。所以，你所需要處理或者改變的是「擔心」的習慣，而不在於考慮這些具體的問題。

當你知道自己在擔心的時候，這也是我們的意識或思維的自動程式開始運作的時候，但是意識自己是分不清楚的，你是主體，孩子是客體，它在你擔心的時候，會拿很多正好是你面對的事件、對象，各種材料組合成讓你持續擔心的情景，比如你自己的能量夠不夠用，能不能像太陽，孩子的愛不夠怎麼辦，這些都是意識製造的。但是，真正起作用的是你內心本來就容易處在擔心的狀態。

當你擔心某個問題的時候，從中跳出來的方法是：

第一，不要在意識中沿著這個自動的程式去思考「我夠還是不夠」、「我能做多久太陽」，**你要馬上很清楚地知道「我正處在擔心的狀態中」**。當你能夠覺察到這種狀態時，你的內心就能夠聚焦在你的擔心上，你就可以來專心地應對這個擔心的狀態。否則你陷在意識的程式中，它會把你一直帶下去。

第二，怎麼面對並處理緊張擔心的狀態呢？**讓自己基本的狀態再低一點，放鬆一點。**比如你平時因為處在這個狀態裡做事，可能就會處在過於積極的狀態。我剛剛看到你坐在那裡，這麼多人當中你是最目光炯炯的，你的基本狀態總是處在一個隨時準備啟動的狀態。如果你讓自己漸漸放鬆下來，處於相對安逸一點的狀態，等到你真正需要啟動的時候，就會多一些空間。

第三，隨時隨地都注意自己身體、內心和精神的鬆緊度。你可能會發現你坐的姿勢也是有一些無意識的緊張。

我在二十幾歲的時候，發現我有時會處在無意識的緊張中，我的手會自然攥緊，然後說話就會越來越緊張。後來，我花了一年的時間練習，不管說話說得對不對、做事做得對不對，任何時候我只是觀察一件事情——我的身體是緊張的還是放鬆的。我發現有一個規律：只要我緊張的時候，我的意識首選程式A，隨之而來的是很多問題。而當我放鬆的時候，會啟動另一套程式B，問題就會少一點，選擇的可能性也多一些。同樣的，我們的情感也是，在A狀態的時候，會有一個對應的意識程式啟動；在B狀態的時候，會有一個B程式啟動。

我們的人生其實就是選擇，當你不被這些情緒和基本狀態所影響的時候，你的選擇就會離你真正需要的平衡點近一點，命運就這樣往前延伸。

我們現代人受的教育對「目的」要求太高了。在完成這個目的的過程當中，我們的身心在什麼狀態，這才是第一重要的。比如吃飯，現在有一部分人只是關心在哪裡吃和吃什麼，但是他忘了，即使是在頂級餐廳吃最昂貴的食物，如果所有人都很緊張焦慮和擔心，那真不是一件美好的事情。

盡量避免讓自己處在緊張、焦慮狀態之中。

其實是感應

聽眾：我的大兒子十四歲，我每次跟他交流的時候，我們兩個都會緊張。我有時提醒他：「說慢點，別著急，放鬆，聲音要慢下來，小下來。」但是他習慣了，我應該怎麼幫助他？我和小女兒就會無話不談，交流沒有障礙。

李辛：我們的生命時時刻刻都在跟整個世界，包括可見和不可見的，甚至過去的和未來的世界互感，按我們現在的說法是同頻共振。

你給我的第一印象是內心非常敏感，容易緊張，比如到超市或者人多的地方，要和人面對面溝通的時候，可能就會有些緊張。你的孩子有可能在這個特質上和你很接近，他也是這樣的，結果當你們兩人溝通的時候，就容易互相感應到這種狀態。

家庭成員之間吵架，其實也是這樣的。大部分情況下，並不是對方做錯了什麼或說錯了什麼，而是對方心裡的怒火把你的怒火點燃了，「感應」出來的。我們要在生活中慢慢體會這一點。

對於新聞裡的暴力事件，我們都會同情弱者，譴責施暴的一方。但是，我們需要想一想，人性沒有純粹的善，也沒有純粹的惡，從「萬物相感」的角度來分析，發生施暴事情的其中一種可能性，也許是某一種極端的力量被感應出來，比如厭惡、鄙視、憤怒，甚至是仇恨的力量。

我們平常人的內心可能會有各種隱藏的創傷，有的人容易因為受到鄙視，而把他們心中的大恨給激發出來。人總是會用他們已經習慣運用的模式去應對外界，而他們習慣處理事件的模式，如果是用暴力和恨來建立自己的信心、對抗壓力，就容易發生暴力和悲劇。

所以，世間很多幸福和不幸福的事，不是小說裡常有的某個表面的、具體的原因和結果，其實背後是感應。

家長是一塊大磁鐵，孩子是一塊小磁鐵，現在是大磁鐵引導小磁鐵往前走，二十年之後，孩子會長大成為大磁鐵，那時候可能他的力量大到能把你帶動出來。

聽眾：怎樣保持對孩子的欣賞和愛，怎樣做得到？當孩子達不到我們或者社會的要求，我們就會有挫折感，然後對他的態度可能離原點就遠了。

李辛：除了感應，心理學裡面還有個詞叫「投射」。怎樣對孩子的愛更多一點，要求更少一點，至少不必要的要求少一點？這個重點在於你怎樣對自己的愛多一點，要求更少一點，或者你對自己更接納一點。

如果你對自己是比較接納的、放鬆的，哪怕自己今天頭也沒梳好、扣子也扣歪了，然後去見一位很重要的紳士，紳士很有禮貌什麼也沒說，之後你自己發現了，你能笑笑就過去了，回家還是能夠睡好覺。如果你擁有這樣的心態，那麼，你對孩子就不會有那麼多的壓力，或者你的意識和思想就不會製造出這麼多的要求和問題。

很多問題是我們的思想製造出來的。但是，思想以什麼樣的程式運行，完全在於我們自己的狀態。我猜，你可能對自己要求比較高，或者你可能有時候會擔心自己做得不夠好。

假設我很擔心因為自己長得醜，講課也不夠好，怕被你們小看了，那我豈不是進入了很緊張、很挑剔自己的狀態，然後我看出去的世界也會很不如意：大家的衣服搭配得不怎麼樣，這個東西太廉價了，黑板好像不夠氣派，這就是思想製造的東西。但是，如果你覺得什麼都挺好的，你看出去的世界會發生改變，好像連空氣都會很放鬆。這些過程其實都是感應。**當你覺得都挺好的，對自己也挺滿意的，然後孩子的狀態也會被你感應出來。這些無形的東西很有意思。**

聽眾：社會對每個人都是有要求的，過於世俗的東西可以不跟著，但怎麼樣在中間找到一個平衡點，既保持自由或者保持對孩子天性的尊重，又能在社會中正常生活？

李辛：社會生活和工作只是我們的一部分。對於全職媽媽，社會生活只是你生活中很小的一部分，但是，我們可能會把社會生活的力量和模式帶到個人生活裡。在社會生活中，我們確實需要達到一定的標準，但它只不過是一件衣服，我們回家以後可以換件舒適一點的衣服。

回到「注意我們的心念」的問題，佛法常常講放下「執著」，我們的心念有一個很頑固的習慣，它會牢牢抓住已經發生的事，牢牢抓住我們最喜歡或者最擔憂的事。回家後，衣服換掉，鞋子也換掉，也洗過澡了，但如果你的心念還在應對社會的那一套程式中，那麼你和家人就無法放鬆。

當你跟孩子一起生活的時候，能不能覺察得到？如果只是瞭解這個理論，但在生活中根本覺察不到，那沒有用。你必須覺察到，而且有一個清晰的願望：我需要改變這個習慣，這樣能讓我和孩子更開心、更放鬆一點。

如果你多打坐，有更多獨處的時間，那你的空間會大一點，覺察力會高一點，然後改變的餘地也就會大一點。

有些人，尤其是男人，在工作中太高速、太緊張的時候，偏得很厲害。所有人都看到了，但是他自己不知道，或者即使有所瞭解但已經出不來了，自己沒有轉身的空間了，離原點越來越遠。人到了那個狀態就很可悲了。但諸位都是女人，空間其實比男人要大。

女人的天性更容易接近自己，女人跟自己的肉體、情感、內在連接得更緊一點。比如女人有機會生孩子，每個月都必須要關注自己的身體。還有，女人比較幸運，社會和歷史沒有把重擔、責任全部壓在女人的肩膀上。小孩子、女人可以天真爛漫，單純柔軟。稍大一點的男孩子就要培養「男孩子應該有的勇敢、承擔」。等到成年後，男人就好像不得不需要「主外」一點，最好還顯得「高大偉岸」一點，這樣就容易離自己的內在遠一點。

聽眾：我對一句話的印象特別深刻，意思是「我沒有被裁剪成一個母親的樣子」。當時教育老大受挫折的時候在想，是不是我天生不是這樣的一個人，所以後天需要的努力就比其他人多一些？

李辛：從心理學的角度來看，你的母性一點都不缺，但是自我否定倒是不少。在你成長的過程中，會不會因為父母、老師、長輩等一直要求你要達到某個標準，或者你對自己有嚴格的約束？當你追趕那些標準的時候，本來那些自由的、開心的天性沒有得到充分發揮。比如我觀察到，你笑的時候很美，年輕、生動、樂觀，很有感染力，但當你坐在那裡考慮問題的時候，就進入了另一個狀態。

母性是每個人都有的，它不需要裁剪，你所需要的就是把阻礙它展現的東西化掉。我建議你要更常滿足自己天性當中樂觀的、開心的、小女孩的那一面。你的內心有很天真、開心、柔美、機靈的部分，但這個部分不知道你有沒有機會表現出來。年齡和內心的狀態沒有關係，如果你本來擁有的這部分能自然顯現出來，你的大兒子也好，小女兒也好，會更容易體會到你的母性。

你的大兒子有像你一樣的特質。可能對於現在所處的環境，他不是很安心，安全感不夠，或者還沒有找到自己的定位。他做事情、想事情時會有一些綁手綁腳，不能突破，又在這個迷霧當中找不到方向。如果你也是這樣的狀態，兩個暗的燈就不能照亮對方。

聽眾：我想像不到未來他會有一種什麼樣的生活。

李辛：只有當一個人內在的生命力能夠沒有太多拘束和擔心地去說出想要說的話，做出想要做的事，他才能夠在這個自然的過程中去澄清一些東西，而不是停滯在那裡，很多東西都不能去澄清。只要他能夠做到他是自然的，他的生命力是自然流動的，那他未來的生活一定會是他所希望的，因為他具有自我建設、自我更新和自我接通的能力。

我們不用去想像他具體需要達到什麼標準，對個人的生活也不需要設定得太具體，但是可以有個大方向，可以對基本狀態有一個想法。比如可以想：我希望孩子以後會很健康，能夠做他喜歡做的事情，能夠投入積極正向的工作，但是又不會讓他很被動、很疲勞，然後他的經濟狀況會不錯，他的周圍會有很好的朋友……你可以想某種狀態，不要想具體的東西。

當你想具體的東西的時候，最後可能會達到這個具體的目標，但是可能會破壞一些自然的狀態，而且會失去一路上能得到的意外收穫。你可以嘗試去訓練這個。其實，你需要表達，把自己的能量和內心的東西表達出來，比如唱歌、打球等你喜歡的方式。這樣你的生命力就出來了，那時你和孩子就更容易接通了。

兩個人都在有問題的狀態下就不容易溝通，尤其對孩子來說，這個階段是靠你來帶動他，有時候解決不了問題的時候，就把問題放在一邊，帶他去玩，這也是跳開的一種方法。

放鬆的交流最順暢

聽眾：我也有同感。可能我們太在意想要孩子達到一個什麼樣的目標，而忽略了陪他一起達到目標的過程。在這個過程中，我們可能缺乏耐心，因為我們有工作、有其他的事情，然後就老想著怎樣才能盡快讓他達到目標，就不會浪費那麼多時間。在陪孩子的過程中，我們自己就很著急。

我女兒剛滿四歲，老二還不到一歲，我感覺我把焦慮傳遞給了女兒。她覺得媽媽壓我太多了，她做不到，而且根本不想那麼做。她又把這種不滿意傳遞給我，我們之間就緊張起來。這時候，我就乾脆帶她去玩，每次玩回來她都會很開心，狀態都很好。

我的問題是每次都這樣也不是辦法。她每天精力很充沛，只會玩，沒有辦法靜下來畫一幅畫，或者寫一個字，她沒辦法集中注意力。

每次我跟她說：「寶寶畫一幅畫吧，把你的感覺畫出來，或者你想什麼告訴媽媽。」她畫了兩分鐘還沒畫完，就說：「媽媽我不畫了。」有時，她其實畫了一幅很好的畫，畫到最後會說：「媽媽，飛來了一塊天外之石。」然後唰嚓嚓幾下就把那幅畫弄得一塌糊塗，我就很生氣。她心情不好，把美好的東西破壞了。我有鬱氣壓在心裡，心靜不下來，鬱氣也出不出去，很難受。

因為家裡還有一個小的，不到一歲。所以，我希望大孩子最好能乖乖在那裡畫畫，好讓我安心去做飯，陪小的，小的剛好是最黏人的時候，她已經開始認識誰是媽媽，非跟著媽媽不可，鬆一下手都不行，黏得像膏藥一樣。

有時候，我知道應該怎麼做。可是我一急起來就做不到了，可能是自己智慧不夠，處理不了。

李辛：我們盡量不要用「智慧」與否來評估自己，這個會給自己很大的壓力。如果你是很敏感、嚴於律己的人，我建議不要用智慧、修行這些重量級詞語壓在自己頭上。當你說人生是修行，我跟孩子或老公的關係是修行的時候，其實已經很沉重了。

你問的是一個普遍的問題，但其實沒有標準答案，一切都在流動，都會變化。我們不要把當下或者最近的某個階段、狀態凝固。比如她這幅畫沒有完成，或者被她弄壞了，孩子最近不穩定，我們會把它認為是一個固定的、不會改變的東西。

當我們能夠認識到，一切東西都是在流動的，它有可能變好，也有可能變壞，即使現在不好，即使我們沒有能力馬上糾正孩子的問題，也不會出現永遠不好的狀況。

我們容易緊張是因為我們會把暫時顯現的一個現象，當成一個確定不變的東西。這個在醫學上也是這樣，當人被診斷是高血壓或是血糖有點高，其實它很可能只是暫時起來一下，跟股票或期貨暫時高一下的道理是一樣的。它還會變化，不是只會一路壞下去。如果能夠意識到這些，就會有一些空間，不會逼迫自己和孩子。

再者，尺度其實沒有標準，你認為安心舒服的就是對的。大家慢慢體會這個狀態。當你是安心舒服的時候，就是最放鬆的時候，你和孩子的交流就會是最順暢的。

當我們做事情或者跟家人交流，覺得「緊」的時候，如果這個狀態不改變，下一步可能就會在任何一件微不足道的事情上爆發情緒，比如小到放鹽炒還是放醬油燉之類的問題。它其實是已經緊了，才會有這個結果。

所以，體會我們內心的狀態。這沒有標準，因為每個人的問題都不一樣，但是你要體會自己安心舒服的那種感覺，這個就是你的原點。是否在原點上，你是會有感覺的。比如，你知道和女兒溝通最舒服時的感覺，你可以嘗試推而廣之，擴大到你生活的各個層面。先用在和你最親近的人之間，再擴大到鄰居，最後跟陌生人也能相對是舒服和放鬆的，其實這是我們的天性，這個天性自然就是真善美的。

社會標準也好，孩子發育的標準也好，或者關於智力和判斷力的標準，這些標準都是需要的，但是它只是一個參考。

我們所要學習的是，在孩子沒有大問題的時候，不要太緊張，去體會自己和孩子以及全家最舒服的狀態和節奏，一天能體會幾分鐘這樣的狀態，就能對你有很大的幫助。

先瞭解自己

聽眾：我和最小的女兒，怎麼樣都舒服，也特別好交流，跟二女兒也好交流，除了她發脾氣的時候。二女兒屬於那種不太會表達的人，等累積到一定程度爆發的時候就不好對付了。老大是男孩子，我跟老大很難交流，老大跟我的脾氣比較像，都有倔勁，又特別安靜，但老大跟他爸爸的關係特別好，他們倆什麼都說，有時我問兒子就問不出東西，他爸爸回來可以和他說一個小時。

我自己也在體會，我跟我爸也都有倔勁，我們都太像，怎樣才能打破我的局限，跟我兒子有更好的交流？我現在是沒辦法，只能光看，好在他爸爸跟他的交流很好，所以比較放心，起碼有人可以跟他交流，但是我自己沒有辦法。

李辛：這是相容性的問題，有的程式可以接通其他程式，有的程式只能接通對應的程式。可能你的小女兒自我意識還不強烈，是一個很自然的小孩子，很開心的狀態，她可能不光對你，她跟所有人的對接都很好，而二女兒的內在可能比較緊。

我們每個人在出生並不是一張白紙，而是用了很多次的電腦，它有以前的程式和垃圾檔。佛教裡面會說前生後世，西方的心理學家榮格也說，我們有祖先的意識，還有集體無意識。不管從哪方面來找原因，總之，我們都不是新電腦，出生前就裝了很多程式，而且自己多半不知道。有的電腦比較簡單，只有一個 excel，比如你的二女兒，她可能屬於偏 excel 這一類的，不像 powerpoint 這樣圖文並茂，會輕鬆地展現，她比較緊，目前只能處理、接通類似的資訊，這時候需要你有很大的相容性，你要放棄自己習慣的交流模式。

我們跟孩子交流的時候，一種是我們以解決問題為目的，是有目的性的；第二種是你和孩子好像融為一體，就像我們看電影，看著看著眼淚流下來了，這是你跟角色融為一體了。這時候還需要你問我答瞭解問題嗎？不需要了，已經交流過了。

所以，二女兒不像小女兒那麼容易交流，從心理結構來說，她可能需要你們更多的擁抱，可能不一定需要在有形有相的語言、行動上去交流，而是充分地接納她。二女兒除了需要更多擁抱和接納之外，可能還需要給予她更多關注。每個人與生俱來的內心結構是不一樣的。比如，你有沒有觀察到她可能對別人不接納的狀況很在意，或者別人還沒有從行為上表現出來，她就能夠很清楚地感覺到別人接納還是不接納。這個部分可能是她最在意的。

聽眾：我能感覺到，她是特別希望別人能夠抱她。

我每天有好多事情，像機器在轉，停不下來，有時候抱著她，心思也不在她那兒。這次回國待了三個星期，回國之前我一天可以有二十五件事情要完成，回國的目的是什麼都不要做，不要有計畫，三個星期就是放鬆。後來才發現原來生活可以是這樣的，連著兩個星期發現每天的事情沒有那麼多了，人的狀態比較好了。

但是，現在孩子開學了，感覺又要回到機器狀態。是不是應當自己主動慢下來？

李辛：這就是一開始我建議的，你們四個人或者一家人要形成一個「小生態」，而不是你當媽媽的不斷給予。如果溝通上還有一些小隔閡，沒有接通，會使得你們生活中也會有很多方面沒有完全接通，這個叫「相應」。當家人之間溝通更順暢的時候，你原來需要做的二十五件事可能只剩下五件事，因為有十件消失了，還有十件呢，孩子自己解決了。

聽眾：老二是我家孩子裡最漂亮、最可愛的一個，她是誰對她好，她就會對人家好，我擔心將來她要找男朋友一定要找一個好的，否則，一個壞蛋喜歡她，她也會喜歡上的。

李辛：兒童教育，尤其是早期教育和早期的親子關係，重點在哪裡？

我們所有的學習，學中醫也好，學經典也好，學德語、法語，這些都是各種營養，但最重要的部分是在他心智成長的階段，在他十五歲或十八歲之後，有一個「自給自足的內心」。

所以，你或者你們全家跟二女兒相處的重點，就是要足夠地給予、認同她，把這部分補足，補到她可以不在意別人是否在意她、接納她。這樣她就會在一個正常的原點去找到合適她的生活、朋友和一切，而不是在她認為最淒冷的黑夜中，靠近她的第一個男人就是她需要的。

我們要體會孩子的心理結構，必須要先對自己有所瞭解。不能把自己所有的語言和行為理所當然地認為就應該是這樣的，就是有道理的，因為我是媽媽我愛你，怎樣做都有理。

要觀察你所有的愛、所有的行為，你已經習慣了很多年的表達方式，背後的心理結構是什麼？是因為對自己的不認可，或是因為恐懼，還是因為擔心別人不接納自己，還是擔心達不到別人的標準就會很緊張？

你自己要去瞭解這些背後的內在動機。當你對自己有所瞭解的時候，自然也能對家人有所瞭解，你就能站在更深入和更完整的角度與你的孩子交流。這更核心的一層，別人沒有辦法幫你完成，沒有任何專家能夠做到，只能靠自己。

聽眾：有沒有對兒童、青少年的教育和心理教育方面，比較合適的書籍可以推薦？因為父母畢竟還不完美，雖然希望給孩子一個適當的教育，但是從自身來講不一定能達到這個目的。

李辛：對於目前的中國家庭，華德福的教育理念可以給大家補一補課。比如《兒童健康指南》，除了第一章是講兒童的生理病，從第二章到最後全都是關於孩子人格的發展、教育、親子關係的，這個部分不光超越了生理學，也超越了現代的心理學。心理學在一九九〇年代之後又發展出另一個範圍，叫「超心理學」，這個部分有點像我們傳統文化裡關於覺察、內觀的部分。

剛才提到，我們需要瞭解自己的內心結構是什麼？不僅僅是動機，動機已經是一個結果了，只是相對於外在的語言和行為，還像是一個原因，但是動機背後還有更深的東西——我們與生俱來的那個模式背後的驅動力。

所以，除了看書，有一個更好的方法：讓自己靜下來，覺察自己。這是人生最重要的學習之一。不要錯過每一次的不開心、害怕、擔憂、吵架。哪怕你總是在為某一件事情吵架，如果每次都能多瞭解一點：這次吵架原來不是因為馬鈴薯要不要放鹽的問題，也不是說今天上午他做錯了哪件事情。其實，這次的不滿從上週就已經開始累積了，今天早上我緊緊地抓住了這個不滿，把它固化了，我開始釋放這一類的頻率，翻出過去的類似事件，然後把對方給感應出來。

聽眾：是要找到事情最原始的那個起因，不是只看到表面，問題是有時候有些感覺自己都不知道？比如與生俱來的那種模式可能是因為前生或者什麼原因……

李辛：不需要找過去的原因，也不需要找現在的原因是什麼。比如狹窄的走廊裡放了一個凳子，這個布局決定了也許有人會坐在那裡，但坐在那裡會不舒服，因為別人需要側身才能經過，這就是一個基本的格局。**我的意思是不要陷到比如現在流行的去找上一輩子我是什麼，這個意義不大。**我們常常希望找到一個答案，然後處理問題，但沒有一件事情是孤立的，沒有一件事情是互相沒有關聯的，如果我們的覺察更敏銳一些，就能讓我們對真相有一個更完整的瞭解。

覺察是我們終其一生需要的學習。就像我們在三、四十歲時接人待物、處理各種複雜問題的能力，是從一、兩歲完全不懂的狀態，逐漸學習過來的。所以不要指望我學了三個月，怎麼還沒有看透世間的智慧，不要考慮這些東西，但是你確實要花時間在這部分學習，因為這個不光是解決你現在的問題，也幫助我們釋懷未來可能遇見的問題。

你想要過什麼樣的生活

聽眾：我不知道自己為什麼不舒服，或者不知道自己為什麼愛生氣。我表面上可以控制內心所有的焦慮……但是跟孩子接觸的時候，孩子是純真的，他可以感應到我的內心，儘管我控制得很好。這樣就導致我急，他也急，儘管表面上看來我沒有什麼，但最後就變成了他靜不下來，他反映了我的內在狀態。所以在這一點上，我要反省一下自己，應該怎樣才能稍微讓他靜下來，不要一天到晚這麼有衝勁或者這麼煩躁。

李辛：對。這個反省不是用思想去反省，其實就是讓自己放鬆下來靜一靜，讓我們可以有餘地去觀察，也許就會看到很多原來沒注意到的東西。就像我們可以閉上眼睛，只是去感覺這個房間的氣氛，也可以像聽音樂一樣，去感受自己。

你孩子的這種衝勁，表示他能量很高，很有生命力。也許他能帶你達到你沒有達到的層面，因為他的力量能帶你超越你的限制，所以你要增加一些讓他的生命力得以表達的途徑。試一試讓他把喜歡的事情做夠。當我不想看書的時候就去玩，玩夠了以後我就專注了，這和累極了就能好好睡一覺一樣。如果門處在半開半閉卡住的狀態，想關也關不死，想開也開不了，那不如先把它全部打開，打開了以後就能關上了。

聽眾：如果讓他完全打開的話，我擔心會害了他，因為他可能完成不了每天指定的任務，比如學校裡面的任務。

李辛：我腦袋裡常會出現童話故事的場景：在廣闊的草原上住著幸福的鼴鼠一家，牠們的家在大樹的樹洞下面，還有一個很小的花園。天氣很好、沒有老鷹的時候，牠們會出來找點吃的，還會曬曬太陽，然後回去睡覺。下雨的時候，牠們會在上面的樹洞裡待一待。冬天來臨前，牠們會存上足夠多的食物過冬。牠們很開心，非常快樂。有一天孩子問：「媽媽呀，為什麼我們不像小鳥會飛呀？」「會飛是挺好的。不過，牠們不像我們會儲存食物，所以冬天要飛到很遠的地方，這裡牠們住不了。」「媽媽呀，為什麼我們不像老虎在草原上跑來跑去的呀？」「當老虎也很好，不過我們不是老虎，而且因為老虎太漂亮，人類喜歡牠的皮，所以牠們的處境比我們危險多了。」

你是誰，想要過什麼樣的生活？

聽眾：是的，我家也是這樣的問題，我們的觀念老是出不來。我們希望孩子每天開開心心的，愛做什麼就做什麼，但是社會給了他們壓力。比如我們要她學習傳統文化，孩子在和其他小朋友一起讀的時候，不至於覺得自己太差，也願意跟著讀；要是對她要求高了，她就一句都不念了。這樣對她也不好。這個假期由著她每天玩，沒讀過一天的書，可開心了，我也很輕鬆，但不能總是這樣。

李辛：家長其實是一個平衡器，既有油門也有剎車。不要放棄駕駛員的角色。在高速公路上，你是需要跟上周圍的車，但孩子是否已經到了可以上高速公路的階段？或者周圍的車大多都往左邊開，你就跟著往左邊開了，會不會忘了自己要到哪裡去。全部放棄和全部選擇之間有個平衡點，需要你自己來找。原則就是，體會你安心舒服的狀態，你可以把握的狀態。

我見過有的家長處在「全部選擇」的狀態裡，希望自己完全符合社會所有「好的」標準。

我有個朋友，她熱心，也很有愛心，非常熱愛生活，每個星期要搞一、兩次派對，去教堂做禮拜，常常參加教友之間的見面會、慈善會，每次還要攬下不少的事情。但是她隔一段時間就會把握不住，然後一切都開始出錯，這種規律已經有三年了。只要進入那個狀態，永遠都是孩子先病，然後老公開始疲憊、焦躁，也生病；她苦苦支撐了兩個星期，最後也倒下了。總之，一家三口常常會陷入非常狀態。我問她，你們所擁有的資源原本可以過上更幸福、更舒適的生活，獲得更好的狀態，為什麼你們常常掉進糟糕的狀態裡呢？

要清楚自己想要什麼樣的生活。

慢養孩子，讓他自然長大

聽眾：東方人和西方人在教育上有一些區別。我們東方人都有一點焦慮傾向，可能因為很多人要求都很高，希望孩子雙語都能講好，然後又能在某方面很出色，這一點可能是造成我們很多家庭問題的所在。

所以我們是不是能夠在這一點上想一想，我到底是想要孩子出類拔萃，或者是想給他平衡的生活狀態。尤其我們是在雙語環境下長大的孩子，平衡並不是非常容易，需要我們付出很多。

我不反對學中文，尤其我們中華文化真的非常好，我們自己都喜歡、都想學，也正是這個原因，很多家長想讓孩子學習中華文化。但是以什麼樣的方式讓孩子接受它，而且是不帶反叛心理的狀態來接受它，這是一個技巧和方法的問題。

像李老師剛才說的，如果自己達不到，是不是有一個借力的問題，比如借由一種寬鬆一點的環境，而不是靠制服，以我們的小家庭來約束她、壓迫她，讓她去學習、掌握。這個是大家可以一起來商討的，也許可以把我們從自己禁錮的狀態下解放出來一點。

從我的孩子八個月大起，我就開始讀中文故事給她聽，一直讀到十一歲，每天晚上的閱讀使我內心特別安靜，孩子也是。而且，孩子們逐漸就對中文感興趣了，我沒有強迫她識字，整個過程就是講故事。因為每天晚上只念半個小時，她想知道後面的故事情節，她就自己開始看了。

這個過程很有效，大孩子現在十四歲了，現在的中文語言能力，不光是聽說讀寫的日常運用能力，也已經開始接觸中國古文書籍，她很喜歡。我們沒有強迫她學中文，整個過程中，她自己的閱讀興趣都很高。而且，她現在學校的第一外語是拉丁語，她學習拉丁語和其他語言，也是最好的。

有時候我也有焦慮，比如她考試成績不好的時候。我女兒現在十四歲，青春期，我自己特別喜歡兒童心理學，看了很多書，所以瞭解到在這種狀態的時候，作為家長要特別讓自己的心態放下來，要慢，千萬不能著急。

因為我們華人的教育，常常會有一種功利心，老是在比，他家的孩子怎麼樣，我的孩子為什麼就不能達到這種狀態？如果我們把這個東西放平穩，把孩子就當孩子，孩子就應該玩，就應該享受童年，然後等這一段時間過去了以後，孩子自然而然會到一個你想到的軌道上去。可能這就是心想事成的狀態。

我特別要談的是，因為我跟我女兒有過這麼一段時間，等我自己完全跳開不管她的時候，反而覺得她對自己的要求比我對她的要求還高。

我們當時也是經歷過一個很痛苦的過程，什麼都放棄了。她鋼琴彈得也非常好，最後她自己把老師辭了，不要再彈了。

我把自己的一些感受告訴大家，**就是千萬不要消極，慢慢來**。我推薦給大家一本書，是臺灣作家黑幼龍寫的《慢養》，這本書對我啟發特別大。

我們自己對整個生命的發展，好多人是處於無知狀態的，所以有些孩子處在某個階段時，在我們的眼裡會認為他們出現了偏差，其實，這種偏差會隨著生命的自然發展自行調整，只要你不過度地拽它，只要給他們提供相對自然的環境，他們自己慢慢會走向生命的正軌。

但是大部分的家長，包括我們，對這個生命的發展沒有概念，所以會過於焦慮，會覺得我的孩子會發展成什麼樣子呢？因為我們不清楚生命會有一個怎麼樣的過程。

李辛：是這樣的。生命，不只是一個文學詞彙，我們的身體一直都在變化，我們的情感、思維、心靈，在五、六歲和十多歲、二十多歲、三十多歲時都不一樣。我們活到現在，這些部分有沒有讓它自然地發展呢？

這個階段我英語進步了，達到GRE水準了，德語又到了什麼水準了，或者我開什麼車了，這個是有標準可以衡量的。但是，如果我們還是會莫名其妙被某些事件引動，卻總是不明白為什麼，甚至還會跟十多歲一樣很緊張，不知道為什麼，然後還很擔心，還幻想。如果我們四十多歲了，但內心很多部分還停留在十七歲的水準，無知、莫名而沒有往前發展，那我們的生命就會不平衡，這塊缺失的部分就會以某一類事件不斷重複發生。

如果一個人的內心處於這種不完整的狀態，那他的生活肯定會出現很多問題，這些外在的障礙和內心的煩惱都是自己製造出來的。因為他不知道可以選擇不去什麼地方，不知道可以選擇不見什麼人，不知道可以選擇不做什麼事，那就會在錯誤的時間和地點，做出錯誤的決定，小到治療感冒，大到在哪裡生活，終其一生，都在沒完沒了地奮鬥和忙於處理原點以外的問題。

剛才談到教孩子讀書的方法，我們在國內都看過新聞聯播，每次國家元首見面，新聞都會說，會談是在親切友好的氣氛中進行的。什麼意思？如果是親切友好的，基本上什麼都好談，對不對？如果孩子的學習是在親切友好的氣氛中進行的，肯定就沒有問題。彼此舒服的狀態真的很重要。

如果你是個藝術家，在舒服放鬆的狀態中，可以把最美的東西表現出來；如果你是扭曲的，或者有些地方是卡住的，那你表現的任何藝術都是扭曲和卡住的。這和技法完全沒有關係。

剛才談到一個很重要的問題，孩子在慢慢成長的過程中，他的生命會自己更新、升級，自己會下載他需要的程式，內在心靈會重新組合。

很多事情在某個階段，可能看起來像個艱難的大問題，但是如果他內在生命的基本結構是穩定的，他的外部環境——家庭是相對穩定的，只要這兩點是穩定的，不管他以後碰到什麼問題，都能夠處理好，而且能夠從中學習到必要的東西，這樣他就永遠都在自動升級。在教育上，這一點非常重要。

我推薦的華德福教育，它是在近一百年科學觀察的基礎上，告訴我們在孩子發展的每一個階段，哪些部分是他需要發展、要達到的標準。這真的很重要。

比如，有的孩子在某一階段，就需要補足被關心和被愛、安心的感覺，如果補足了，他們就可以放下這個上一級臺階，去玩更好玩的遊戲了，要不永遠都是在第一關裡過不去。不然，就有可能出現這樣的情況，比如到了七十多歲還來找心理醫生諮詢十多歲的那一場沒有完成的愛情。這是我曾經碰到過的一個案例。

這個故事對我觸動很大。我的一個朋友，原來是我的病人。有一次，她問我：「有沒有可能幫我媽媽看一看？從一九七六年開始，她每年都要到精神病院一、兩次，治療一段時間。」我見過她媽媽，長得有點像貝多芬。貝多芬的長相很特別，他有很強大的生命能量，雖然他已經把這種能量透過創作音樂抒發出來一部分，但那個生命能量還是沒有被充分的，或者自然地表達出來，還有很大的、爆發的力量鬱積在內。

第一次見這位像貝多芬的老太太的時候，她不願意說什麼。心理治療的原則是不說就不問。那天我就給她扎扎針，開一點中藥。

很有意思，榮格的「共時性」在這件事上有很恰當的詮釋。當時，她女兒希望幫助媽媽解決這個問題，我也有接手這個問題的興趣，而老太太內心也可能開始願意釋放這些問題。她知道我是中醫師和心理醫生，大家共同的心願促進了這件事情。

一個月之後，她媽媽主動來找我了，她說：「哎呀，李醫生，發生了一件很神奇的事情，我本來以為有些事情要帶到棺材裡去了。」

她告訴我，她十六歲的時候向一位十四歲的男孩表白，但是那個男孩拒絕了她，她把這件事情深深地埋在心裡。後來，那個男孩到別的地方插隊了，她呢，到東北去插隊了。她體力很好，生命能量很足，所以就把這個力量放在挖地上。她當年是「三八紅旗手」這一類的鐵娘子。

她說：「我把好東西送出去，但是沒有被接受。」心裡一直在想這個事情。後來，她結婚了，但這個部分呢，沒有跟任何人講，也覺得沒有辦法講，她跟她先生僅有表面的交流，他們共同生活了幾十年，也有孩子，但始終沒有深入交流到這個層面。她的生命能量很強，但是輸出的管道又始終沒有通暢，這些內在的壓力壓垮了她的精神。

上個星期，老同學聚會，都過去六十年了，她鼓起勇氣跟那個老先生說：「我當年是多麼喜歡你，你為什麼不理我？」結果，那個老先生就激動得不得了，他說：「我當年其實特別喜歡你，但是我不知道怎麼表達。」之後，老先生說要再跟她見面。

她女兒就很緊張，「會不會發生什麼事情啊？我爸爸怎麼辦啊？」

作為心理醫生，有時候不會把社會的倫理道德放在治療的前面，我會首先考慮怎樣對這個人的生命最重要。我的建議是：如果你媽媽願意見面，你應該鼓勵他們見面，再說他們這麼大年紀了，不會怎麼樣，就算怎麼樣又能怎麼樣呢？也很好啊。

他們在一家最莊重的西餐館見面，老先生穿得很正式，老太太打扮得很得體。他們把幾十年前要說的話都說了出來，大家都感覺很釋然。後來，他們又見了很多次面。

老太太非常幸運，老天給了她這個禮物，讓她能夠在此生把這個圓畫完整。否則她七十多歲，某一部分還在十多歲的一個內心格局裡，對某件事無法釋懷。

她間歇性的精神病跟中國當時的其他環境和壓力都有關，比如「文革」、「反右」，還有經濟困難，一切都壓迫得太厲害了，讓人的生命力沒有正面的出口，所以她會有精神病、偏頭痛、類風濕性關節炎，其實都是心理未曾釋放的負面能量在肉體上的表現。這件事之後，她的精神病便慢慢好了。

愛不是多少的問題

聽眾：我看了很多心理學方面的書，有兩派觀點：一派認為，對於處在青春期的孩子，應該給他們很多愛，讓他們逐漸脫離父母的關愛；另一派認為，孩子應該盡早斷開父母的關愛。否則，一直處在受關愛的環境中長大的孩子，無法面對挫折，心理承受能力差。

對孩子，可以說我犧牲了很多，孩子的爸爸也是，我們對兩個孩子一直愛護有加，她們身心也非常健康。孩子從十二歲開始到現在十四歲，我意識到孩子應該到心理斷乳期，所以開始注意跟她們拉開一點距離，因為我覺得她們特別黏我，對親情的要求特別多。我在想，我們的愛是不是太多了？總有斷不開的感覺。透過我自己的觀察，覺得孩子沒有特別病態，唯一比較病態的是她們對兔子的事情。她們有兩隻兔子，養了八年，她們對兔子的關愛讓我覺得有點病態。她們認為我是這樣愛她們的，她們也要這樣愛兔子。

今天早上發生了一件事情，我差點就來不了。昨天夜裡，兔子可能鑽洞鑽出去了。今天早上，她們瘋了一樣找那隻失蹤的兔子，傷心得像失去了親人。我不知道到底該怎麼辦？再買一隻新兔子嗎？什麼也不幹了，到處找兔子？她們從早上七點鐘起來就一直不停地找，做尋兔啟事，貼照片。孩子這樣是不是有點病態？

李辛：先不要說「病態」這個詞。不要輕易下診斷、下判斷。因為當你下了一個判斷，後面和這個判斷相關的東西就跟著來了。這個要非常小心。

為什麼林黛玉對落花這麼傷神，這麼在意？林黛玉的詩為什麼是那樣的？還是生命力的問題。問題不在兔子上，兔子只是一個投射點。牠背後的力量從哪裡來的呢？不是某個具體的問題，比如兔子；也不是因為愛太多導致了這個問題。

從這個現象分析，一種可能是她們的生命力可以投放的點過於單一。就像在一九六〇到一九七〇年代，大家的生活太貧困了，所有的東西都受到控制，那大家只好順著當時的習慣性出去寫大字報，或者去戰天鬥地了，最後互相鬥爭，因為生命力沒有太多其他被允許的出路。

這個部分你可以去瞭解她們跟這個世界，跟周圍的交流是怎樣的。

聽眾：她們平時的活動很多，比如騎馬、跳舞。在學校裡面，她們和各個方面的關係都非常好。我們觀察了，覺得沒有什麼異常，但為什麼對兔子的這種愛會這樣？

兩年前，兔子第一次生病動手術的時候，醫生說牠的壽命只有三個月了，為了不讓兔子痛苦，建議安樂死。她們倆把兔子拿回來，也不去看獸醫了，自己找各式各樣的辦法把兔子治好了，讓牠又延長了兩年壽命。

兔子的事讓我很焦慮。早上女兒跟我說：「你現在最好幫忙開車，我們去周圍林區找一圈。」我拒絕了，她們就說我沒有愛心。我丟下她們來聽講座，不知道現在是什麼情況，也很害怕回家，說不定遇到什麼情況。

她們對兔子的這種愛，我從來沒有見過，孩子這樣喜歡動物，我也沒有見過。周圍的鄰居也覺得孩子有點誇張，因為他們經常看見孩子在露臺上給兔子打針啊、洗傷口。我看到她們從兔子身上培養起了責任心、愛心。這次回國，聽說我的同學得了白血病，她們馬上就把零用錢都捐了出來。

兔子這事我以前跟醫生交流過，他們建議把引起焦慮的原始點切斷，就是把兔子送走。我曾經試探過，但我女兒說：「如果我們失去兔子，你們也會失去我們的。」這話還有點威脅我們的意思。她們的這種狀況，我擔心會不會是一種心理疾病。所以我想問一下，這個界線應該在什麼地方？

李辛：判斷有沒有心理問題，不是透過某一個症狀或者幾個症狀，而要看基本面。我們學中醫的時候，比如說，這個人有失眠、便祕，或是頭痛，這些只是症狀，中醫不是直接去治療這些症狀，而是先判斷這個人的基本面。

從生理上來說，基本面就是吃飯好不好，睡覺好不好，大便、小便、出汗等排泄功能好不好，這個代表身體運行是否正常。如果基本面正常，即使有各種症狀，身體自己也能夠慢慢恢復，或者讓醫生加一把力。這個就是中醫所說的比較好治的病——順症，順的病。如果一個病人的基本面很差，哪怕只是一個感冒，都有可能變成心衰、肺部感染、腎衰。這就是一個逆的病。

這個原理在心理學上也是這樣，現在的狀況，比如你認為是過度的愛、過度的關心，還有強烈的情緒反應、對抗的語言，但是我們要判斷孩子精神上、心靈上的一個基本面。

我想問的問題是：第一，你覺得她們除了外在很好，也很開心，對外交流也很好之外，你覺得她們平時內心穩定嗎？第二，你覺得她們內心有安全感嗎？

聽眾：我覺得她們的內心相對穩定，可能因為到了十三歲的時候，我稍微開始放手一些，好多事情讓她們自己去做，我希望心理斷乳期能快一點結束。可能有時候她們會覺得，我還是個孩子，為什麼要做這個事情？安全感方面，她們可能有一點擔心，擔心媽媽給的愛比以前少了，會想為什麼？

李辛：愛不是多少的問題。就像吃飯，不是一定得吃十道菜才能飽，不是數量的問題，是品質。可能只是一個簡單的蓋飯，但是在舒適放鬆的環境當中，主人很安心，吃飯的地點也令人自在，一個蓋飯就會吃得很滿足。你跟孩子可能要去考慮一下這個部分，就是怎麼讓孩子更安心一些，或者她們的安全感再多一點。而安全感又回到感應的問題。

因為你比較敏感，我這麼說話可能會冒犯你，其他好的方面我不說了，但有一點要提醒一下，你對你生活的不確定感比較多。這種不確定，如果你的兩個孩子是比較敏感的，就會被影響到。

我們都知道，年輕的時候如果有很多不確定，最容易體現的就是戀愛，去找一個愛的投射點，把自己牢牢地套住，這時候不一定是真正的愛。還有就是遵守某種刻板的規則，比如，努力學習、從不遲到、堅持某種行為、保有某種狀態，這個在心理學叫「刻板性」行為。

我們通常以為的愛，它的成分是非常複雜的。很多時候，它是多種情緒和心理情節的投射。有時候，它可能是擔心，或者需要被照顧，或者對現在的生活沒有安全感，或者是不確定性，或者是恐懼，或者是受到了很大的壓迫，或者被環境壓力所壓榨，這種都可能會變形為強烈的愛。

我們內心的特質決定了我們的外在行為，一個具有某種內心特質的人，其生活的所有面向都會符合這個特質。你的覺察力很敏銳，所以可以在這個部分去觀察，比如，當你在問我給孩子的愛夠不夠，或者會不會多，多了會怎樣的時候，問題可能是，當你自己處在某種不確定的情況下，你輸出的愛其實摻雜了其他成分和力量，不是純粹的，那這種力量也會使得她們有類似的情況。內容單純的愛是非常稀有的。

至於需要按照哪個標準，到什麼時候要斷什麼，涉及到個體差異的問題。比如讀書的時候，我發現，不同的哲學家因為他們的心理和身體處於某個特定的狀態，就會發展出他們個人不同的哲學思想來。後來我學醫的時候發現，心身強健的醫生，他的方子是一個路子；心身柔弱的是另一個路子；性格柔和的醫生，他開方會比較柔和、穩妥一點，但有時候不敢突破；性格強硬一點的，他開方也會比較霸氣，方向找對，往往能夠治療特別嚴重的病，但有時不夠穩妥。

現在有那麼多學說和研究者，大部分還只是某個領域的專家，還在某一個受限的立足點瞭解這個世界。但有時候，很多專家會把自己的東西認為是唯一正確的東西。我們做生意也好、做事也好，一旦成功，我們會以為成功的路只有這一條，然後要求我們的下屬、孩子必須要這樣走才能成功，其實不是這樣的。

這又回到了那個問題，我們還是要學習依照內心來做決定。我個人的經驗是，在生活當中的任何決定，如果我決定完就不想它了，很安心；或者決定的時候沒有動太多腦筋，那麼，這將是一個合適的決定，最好的、第一等的答案。如果我一下子得不到這個最好的答案，有時是因為我自己沒有達到，有的是機緣沒有到，這個問題還沒有到你需要解決的時候。不是所有存在的問題都需要馬上解決的。有時候，「沒有答案」是在說：這個問題你還不需要解決它，等一等，還需要觀察。但是如果你緊緊抓住這個問題，它就會被放大，會導致掩蓋你真正要解決的問題。

當你第一等的答案還沒有出現的時候，你開始思考，透過思考找到的答案，這是第二等的答案。如果你反覆想，然後再去看書，再去討論，這是很次等的答案了。所以，當你心裡不是很自然的出現答案的時候，不要逼著自己去找這個答案。

聽眾：明白了。孩子現在比我高出半個頭來，可是每天晚上必須要抱一下、親她一下，說完晚安才能比較安心地睡覺。這段時間這類要求特別多、特別強烈，小的時候也沒有這樣。

李辛：十四歲孩子的自我意識更清晰了，她的觸角要跟外界接通，孩子跟你提要求，其實是她在突破你們過去的交流模式，過去她只是被動地接收，就像一隻兔子，你單向給牠就行了，現在孩子是跟你進行其他不同層面的交流，雙向的，這是一種可能。

聽眾：我們小時候父母工作都非常忙，根本不可能跟我們坐下來談心，或者整天見面擁抱我們，這也不符合我們華人的習慣。我們華人子女對父母的愛，和父母對子女的愛都是在心裡面的，不會有這麼多的身體接觸。因為在我的記憶中，父母的擁抱或者安慰都是很少的。

我的孩子在德國長大，她們對這類要求特別多。我就覺得我們小時候沒有得到父母這麼多愛的表達，長大了以後，照樣感恩父母，對父母很好，父母也很愛我們，我們也沒有那麼多的這個那個的心理問題。是不是我們現在過於強調這個東西了，所以孩子才要求得更多？

主持人：這個問題可能是我們每個華人的共同問題，我們從中華的文化過渡到另一種文化的時候，不只是孩子，我們自己也會遇到很多問題。我們華人之間的相處方式，大家一般不會有更多的肢體交流，尤其父母和子女之間不會擁抱。這是一種長期固化的交流方式，雙方都認可，也不會想要改變。但是，在西方的交往模式中長大的孩子，可能會有這個需求。

我這次回家探親，正好遇到父母吵架，我發現媽媽有很多東西需要傾訴，情感上也需要得到安慰，後來我經常去抱抱媽媽。我抱她的時候，能感覺到她有一種不是語言能夠解決的一些東西正在流出來。

我們都以為我們華人不需要，那是因為我們的忍耐力很強，情感上的承受力很強，不用像西方人那樣去表達和交流，但其實這些東西我們也需要。

聽眾：我們這一代人的抗壓能力或者經受挫折的能力是很強的，不是那麼容易被打垮的。但是現在的孩子稍微有一點不順，情感上就受不了了。

李辛：華人是很抗壓的，但卻形成了另一個傾向，從心理學的角度講，持續的壓力會導致麻木，會導致我們的身、心、情感中這些生命本來擁有的活潑潑的東西被壓迫住了。

只要生命的任何一個層次被壓迫住，都會產生一些多餘的力量，所以會使得我們愛就太愛，恨就太恨，學中醫的人就太認真，以為只有中醫才能解決所有的問題，或者以為中醫的某一派才是絕對正確的。

過去的種種匱乏，缺乏和外界的交流，但華人確實堅持了下來，還「頑強地屹立在世界民族之林」。但是，你不覺得這種自我評價很硬嗎？有一種咬牙切齒的力量，這種力量持續在個人身上就容易得肝硬化，容易有心腦血管疾病，有這樣內在力量的人，當別人要擁抱、要給予他的時候，他可能還會拒絕，會認為他不需要，但實際上他缺少這個。

我們需要再敏感、再細膩一點。尤其是孩子，當他們要求你撫摸、擁抱的時候，他們內心需要安全感也好，流露出的是一個不能界定、無法表達的東西。

孩子需要愛就要滿足他。我在看診的時候，經常會推薦孩子和父母互相揉一揉、捏一捏、擁抱一下。我們華人的身體太僵硬了，因為情感和心理結構太僵硬了。

聽眾：我也有同感。這次回國，我們看到大家都好像是放在一個模具裡成長。在德國，在機場看到的每一個德國人，你會覺得他們是一個自然成長的生命，因為他們可以按照自己的興趣去選擇專業和想要的生活。

從我的孩子，我自己的感受來說，可能有些人天生就需要很多的身體接觸和擁抱。我先生是德國人，成長的環境就是這樣。我們剛剛談戀愛的時候，他過來撫摸一下背，我覺得怪煩的。後來，我慢慢適應，明白這是他的一種表達方式。我們家老二特別像爸爸，一定要有很多身體上的長時間接觸，要抱、要親、要摟著。

因為我父母的原因，我是跟我姥姥長大的，我覺得自己內心是比較強大的，可以撐很多，可以走很遠。最主要的原因是因為有我姥姥當年無條件的愛，給我特別多的安全感，所以我可以走很遠，依然覺得很有安全感。

雖然我姥姥沒有抱我、親我什麼的，而我給我的孩子很多擁抱，但我給他們的，絕對沒有我姥姥給我的多。每個人包括孩子們，他們需要的可能跟我們不完全一樣，尤其是在這種環境下長大的，他們是更自然一些的孩子，所以他們需要這個，應當給他們，而且不會是什麼問題。

李辛：對，他們需要就給他們，不要擔心，這個東西不會有什麼副作用。而且，我建議，也許你可以在生活中再示弱一點。

聽眾：對，這可能是我的問題，我老是一副強者的樣子。

李辛：你是因為環境訓練出來的，你可以嘗試一下，如果你示弱一點，會有滋養你的東西流向你。可能這麼多年有很多很好的東西流向你，但是因為你比較強，覺得你自己能夠做好，不需要，那東西就流走了。

我們雖然生活得不錯，可能比周圍的人還要好，但是無形中還有很多東西可以更好，這個好是你能夠從周圍吸取到很多滋養你的東西，並且你會發現原來有這麼多可以滋養你的東西，一直就在那裡，不需要努力，不需要花錢，只需要接受就行了，這個感覺是很好的。

當你柔弱下來的時候，你孩子的那些問題也會同步轉化。你原來可能想我不能弱，因為我還要照顧孩子，但當你弱下來的時候，你的孩子可能會強大起來，她們會來支援你，然後你希望她們發展的那部分自然就發展起來了，也不會再把她們的情感、精神全部投射在兔子上。

有的人會喜歡收集郵票或古董，當他收集過多、過於沉溺的時候，就是表示他生命的能量有一部分沒有找到介面。任何形式的生命力都不要輕易把它發洩掉，其實只是需要一個合適的介面，找到介面之後，生命能量流出去，然後會有更新的能量流進來。這是一個良好的循環。

建立自然的飲食規律

聽眾：父母用心體會最安心和舒服的狀態，這個非常重要。但我們每個人的腦子裡都有一套固定的程式。比如，前幾天比較熱，我女兒想吃冰淇淋，她快四歲了，我當時第一反應就是不行，這麼小的孩子不能吃冰淇淋，會影響脾胃什麼的。時間長了，我覺得這種思路有問題，讓我覺得很不舒服。有一天，我就跟女兒主動提出，「我們去吃冰淇淋。」讓她去選喜歡的，我也跟著吃了一個。後來，我也不老是考慮什麼脾胃的問題了，想吃就吃，這種狀態讓我覺得非常舒服，當然也不能過度，會傷到身體。這是我前段時間的感悟，需要用心去體會比較適度、比較舒服的一種狀態。

我還有一個關於孩子健康的問題。有一次，我送孩子去幼兒園，在門口被擋住了，被告知現在園內腸胃炎病毒非常嚴重，父母自己決定要不要把孩子放在這裡，或者帶孩子回家，等過了這個階段再把孩子送回來。我沒有辦法，因為我白天要工作，而且我覺得這種躲避病毒的方法有點太過了，我還是把孩子放在那裡。現在一個星期過去了，她沒有感染腸胃炎病毒的跡象，但幼兒園有些孩子感染了，有的老師也感染了。我想聽聽李辛老師的意見，比如在病毒非常猖獗的一個地方，又到了冬天，父母之間討論的就是孩子生病的問題，我們怎麼去面對這樣的問題？

李辛：你說的這些很有意思。先說說我的一些感想，再回答這個問題。**對於華人來說，大多數人神采飛揚的機會太少了，生機勃勃的機會也太少了。**古代詩詞裡的「人生得意須盡歡，莫使金樽空對月」的機會太少了。這也是滋養生命的能量，讓自己快樂一下也是能量，都是生命力的動能。

所以，你看孩子的臉色，只要不是太差，也沒有說身體不舒服，吃個冰淇淋不會怎麼樣。開心了，身體的能量會運轉得更好。而且冰淇淋裡有很多營養，雖然它是黏的、寒的，但是當人精神很好、體力很好的時候，是可以把它轉化成能量的。

小時候我們生爐子，剛開始要用紙、松針來發火，然後放小木條，再放大木條，當火熊熊燃燒的時候，你扔煤也能燒，隨便扔什麼都能燒掉。所以不要被中醫的概念給嚇倒了，只是不要每天都吃。

假設孩子常常要吃，你也不用糾結這孩子今天氣色算好不好？吃壞了怎麼辦？你就嘗試一下，給他吃，即使吃壞了，拉肚子了，又會怎麼樣呢？你就有經驗了，原來在這種情況下他不能吃。下次又吃壞了，沒關係，就冰淇淋這類食物，吃壞幾次你就能學會，什麼時候可以吃，什麼時候不該吃。

關於病毒，在十年前，我看到美國的研究資料公布病毒不是生物體，而是一個資訊片段。病毒跟細菌不一樣，細菌是物質，有細胞核、細胞漿，能夠吸收東西再轉化。病毒是一個資訊片段，它必須跟人體或宿主接觸之後，利用宿主已有的組織材料進行自我複製，它其實是一個程式，自己沒有主機，必須跟主機接觸以後利用主機來完成它的複製和傳播。這一點很有意思，病毒的傳播不一定透過有形有相的物質，它是資訊化和能量化的。

一九七〇到一九八〇年代，美國國家衛生研究院做過一些實驗，把腫瘤病毒放在兩個獨立且完全封閉的玻璃容器的其中一個裡，同時在兩個玻璃容器外面再放一個容器，這是一個意象，表示它們雖然分開且封閉，但是在同一個環境裡。結果發現，沒有放病毒的那一邊也感染了腫瘤病毒。它透過資訊層面就能過去，密閉的物質阻隔不了它。

在科學上這是新發現，在中醫裡這一直是很明確的。中醫認為所有的病，絕對不只是物質的部分在流通，資訊部分更重要。

我還不瞭解在德國是不是冬天病毒會多一點，在北京，冬天病毒會多一點。病毒一般會在人體能量比較低的狀態下入侵，所以體質差的人比較容易感染病毒。在中醫看來，容易病毒感染的人，一般偏陰性、寒性、虛性。所以食物上要小心，冬天就別吃冰淇淋等又冷又黏的東西。

聽眾：德國很多小孩很怕吃飯，包括我的孩子和周圍朋友的孩子。我的孩子不愛吃肉，也不愛吃蔬菜，就愛吃麵和米飯。我的孩子也經常吃冰淇淋，我跟她說一個星期只能吃兩次，而且吃完蔬菜才可以吃。德國的媽媽主張不用管孩子，她愛吃什麼就讓她吃什麼，她自己需要什麼她知道，但中國的父母都很在意孩子的健康。

有一種說法，德國的孩子都是放養的，不注重吃，所以在冬天病毒來的時候就特別容易感染，因為他們體質比較差。一到冬天，我女兒，甚至幼兒園的孩子全部流鼻涕，病毒一來，全部倒下。

有位母親跟我說，不管孩子怎麼拒絕吃飯，夏天一定要塞給她吃，身體儲存夠了，到冬天可能就會好一些。

李辛：這個觀點還是要慎重，一日三餐，定時定量，是因為工業化革命把人當成工具的結果，而忽略了不同的人在不同的季節、溫度、環境、工作強度、心態、情緒、作息等等條件下，他的消化吸收速度和運轉能力是不同的。

比如，如果你是古代農村一個編竹器的，可能今天起得很早，五點鐘就開始編，不需要打卡，不需要看錶，餓了就吃，吃完了再接著編，編到十點半覺得累了，就去睡覺，這是一個自然的飲食和作息規律。

養過貓的人知道，貓咪很有自己的節律，你要是一日三餐，到點了，摁住貓咪的腦袋，牠也不會吃，吃了也容易吐，牠一定是餓了才會自己跑去吃上兩口。

道家張三豐祖師有首參禪歌，裡面提到「饑則吃飯，睏則眠」，這是符合人體自然規律的飲食作息。所以，如果孩子不想吃，不要強迫他吃。包括我們自己，尤其是當你不用上班，時間比較自由，你可以選擇根據自己的生物時鐘餓了再吃。

聽眾：孩子不愛吃肉，也不愛吃蔬菜，就只吃米飯，會不會有問題？

李辛：消化或者進食問題跟壓力有關係，這一點不僅是中醫的觀點，西醫也是這麼看的。西醫認為我們的胃腸道是承受情緒和心理壓力最重要的標靶器官。當環境壓力、身心壓力大的時候，就容易有反應。我們臨床中常常可以看到工作壓力大的人容易得胃潰瘍的案例。比如，我朋友有個兒子，他們原來住在日本，孩子大概八歲的時候全家回到中國，孩子剛回到中國的時候只吃白米飯拌芝麻，放一點魚粉，他只吃那個東西，而且吃了很多年。那個孩子很敏感，他跟環境的適應性不是很好。

我們先不用挖掘身體原因，還是掌握大原則：第一，孩子不想吃就不要硬塞給他吃，更不存在夏天多吃一點好過冬，這是熊的習慣，不是人的習慣。第二，我們的能量攝取不要只盯在食物上。其實我們華人吃得很多，食量很大，但是，從生命的其他部分、從外界、從周圍環境當中吸取能量的能力比較差。第三，留意基本面。即使你的孩子現在只是吃這些東西，但要看她有沒有經常生病或者非常非常瘦，體質有沒有特別糟糕？

聽眾：沒有，孩子只是偏瘦。她也經常說：「媽媽，我肚子疼。」但是，我總覺得她精力過剩。我就不明白，她不愛吃東西的人，怎麼一天到晚能蹦那麼長時間？她從小到大晚上睡得很少。

李辛：從你的描述來說，你的孩子就是屬於生命力比較旺盛的，但你心裡那種不安造成的預防性的設定需要少一點。中國的父母設定「不這樣就會那樣」的習慣太多了。這就等於在說我的孩子很弱小，很容易出問題，很容易生病。這種設定會直接對她的身體健康產生影響。比如，老師從一開始就設定這個孩子不夠好，要嚴加管教，否則就是一個跟不上平均水準的孩子，這種設定會使得孩子受到很大的影響。

我最近碰到很多這樣的家長，她的孩子可能很好，但是家長會認為自己的孩子可能連平均水準都到不了，兩者的反差太大了。所以我們需要想一想，會不會自己的設定太多了？

聽眾：這不容易突破，當然我們也在學習突破。比如，醫生說要多喝水，可是我女兒一滴水都不喝的。

李辛：一頭河馬每天需要喝很多水，並且還得常常泡在水裡，才會更健康，而一隻沙漠蜥蜴，不需要那麼多水。

每個人身體的運行狀態大不相同，對食物、水的需求也大不相同。而且，人體不光是以喝水來補充身體水分的，我們吃的米飯、蔬菜、水果，甚至空氣中的水分都是能夠被人體吸收的。從中醫來說，陽氣足、運動多的人多喝水沒有問題，但陽氣虛、身體有痰濕的人不適合大量喝水。

其他聽眾：對不起，作為旁聽者，我要打斷一下，我發現了一個很有趣的現象，媽媽看自己的孩子和旁觀者看她的孩子偏差怎麼這麼大呢？其實我經常邀她孩子到我們家，在我眼裡，她的孩子真沒有她說的那個樣子。

比如她媽媽說她一滴水不喝，可是她在我們家裡喝水喝得很多。還有，她媽媽認為孩子很躁動，可是我看到她有很安靜的時候，讓人感覺完全不一樣。

聽眾：可能是我不好的資訊傳遞給她了。

李辛：你目前對孩子的解讀也只是暫時的，如果你狀態很好的時候，心裡覺得我的孩子其實很不錯，那你將會看到另一個一直存在但你還沒有認出來的面向。

我們看到的都是我們心裡的東西，如果你持續在一個擔心的、老覺得不夠好的狀態，問題就會一直很多，最後這個狀態會固化，固化了就需要更大的努力才能改變。

對於孩子來說，她的生長環境如果是「好像我不夠好，我很容易出問題，很多事情我都做不好，不能讓我的父母滿意……」，這個環境對孩子來說是一個制約和可能影響他一生的心理負擔。

如果孩子在學校裡已經受到了很大的制約，那麼孩子回到家裡，這種制約要盡可能地少一點。

家長對於孩子的作用，就像盪鞦韆，不能在鞦韆往這邊盪的時候，就推著孩子往這邊跑，而是要測算速度和加速度，用多少力恰恰好，不能摔著孩子，然後再推著鞦韆往那邊跑，你得讓孩子自己在那裡盪鞦韆，最多幫他推一下就可以了。

如果你的思想時刻像全球鷹偵察機一樣，所有的資料都採集著，每一個目標都在跟蹤，那你其實就牢牢地把孩子控制在那裡了。給孩子自由的空間再大一點，包括食物、愛好，各種習慣。我們華人太小心，老擔心孩子病了怎麼樣，我不能上班又怎麼樣，這些都不是天要塌下來的事情，但是我們會過於小心。

聽眾：比如我們這次回國，有很多好吃的東西可以吃。可是他什麼都不想吃，只想吃肯德基，只想回德國吃那種小麵包加奶油。

李辛：小孩子很多都偏食，但這會隨著環境和年齡變化的。我小時候只吃菜葉，連菜稈都不吃，還只吃兩種菜的菜葉，不知道從什麼時候開始就什麼都吃了。

聽眾：有的孩子天天吃優酪乳和零食，是不是因為這裡面的營養成分已經夠孩子一天所需？

李辛：對於吃零食導致的偏食，需要把零食慢慢斷掉，這是菜單的問題。

偏食也是一個習慣。我們選擇食物時也涉及到內心的一些習慣，你可以多觀察孩子的其他面向，比如他選擇與什麼樣的同學和朋友相處，或者他選擇禮物是不是也比較單一，或者他是不是寧可自己待在家裡也不願意去跟人交流。

你不光要改變菜單，不光要運動，還要觀察他生活的所有面向，然後增加一些必須要增加的東西，減少一些必須要減少的東西，你自己來掌握中間的過程，隨機應變。

鼻息肉和能量的流通

聽眾：我孩子現在八歲多，她非常偏食，從小什麼蔬菜都不吃，可以一天三餐吃馬鈴薯泥，一星期吃七天。她對蟎蟲過敏，還有鼻息肉，我一直反對動手術，但她爸爸認為要動。

李辛：蟎蟲過敏和鼻息肉是身體的能量過高，又沒有足夠的管道運轉出去，所以在身體裡堆積起來了。就像家裡的冰箱，如果裡面食物太多，沒有清理，時間長了裡面會有味道，然後慢慢會形成長蘑菇的環境，蘑菇就是息肉。

我的觀點是，除非是立刻有生命危險的重大疾病或嚴重的外傷等，否則盡量不要動手術。因為這是體質的問題，體質不改變，即使動過手術還是會有息肉復發的風險。一旦手術失敗，會有空鼻症的風險，空鼻症患者是非常痛苦的。我曾經碰過一個幾歲的孩子做了兩次還在復發，因為不改善環境，蘑菇就會一直長，必須改善體質。

改善的方法很簡單：飲食調理和運動。對於飲食能量過高的人來說，需要減少高能量食物，增加蔬菜的攝取，尤其是綠色蔬菜。對於有很多能量鬱積的體質，更重要的是要有非常大量的運動，哪怕是強迫也是有必要的，比如她喜歡某一種運動，可以找專業的教練或家長陪她鍛鍊，把身體裡沒有充分燃燒的那些堵住身體的陰性能量和廢料都燃燒掉，身體通暢了，鼻過敏和鼻息肉就會消失。

聽眾：有一些中醫成藥，比如蒼耳子，是否可以使用？

李辛：我建議你不要自己選用，每個孩子的體質是不一樣的，不同時期、不同情況下的用藥也是不一樣的。先運動，不是很複雜的問題都可以透過運動來改善，即使是很複雜的問題，運動也是一個很有效的輔助方法。

聽眾：大概多久可以改善？

李辛：看她的運動量，還有是否能夠持續。如果她每天都能持續運動，比如跑步、玩球、游泳，找適合她的運動，每天至少有一到兩個小時，持續三個月，肯定會有很大的改變。第一，運動；第二，晚上那頓少吃點，盡量不要吃肉，這兩點做到就可以了。

聽眾：不吃肉，那她就只吃馬鈴薯了。

李辛：你自己要選擇，是讓她吃得夠營養，還是讓她的健康得到平衡。

聽眾：她的扁桃腺特別大，醫生說扁桃腺再長大就會影響呼吸了。她晚上打鼾的聲音也很響。

李辛：這些都是同一個問題。這個房間裡不光是窗臺上長蘑菇，走廊裡也長蘑菇，所以不改變土質，到處都會長蘑菇。

聽眾：我女兒特別喜歡看書，她可以每天坐在那裡看兩本小說，連走路也可以看書。她在學校每星期有兩次運動，還有芭蕾舞什麼的。

李辛：她這種體質，一週兩次太少了。每天至少要有一個小時以上的、能夠讓身體溫暖和通暢的運動，而且她放學回家以後，你要把她趕到樓下去玩，不要讓她在家裡看書，看電腦、電視，下去玩泥巴或邋鞦韆，怎麼都可以，要接觸土地。

聽眾：她的能量沒有散發出去？

李辛：第一，能量沒有流通起來；第二，按中醫的說法，就是身體裡的陰、寒、濕多了一點。一般老是看書、太安靜的性格容易陰寒濕多一點。

聽眾：經常動、不愛看書的孩子呢？

李辛：從大類分，就是偏陽性的。

聽眾：那像你們做學問的人也是陰性的嗎？

李辛：可以這麼說，所以我們這一類人需要給自己安排很多增加流通的運動和外出旅行的機會，來平衡陰陽。

敏感的孩子更需要運動

聽眾：我的兒子六歲，我覺得他過於敏感。我想知道主要的問題是在生理還是心理上呢？比如我們去博物館瞭解關於火山爆發的知識，當他看到有個展示板上顯示某個地方正在發生地震，過了一會兒他就跟我說：「媽媽，你知道嗎？我剛才在心裡把我的朋友全部想了一遍，他們沒有在發生地震的這個地方。」他想得特別多，好像按照他的年齡，我認為他不應該想這麼多。

李辛：這只是這個階段的一個面向，不要把暫時的東西當成永久的。

聽眾：他平時的表現也是這樣。

李辛：他是長得比較壯的，還是比較瘦的？

聽眾：偏瘦的。

李辛：骨骼比較清秀？

聽眾：對。

李辛：這是一個基本的特點：一般比較清秀的人，神氣都比較敏感；比較厚實的人，神氣相對就比較穩定。這就大體決定了孩子是穩定性高，還是敏感度高。最理想的就是敏感度高，也非常穩定，最需要注意的就是穩定性很低而敏感度很高的狀態。這個可以作為判斷我們精神特質的一個界定方向。

他的長項是敏感度高，這不是缺點，他只需要增加穩定性就行了。增加穩定性也很簡單，把一個小紙杯子先變成一個硬一點的杯子，等他變成一個鋼杯的時候，怎麼摔都不怕了。要慢慢地、循序漸進地增加他身體的訓練，讓他變得強壯和有耐力，這樣他的穩定性就會提高。身和心是一個統一體，這對所有人都適用。

聽眾：在生理方面，他是不是先天腎氣不是特別足？比如他膽小、怕黑。我是不是需要做一些按摩什麼的給他調一調，或者飲食方面加一點什麼？

李辛：我的建議是，除非他已經有明顯的症狀可以界定為中醫所說的病症，你再用中醫的這些方法對治，否則不要先入為主。這些狀況透過運動也可以改善。能夠在生活型態上改變的，盡量從這裡入手，而不要先從醫學、從藥物去入手。你先試你可以做的，如果改善了、解決了，就不用後面的東西了。不要小看運動，小看生活型態的改變，這些方法看似簡單又花時間，但效果更扎實、更持久，而且沒有副作用。

聽眾：所謂的解決，是指他在情感方面的嗎？

李辛：我們先講改善，當所有方面都達到你覺得比較可以接受的狀態，就離解決不遠了。因為你也很敏感，還有一點你要小心，因為你不光敏感，而且你對一個東西會很在意，很在意就會放大。

所以為什麼我不建議從你認為的腎虛等問題入手，因為你可能會放大，從醫藥治療的角度一頭栽進去之後，反而更不好收拾，這個要小心。我們要瞭解自己平時是怎麼來考慮問題的，是不是一不小心就容易把它放大了。所以我們先講生活方式、飲食調理、運動，這些基本而關鍵的環節。

聽眾：他走路喜歡用腳尖，類似這種，是不是也和這些有一定的關係？

李辛：先不管這些細節，先安排運動，然後跟他很好地交流。還有一項很重要，把你對他的專注度和敏感度放低一點，你的敏感度偏高了。如果我給你一個任務，可能只需要你做到五分就可以，但你可能會把它做到十分，這個要注意。

這個是可以改變的，這只是一個早期的應用程式，有時候容易卡住，你可以自我升級。性格是可以改變的，首先要看到自己的弱點，不要老在優點上做文章。

聽眾：這也是我糾結的，我覺得自己的性格很不好，很難改變。

李辛：不要給自己和他人下評論，先留意自己「老是容易關注不夠好」的這個習慣，然後自然就能變化。其實當你留意的時候，這個問題已經開始化解了。

當你覺得那個力量起來的時候，是不可能一下子把它完全撲滅的。但是我們以前起來之後沒有意識，還會用我們的習慣思維去鼓動它，讓它達到一百二十分。我們先做到時常留意，然後讓它降到九十分，再降到六十分、三十分，慢慢你會達到相對平衡的狀態。最後你知道那隻貓還在那裡，但是牠不會跳起來，你跟這隻貓和平共處就行了，大概是這樣的狀態。

如果用漫畫來表現常說的圓滿和解脫，就像是原來那些身心世界裡的各種野貓凶狗、心猿意馬、奇花異草、妙曼聲色，都和諧共處在一個更大的大花園裡，不凶不狂、平靜相處、自足自在。

聽眾：慢慢在生活當中逐步訓練自己。

李辛：所以我們要給自己留一點時間和空間。

聽眾：不是老盯住孩子。

李辛：不要老想著去解決孩子的問題，不斷界定他。先把自己調得好一點，二十五個問題可能真正的問題只有五個，其他問題可能是你自己製造出來的。

在交流中瞭解孩子

聽眾：我女兒剛滿七歲，但她喜歡打打殺殺，所有男孩子的遊戲她都喜歡。她希望變成一個男孩子，我跟她說這是不可能的，做女孩很好。可是她又很膽小，甚至白天時都不敢一個人在房間裡待著，哪怕在客廳裡玩也不敢，我走到哪裡她就跟到哪裡，我在廚房做飯她也在廚房玩。她看上去好像是一個很勇敢的孩子，其實不是這樣，而且她放學回家，從來不跟我說學校的事情。

李辛：你覺得她很冷峻？

聽眾：是，她喜歡我們誇她很酷。她從來不穿裙子，但說她是男孩子，性格也算不上。我只是覺得奇怪，她為什麼會膽子這麼小，白天陽光燦爛的時候也不敢一個人待著。

李辛：她會做噩夢嗎？

聽眾：有時候會。

李辛：比如她有沒有說過怕鬼，或者不敢去某些地方？

聽眾：有時候會，但不是經常。

李辛：關於她的愛好，雖然她是女孩子，但可以做男孩子喜歡做的事，假設她喜歡，可以參加女子橄欖球比賽、登山。這個方面很好，是她需要釋放出來的。

關於冷峻的問題。冷峻可能是她與生俱來的，可能是她過去帶到現在的一個性格。但在生活當中，一個人發展成這樣的性格是跟環境有關的。就像我們用電腦，如果你是會計，用Excel可能很厲害；我太太原來是設計師，她用photoshop就很熟練。所以，如果你在她的生活環境中增加其他的內容，就能夠使得她發展出其他的模式，慢慢地就不會是單一的冷峻了。

所有的性格和特質都是可以改變的，只要我們不界定、不固化這個東西，因為一旦我們界定某人是冷峻的，那我們有意無意間提供給他的都是冷峻的人所需要的東西，這樣他就沒有機會發展其他部分了。要瞭解，其實一切都有可能。

另外，冷峻只是一個表象，她因為容易害怕，所以總是不容易放鬆，而且她可能還不知道如何融入到大家中來，這種審慎使得她看起來冷峻。所以，這裡面的重點是她為什麼容易害怕。

她敏感嗎？她的直覺好不好？

聽眾：說實話，我好像挺麻木的，我不善於跟人溝通，也不善於跟孩子溝通和玩，所以我不太瞭解她的狀態。

李辛：那你需要試著慢慢學習跟孩子玩，瞭解她的狀態。害怕其實有很多種可能，有的是因為腎虛，有的是因為缺乏愛，有的是過於敏感，這都只是一種可能性，你要學會自己去判斷她是不是屬於比較敏感的孩子，她也許能夠感受環境中的一些力量，而這是其他人不一定能感受到的力量，她有沒有跟你說過類似的情況……

聽眾：大概，她一歲多時，曾說她房間裡有個人，但我根本沒看到有人，但她就說有。我應該怎麼去對待這件事？

李辛：這種現象在敏感的小孩子中很多見，有些敏感的成年人也有這種情況，但是一般的成年人會把它封閉掉，認為這是假的，是幻覺，也有害怕被當成精神病的。有的人能看見，有的人能感覺到，這個不玄。即使敏感度一般的人，也能夠有類似的體會，比如某一天你去朋友家，朋友看起來也很好，大家都跟你熱情打招呼，但是也許你會感覺到氣氛有點緊張，是不是剛才吵過架？我們都有過類似的感覺。

人的感覺其實是可以非常靈敏的，尤其是天真的小孩子，但是我們的教育、環境和社會，不需要也不鼓勵我們發展這個部分，甚至是壓制、否認這個部分，它就慢慢消失了，而你的孩子可能這部分的能力天生很強。

我剛才所說的不一定是全部的原因，孩子的精神存在不是單一的，先熟悉你的孩子。比如她的冷峻，可能她跟外界的溝通不夠，流向她的能量就會不足，也會有內心欠缺的狀態。你又是她的媽媽，她就可能會黏著你。我們不要去找單一的因素、某一個結果，其實那都是很多東西、很多面向的組合。

對於敏感的孩子，如果家長有宗教信仰，我建議帶孩子去教堂或寺廟坐坐，她有沒有興趣都沒關係，你觀察就行了，看她願意接受什麼。作為爸爸媽媽，重要的是創造條件，給予孩子適當的關注力，給予孩子一個相對穩定的、自由的環境，讓孩子漸漸成長為一個完整的自己，這樣的孩子就能夠解決他遇到的所有問題。

人是一個鮮活的生命，任何人內心產生任何問題，或者有任何需要，有任何不足，生命自己會去尋找到他所需要的東西，而且能找到答案。這不是我們家長能夠預先準備好的，所以不用太擔心。

你要留意，天生敏感型的孩子，也許以後會對哲學、心理學、神學、玄學有興趣。剛才建議你去教堂，不是說你要帶她去洗禮或者什麼的，是說你可以在她未來的生活中，嘗試著帶她接近、探索這一類事物，也許有一天她自己就會得到她想要的東西。圖書館裡這方面的書也比較多，等她到了十多歲，她可能就會往這方面去尋找。我們不都是這麼一路找，找到現在的嗎？**我們的一生都是在找東西，找可以圓滿我們的東西，所以不用太擔心。**

聽眾：我的孩子晚上總是怕黑，總是說：「媽媽，有鬼！」我一關燈，她就叫。睡覺時，一定要開著燈才能睡得著；關了燈，她就哭，總是這樣。

李辛：這個不要強迫她，如果她想開燈睡就開個小夜燈，讓她慢慢適應。如果她經常提到有鬼，可以根據你的信仰或喜好，比如放個十字架，或者放幅觀音的圖片，或者給她戴一些有保護作用的吉祥物，會有力量的。因為每一樣東西都是一個象徵物，代表接通你所期望的力量。

聽眾：我應該跟她解釋些什麼，還是應該做什麼改善一下？我是想減輕她的害怕。有時候我就當作一個笑話，問她：「你看到的鬼是什麼模樣？」她會描述得很具體。我擔心如果太認真的話，會讓她覺得確實存在這個東西。

李辛：你不需要解釋，也沒辦法解釋，也不要把它當成一個笑話，但可以試著跟她交流。你可以帶著理性去觀察和瞭解，就像小孩子觀察豆子發芽一樣，你可以跟她討論，豆子什麼時候開始發芽，它能長多高，什麼時候長得最快，等等。認真應是你內心的基本態度，所謂的當作笑話，也許是我們故意迴避和不願深入探索。你問她的時候不需要太認真，可以很放鬆地問她，可以跟她交流，說出來就好了。

聽眾：我女兒七歲了，她一直有習慣性咳嗽的毛病，醫生檢查了也沒有發現什麼問題。奇怪的是，我們度假的時候，她就有所好轉。這次我們回國一個多星期，她又開始咳嗽了。

李辛：佛洛伊德說過，咳嗽是一種掩飾，是內心的不安。強烈的吸氣、喘是一種代償反應，是心裡的不滿。你的孩子可能心理上有一些需要化解的問題。

聽眾：我覺得我的孩子很快樂，在家裡我對她有要求，但是上學她是很快樂的，我覺得她是非常喜歡上學的。

李辛：在肥皂劇中，大家看起來也很快樂。當你成為同學會、春晚的主持人時，你也需要表現得積極快樂。她是真快樂，還是內心隱約想配合大家，跟上形勢，想表現快樂或者被快樂？這也是我們家長需要細心觀察的，心理學叫應對模式。我們要留意，孩子是不是只是表面的快樂。

第5章

調整生活型態

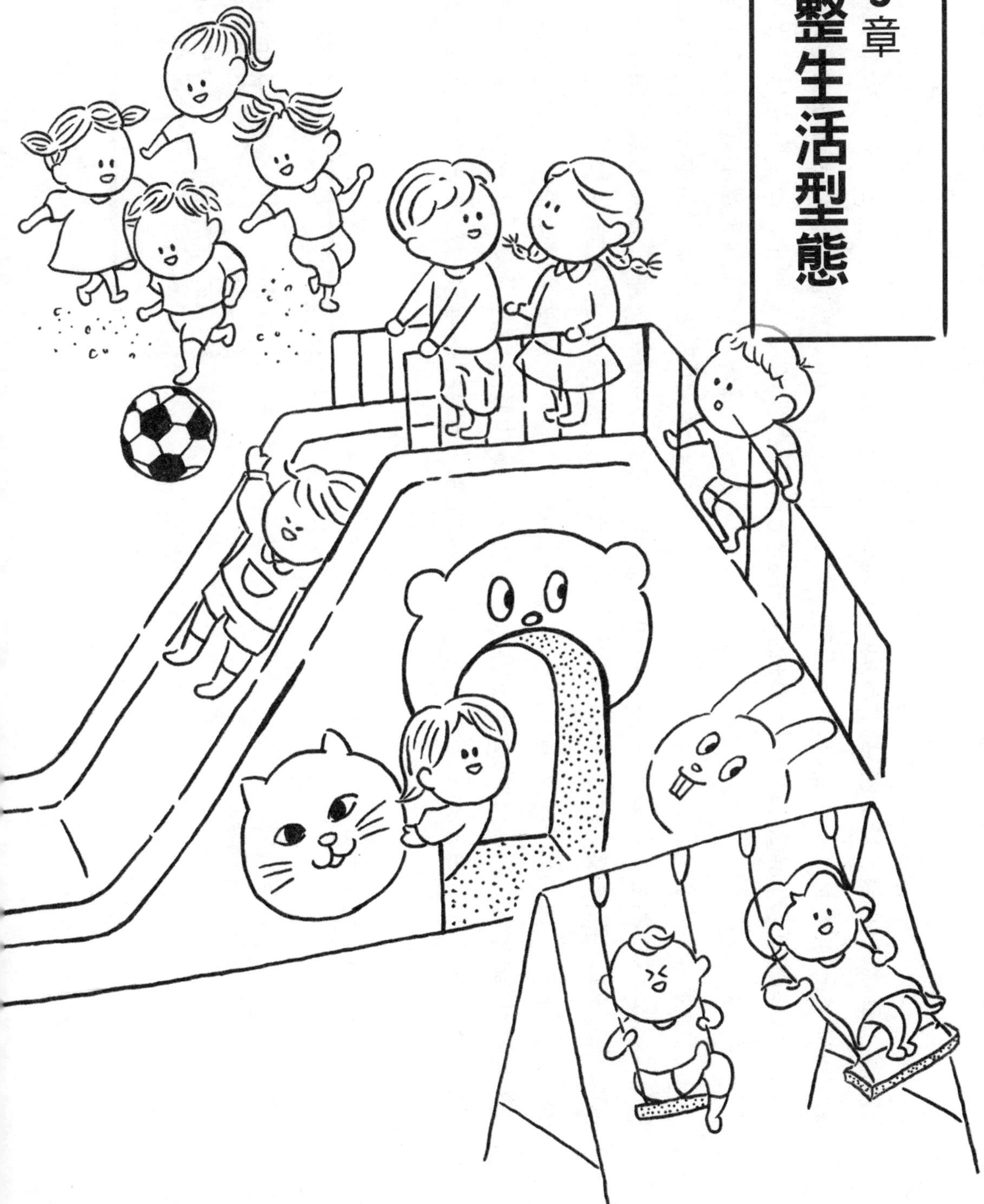

尋找孩子喜歡的學習方式

主持人：我們東方人對孩子的要求比西方人相對多一點，或者強硬一點。我們家長會不由自主地約束孩子，孩子達不到，父母就會比較焦急。比如，孩子的中文應該很道地，或者應該會背多少詩詞，大家是不是有類似的問題？

聽眾：有。但對我個人而言，不是希望孩子達到一個多高的目標，只是希望他能夠每天堅持最少十到十五分鐘的讀經學習，我不要求他學到什麼程度。我孩子六歲，他今天能做到，明天又做不到，我現在的目標是培養孩子讀經的習慣。

主持人：你從什麼時候開始這樣要求他的？

聽眾：我們的讀經班是從去年二月份開始的，老師說貴在堅持，不堅持的話就沒有作用。我也在想，堅持的過程會不會是在強迫孩子。因為孩子不想堅持，他今天讀一下，明天就不想讀了，或者他會講條件，讀十分鐘給一塊糖或者怎麼樣。怎樣能夠讓他自律地培養一種學習習慣，是我現在的目標。

李辛：這是孩子的常態，不一定會成為一個問題，除非你認為這是一個問題。

主持人：學中文，對家長來說很重要，是我們大人給孩子選擇的。

聽眾：但如果我們不要求、不約束他，孩子可能就放棄學中文。

李辛：每次十到十五分鐘，對孩子有壓力嗎？

聽眾：有壓力，因為他不想學。凡是讓他做不願意做的事情，都會有壓力。

李辛：比如他學德語或者是學別的會厭煩嗎？

聽眾：因為有德語環境，德語成為他的一種本能了。所以，我們如果不讓他學中文的話，那可能就不識中文，不會說中文了。

李辛：我瞭解，我們都是華人。對孩子來說，小時候就有機會接觸中文，是一個很好的機會。從心理學的角度，我碰到問題時會把它分成兩類：第一類，要看孩子會不會有厭學的情況。如果是，那麼我們找原因把它消除。第二類，是我們關注剛才那個問題的立足點。孩子現在六歲，從學習的過程來說，有兩種可能性：第一種，我們給孩子定一個標準，有一個目的，那麼孩子如果一開始適應不了，我們堅持一下，他有可能會慢慢接受；第二種，他會反彈，完全抗拒。

這個取決於每個孩子天生的精神結構和意志力，也取決於我們成長過程中形成的學習模式、行為模式等，會在遇到的一連串事件中發展成不同的反應模式，每個孩子都不一樣。

所以，從這點來說，孩子剛開始學習的時候，正在建立之後的學習模式、行為模式，都需要小心，不要因為我們成人的期望而產生過大壓力，使得孩子習慣運用這個模式去應對日後發生的任何有壓力的事件。

假設你的孩子是屬於精神力比較強的那一類，或是比較有主見的，那麼，一個強迫性質的管教方法，可能會讓他在年齡稍大些的時候產生習慣性的反叛，性情會變壞。

對這種類型的孩子可以試著換一種方式，比如玩的方式，引導孩子主動發現其中的樂趣，家長不能有太明確的目標。在國內有些很嚴厲的國學班、讀經班，有一部分孩子會因為學習環境過於嚴厲而喪失學習經典的樂趣。

我們成人習慣追求最後的結果，比如背了多少字、幾首詩，而對於孩子來說，重點不是這個東西，重點是在這十五分鐘裡，跟什麼人在一起，以什麼方式度過，好玩不好玩，開心不開心，有沒有自主完成的感受。

假設孩子不願意學習，可能需要從這些方面考慮。如果他反感、抗拒得很厲害，從長遠來說，可以先把目標降低一點，讓他先跟著走，做到不使他完全拒絕就行了，然後，慢慢摸索一個能讓孩子感興趣的學習方式。可以這麼說，沒有不喜歡學習的孩子，只有孩子不喜歡的學習方式。

內心匱乏感導致的上癮

聽眾：現在面臨小孩電腦癮這個問題，好像沒有比電腦更吸引他們的東西了。

聽眾：我孩子也會拿這個當作條件，比如學十分鐘要玩一下 iPad。

聽眾：現在對孩子來說，電腦比什麼都重要，他們整個人、整個精神都被吸引過去，就像中了邪一樣的，可以不吃不喝，甚至有的孩子死於這種狀態。這是現在父母最擔心的一件事。

主持人：我們家長提供孩子這個環境，讓他去接觸，那麼他們可能就會沾染上。所以在孩子還小的時候，是不是需要有意地建立某種程度的隔離。

聽眾：如果早期父母也沒有意識到，孩子已經形成這樣的狀態了。後來等父母意識到，想去挽救已經很困難了，這個時候有什麼好的方法？

李辛：對於成年人來說，在人生迷茫期容易有這種情況。我接觸了很多有上網癮或者其他癮的成年人，他們的生命力沒有找到合適的連結和投射點。對於小孩子來說，他們可能因為得到的關注不夠，他們從父母、從環境得到的能量不夠，孩子與家人、老師、同學還沒有形成深入內心的連結。就像一棵小樹，如果它得不到周圍充足的水分滋養，它的根鬚只好伸展出去自己找水，任何水，甚至是有毒的水都會吸引根鬚伸展過去吮吸。

怎麼讓孩子戒除上網癮呢？**最重要的一點是父母的精神飽滿度，這是父母能給予孩子最好的能量。**

我們經常能看到很多人工作到像手機那樣，只剩下一格電，這時可能連聽東西、看東西都不太清楚了，而且心裡很煩躁，不能再接納新東西，可能還會強迫自己做一些事情，這是現代人常見的慣性透支行為。如果你是以這樣的狀態跟孩子在一起，那只是你的身體跟孩子在一起，心沒有跟孩子在一起。按照傳統的觀點，你的神和氣在非常低的狀態，雖然跟孩子在一起，但你的神氣沒有照耀到孩子。

現在的孩子可能在物質層面營養很充足，但是在精神這個部分非常匱乏。這個部分是中國傳統的一個觀點，印度醫學也有。現代心理學只是提到需要充分交流，但這需要建立在父母精神能量充足的情況下，才可能有效。很多媽媽會跟我說，我跟孩子交流很好，我每天都會抱他，為他讀書。很多家長跟孩子在一起的時候，其實心裡想著別的事情，這是普遍現象，只是大部分家長還沒有意識到。

我們成年人可以忍受或是已經習慣了別人和我談笑，但是心不在我這裡，我們也不會認為這是一個重要的問題，因為我們是意識主導的。**但是對於孩子，他其實是心靈主導的**，如果他周圍人的心都不在他這裡，家長也好，老師也好，朋友也好，雖然天天都在一起，但他的內心沒有得到真正的滿足，就可能會出現一種內心的匱乏感。這種匱乏感會表現在各種方面，比如小孩子體質不良，容易感冒；還有小孩子怕黑，不願意一個人睡覺，不願意離開媽媽，非常依賴，或者會害怕周圍環境等等，這些現代醫學的症狀、中醫學或心理學的症狀，都不是原因，而是能量缺失的結果，它的原因非常需要得到重視。

所以，我們的家長需要先檢查一下自己在跟孩子相處的時候，是不是只剩下一格電？是不是上班的時候已經把能量消耗光了，回到家已經沒有能量再關心孩子了？

沒有能量就需要補充。從傳統中醫來說，這個世界的能量可以分成兩種：一種是社會能量，一種是自然的能量。社會能量會讓人浮躁起來，就是中醫所說的「開」；自然的能量除了有開的一面，還有能夠讓人沉靜下來的一面，就是中醫所說的「闔」。

我常常會建議家長，在孩子放學之後讓孩子到樓下去玩泥巴，不要老是待在房間裡。如果是週末或假期，能夠帶孩子到自然的環境走走，山裡面住住。這是一種習慣，習慣背後是一種連接。當我們的身心跟一個低能量狀態的環境，或者是剝奪你能量的環境、人、事連在一起久了，那最後的結果是很可怕的，它會使你的能量慢慢漏掉。

當人在低能量狀態的時候，就更難從不良狀態裡跳出來。就像我們的電腦記憶體不夠時，不容易從當機狀態裡恢復一樣，很多成人戒除不了上網癮，或者戒除不了某些習慣的情感模式，也是因為他的能量過低。

最好的「充電」模式，不是去看醫生，而是可以選擇這幾個方向：第一，跟大自然待在一起，但是要做到你的身和心都要在那裡，把手機關掉，思想也放慢一點。第二，你要謹慎選擇和你在一起的人，因為能量是互相交流影響的。第三，可以跟能夠喚醒我們人類神性的東西相連接，比如教堂、寺廟，這是疲憊的人回到原點和獲得能量的外在方法。

內在的方法，大家都喜歡學習傳統文化，比如靜坐、站樁，或者書法、古琴、儒釋道。寫過書法、彈過古琴，或者打過太極拳的人會有這樣的體會，他最終不是去表達哪個姿勢、哪個音調有多麼準確，而是他在表達的過程當中，能知道自己的每一個動作中，有沒有專注的能力，還有這個過程被干擾了多少，這些都是在訓練我們學習往內走。這樣的訓練，有點像現在心理學中的自我身心回饋療法。回饋，就是你當下知道自己在什麼狀態。

這些都是大概的方向，大家順著思路，自己去選擇。**身為家長，精神飽滿度的建設非常重要。傳統文化不光重視倫理、道德這些東西，也重視精神的建設。**如果家長對這個部分沒有概念，或說還沒有習慣運用，那就容易在生活中的各個部分出現問題，孩子的問題只是其中的一個顯現而已。

疾病在所有層次同步顯現

聽眾：李老師，您是中醫，也看兒科，那您的治療方式是什麼呢？會跟心理諮詢結合起來嗎？

李辛：一個病最後會形成是因為多種因素，絕對不是我們現代醫學認為的單一因素。比如，中醫說這個人是因為受寒了，而且肝腎不足導致的病症，而西醫認為是病毒造成的，看起來好像原因完全不一樣，其實是看問題的角度和深度、廣度不同，之後治療的切入點就會有所不同。

「病」是我們生活的總體品質的呈現。在具體治療的時候，如果是偏於物質層面的，那我會建議可以從西醫方面入手；如果這個階段是以能量層面為主，或者改變他的最好方式是從能量層面切入，那麼首選從中醫入手；如果這個病除了物質、能量，它的啟動點和精神事件有關，那麼從心理學的角度去入手就會對機一點。

任何一個疾病都會在物質、能量、精神這所有層面同步顯現。比如頭痛，看起來是在物質層面，但是它啟動的原因可能在心理層面。心理層面解決完了，內在的原因去除了，他的能量層面還有些偏差，比如肝陽上亢，或者腎氣不足，或者肝經瘀滯，再從能量層面去調整。

聽眾：有些病人，比如涉及家庭問題或者社會問題，已經超出醫生的範圍了，這時候應該怎麼解決呢？比如說一個離異家庭，可能對孩子就有一定的負面影響。

李辛：對，這種情況很常見。如果病人來看中醫門診，顯然他是有身體方面的具體症狀，那我們首先用一些外在的方法，像針灸、藥物，把這些症狀暫時消除或是減緩。但是要徹底消除，肯定需要進行深入交流，比如離異家庭心理方面的交流。

人生病是不可避免的，我們碰到的大多數的病，只是一個暫時的過程。我們從醫生的角度，會把病分成兩種：第一種，這個病不治自己也會好的，早晚會好，而且不會有危險。第二種，如果我們不及時處理，會有大問題。一般來說，至少有一半的病人都是屬於不治也會好的這種。

中醫講心身一元論

聽眾：兒童教育的問題都是一些常見問題。從中醫的兒童教育觀來說，您覺得應該注意什麼呢？

李辛：中醫其實沒有獨立出來一個兒童教育觀，因為中醫是心身一元論。

中醫最早起源於道家，從中醫涉及的範圍來說，偏於能量層面和精神層面。而現代醫學、現代科學，或者我們熟悉的社會教育，是立足於物質層面，所以切入點不一樣。我們經常看到中醫和西醫會打架，其實只是個人在打架，因為人都有認知上的盲點和偏執。

這有點像我們傳統文化講的，我們先要認識自己，然後回到本位。其實，我們一生都在面臨選擇，如果在合適的時候做出了合適的選擇，可能有些問題就不一定發生了。

那麼關於兒童也好，成人也好，在中醫來看沒有太大差別。因為中醫認為心身其實是一體的，我們這個年齡的、在國內學過哲學思想的人，大部分受到的都是心身二元的教育。所以大家會把它分開來，認為心和身是獨立的。比如我讀的那個專業叫「心身醫學」，它已經看到心身之間的關係了，但它講的是「心身相關」，是唯物的二元論。

神質有定、散、清、濁

在中醫來看，「心」、「身」是生命的兩個表現層面，一內一外兩個舞臺。我們都知道舞臺上表演的東西只是最後的顯現，重要的是舞臺背後的累積。舞臺背後的那個東西，在中醫來說主要是兩個因素：

第一個因素，能量，即中醫的「氣」。

當人的能量比較低的時候，精神和身體運作的流暢度都會下降，就會出現各種層面的問題，比如健康問題、情緒問題等。在培養孩子學習的方面就會出現兒童教育問題，但是這些問題往往不屬於教育範疇。我處理過的關於兒童的有心理問題、教育問題、溝通問題、學習困難等。西醫對這些具體的問題，有很多的界定指標，有很多測驗的量表，但這些也都是結果，不是原因。你在一堆結果裡面只能找到關聯，不能找到原因，但很多科學研究的「階段性成果」，讓大家誤以為結果A就是結果B的原因。

氣是我們的能量，比如，當我們的手機或者電腦電不夠、記憶體不夠的時候，很多程式沒辦法運作。小孩子注意力不集中，有時候就是一個非常簡單的原因：他的能量不夠。增加能量就能改善注意力不集中這個結果。

第二個因素，中醫的「神」，它和平常所說的「精神」類似。

從小孩子的精神狀態來說，可以分成兩種，一種是「定」的狀態，一種是「散」的狀態。我們中華文化很重視這個問題，這個「定」在心理學中是「穩定性」，一個「定」字可以解決很多問題，神定的人比較容易放鬆。

小孩子經常生病或者有生理、心理、學習方面的問題，你去看心理醫生，他會有一套方法；看營養醫生，可能診斷是缺鋅和缺鈣；去看自然醫學，可能需要吃一點核桃花精什麼的。不同的專業好比不同網站的管理員，他們可以解決某一專業領域的問題，會給你某一套解決方案，但你最好能在起始網站就發現問題。

如果孩子的精神不太穩定，光這一點，就可以導致以後很多的問題，而且可能變化無端，反覆難癒。如果這一點沒有改變，不管是用中醫滋補肝腎，養心安神，還是用其他的方法，效果都不會好到哪裡去。

剛才說了治療有不同的層面，每個層面都可以影響其他層面，但是你要去找此刻最關鍵的是在哪個層面。有的病在實體層面，但是原因在能量層面；有的病在能量層面，原因可能在心理層面。

這些東西大家先有個概念就行，當你們發現自己或周圍有孩子出問題的時候，不要出現點對點的思路，也不要被某位醫生或朋友專業領域的點對點思維所限制或誤導。

這也是一件有意思的事。我發現，「定」的人神氣往往比較飽滿，往往考慮問題比較周全，身體也比較健康，情緒也比較穩定。即使他沒有學習什麼中醫學、心理學，但是他不太容易有點對點的思路，也不太容被外界所影響。

所以，大家平時要常常留意自己是「定」還是「散」。

如果你是「散」的狀態，你的心身、生活包括工作都會出現問題。「散」的時候的情感模式也是一個特殊的狀態，比如感情方面有缺口的人，就很容易被感動，容易墜入情網，然後就會不顧一切。

學習中華傳統文化給我們帶來的好處是，它能讓我們體會複雜事物的關鍵點。

我們對自己都有某種程度的覺察，除了神的「定」和「散」，也要留意我們的精神是處在相對「清」還是「濁」的狀態。

聽眾：神質的定和散是不是很難改變？

李辛：可以改變。要一下子「定」當然很難，我們可以先「聚」。

這個涉及到教育的問題。比如有寬鬆的教育法，也有嚴謹的教育法。對於散的人，需要在某個階段學習以專注、嚴謹的態度來面對周圍的人、事、物。而且在不缺乏愛的狀態、心智也相對清晰的時候，在這個階段進行相對整肅的訓練是必要的。有的孩子可能還處在需要愛、需要關心的狀態，過早地給他整肅，不一定能達到目的，而且會帶來另外一些副作用。

對於未成年的孩子，如果還沒有條件直接訓練精神上的「定」，比如靜坐、在生活中練習覺察等方法，最簡單的訓練「定」的方法還是身體的運動，運動非常重要，很小的孩子不需要強烈的運動，如果是十幾歲的孩子可以做稍微強烈一點的運動。從小讓孩子專注地玩和做好手頭的小事，也是很好的訓練「定」的方法，比如疊積木、洗碗、剝豆子……

神質比較散的，身體也比較單薄，又是高敏感度的孩子，我會建議家長在孩子很小的時候，就送他去學習傳統武術，從站樁開始，還有太極、打坐等，這些訓練就能讓他變成一個相對定的人。如果沒有這樣的環境也沒有關係，他喜歡打網球也很好，找個好的教練教他，打得好就會有興趣，培養成有規律的運動習慣。

一個神質穩定的孩子，他的身心會比較健康，也比較有能力自主。

聽眾：游泳可以嗎？

李辛：可以，游泳適合比較強壯的，不容易感寒受濕的孩子。當肉體被強化以後，能量也會強化，而肉體和能量的層級高一點，人就容易定一點。這個道理在小動物中間很容易觀察到，當強壯的大狗碰到小狗，永遠都是小狗很激動、很緊張，或者裝出兇猛的樣子，大狗都很淡定。

聽眾：對於定和散、清和濁，我覺得無法確定，沒有特別具體的感覺。散是不是做什麼事情都容易注意力不集中？

李辛：對。

聽眾：我覺得我的孩子身體是屬於比較厚的，六歲，沒有經過什麼訓練就能打側手翻，伏地挺身能做二、三十個。他是屬於身體素質比較好的孩子，但他定不定我無法確定。什麼樣的表現才是散呢？

聽眾：散是不是氣虛陽虛的狀態？

李辛：精神的定散和氣血有一定的關係，比如同一個人，在他氣血虛的時候更容易散。比如你跟孩子在對答、做事的時候，就可以觀察、體會他的神氣是定還是散。你們倆是用思想在問這個問題，但是有些東西思想是達不到的。

比如我們去聽音樂會，是用思想還是在用內心的感受在聽？你用思想的話，可以去查閱這個曲子的說明書，第一樂章是什麼，第二、第三樂章是什麼，然後可以讀到這個作曲家是在什麼年代，在一個什麼樣的悲慘生活下，懷著怎樣的激情把它寫出來的。這個是思想，拷貝的形式。

但假設你手頭沒有這些資料，怎麼辦？你可以更自由地聽音樂，你都不一定需要知道今天的曲目。但是，每一首曲子，它是開心的還是悲傷的，是激烈的還是壓抑的、掙扎的，都是能聽出來的。

聽眾：孩子是定還是散，得用心去體會。

李辛：而且，你要先體會自己，然後再體會孩子。

聽眾：我好像體會不到自己，我覺得自己屬於散，無法體會自己是清還是濁。

李辛：當我們心是散的時候，思維也必然是散的。而且，正是因為我們自己沒有辦法體會自己和周遭，讓我們失去了自己的原點和對這個世界比較不偏頗的感知。這時我們才會求助於專家或這些量表。量表是可以參考的，但是，還需要有一套自己的東西。

聽眾：我覺得我的小孩屬於比較穩定的，我是比較散的。我應該怎樣去應對這樣的小孩呢？是不是應該稍微放手一點？

李辛：有時候母親和孩子只是我們的一個身分。我是母親，你是孩子，但真正重要的是心的狀態。

我們不要強迫自己去扮演某個角色。比如我是醫生，你們正好願意聽醫生講話，我就講我明白的部分。但碰到做飯、修理東西，我會很老實地聽我太太的話，因為這部分我不懂。

所以，當你跟孩子相處的時候，我們要注意，不要以自己的意識為中心。因為你的意識可能只是目前社會共同意識的片段，就是社會裡一個相對固化的標準，一個並不絕對準確的、有待發展的價值觀，其實就像網路上的共用資訊一樣，你就是一個終端，從裡面下載，變成了你的標準來要求孩子。標準有它存在的必要，因為我們要跟社會接軌，也不能顯得太古怪，但是別把它當作一個很嚴重的、唯一的東西。這需要我們去平衡。

這裡的重點是，當一個人處於相對「定」或者「放鬆」的狀態時，他的判斷往往不會有問題。所以，當需要做決定、我當時的狀態又不太好，或者大家都決定不了的時候，我會等待，或者聽最定的那個人的建議。

聽眾：我的孩子身體比較厚，他到週末或者平常有時間就急切地想找他的朋友玩，好像自己無法定下來，一閒下來就問：「媽媽，你能打電話給我的朋友嗎？我能找他們玩嗎？」不停地這樣問。這樣是不是處在一種散的狀態？

李辛：第一，即使是，也是正常的，我們每個人都有過這樣的狀態。第二，如果要界定是「定」還是「散」，我們要瞭解孩子的常態，平時他在做喜歡的事的時候，能不能穩住？如果能的話就沒有問題。

為什麼會出現週末的時候急切呢？你的孩子如果是很厚的，應該氣是比較足的，聲音也比較響亮的。這裡有個原則：有能量的人，不管是肉體還是心靈，在自然狀態下，他傾向於打開。

「開」和「闔」，這兩個字很重要。身體只有在有能量的時候，才會開，沒有能量的時候，就會收。這是身體的自然狀態，但現代人被意識帶動得顛倒過來，沒有能量的時候，還逼著自己「開」，這就會生病。

《紅樓夢》裡面的人物，薛寶釵其實是身心比較穩定，能量也比較足，所以她能「開」，能接通不同的環節。林黛玉其實沒有能量，所以就會封閉。

你的孩子存在這麼一種可能，他本身能量很足，身心都有資源開，到了週末，他的生命力要往外發動，而且他願意去跟其他的人接通。這個其實不是不定，這是生命力旺盛的一個正常反應。

聽眾：是。但他跟陌生人在一起的時候又很靦腆，好像缺乏勇氣跟人接觸，不是特別大方的那種。這個跟他所謂的開有沒有矛盾呢？

李辛：靦腆也沒關係，他才六歲，正在學習以什麼方式與人接觸、與外界交流的階段，他會在這個過程中找到他自己安心和舒服的方式。你的孩子體質不錯，能量充足，身心都傾向於開，以他有能量開的格局來看，他不太容易變成一個封閉的人，這是他的大方向。

我們在瞭解孩子的體質、神質和交流模式後，對他的教育也好、生活也好，如何選擇就會比較清楚。

回到中醫兒童教育觀的問題。我們首先要知道，和西醫不一樣的是，從中醫的角度來看，每個孩子各有不同，體質、神質、環境等諸多因素組合成了萬千不同的狀態。

關於神質，就是掌握「定」、「散」、「清」、「濁」這四個字。神質「清」的人通常也有很高的敏感度。一個人的神質如果清且定，這就是國之棟樑。如果他又是溫暖的、給予的，那他就具有非常大的正面影響力。

傳統文化講感應，神清的人就很容易和聖人之心相應，自然就能夠接通文化的法脈等，對整個人類有重要作用的東西。

聽眾：敏感好像不是一個好詞，是吧？

李辛：敏感只是一個特質，如果是高敏感度但又是散亂不穩定的，那生活有可能會變成悲劇。有一些藝術家可能屬於這種，但真正偉大的藝術家是能夠跟人類最美好的東西接通的，他必然是既清且定的。很多現代藝術其實表現的都是散亂的訊息，表現的是小我和扭曲、緊張、衝突的力量。

中華文化多好，「清定」兩個字就把最要緊的東西講清楚了。

假設一個人的神是散的，那他所要做的就是應用一切可能的方法，讓自己從「散」變成「聚」。我們先不說「定」，「定」是要達到的目標，「聚」是趨勢。這裡面其實不需要什麼心理學知識和中醫知識，或者很高的國學素養，重要的是我們所選擇的生活型態。

調整生活型態的兩件事情

生活型態的調整很簡單，你只需要做兩件事情。

一個是「收攝身心」。

如果一個人已經很久不能睡好覺、處在焦躁的狀態，那麼，喝酒、熬夜、看電視這些必須要避免，電腦、手機也是能少用盡量少用。還有前面說的運動、去自然環境，這些都是必須要養成的新習慣。什麼會給能量減分和加分，都要清楚。

如果散的人要聚起來，很重要的一點，他需要進行一些專門的訓練，最簡單的就是做比較有規律的、專注的運動，尤其是慢速的運動，比如太極、易筋經、八部金剛、瑜伽，在訓練的同時收攝身心。

長時間的靜心散步也是個不費什麼力氣的好訓練，如果把各項運動比作各大菜系的話，散步就是一鍋溫養細微經脈的慢火老湯。每次散步至少一個小時，慢慢走，走到身軀和四肢末梢溫暖、手指鼓脹才算到位。注意不要看手機、聽音樂，也不要聊天。氣容易浮在上面的人，走路的時候可以關注腳底湧泉穴。

清而不定的人容易散，必須要有運動和肌肉訓練。物質層面的肌肉強健一些，精神上的穩定性就會同步增強。因為身和心是一體的，精神散的人容易軟弱和迷茫，身體也不會太好，這是一個很容易觀察到的現象。所以華人講「增強體魄」，「體」是物質層面的東西，這個「魄」就是精神層面的東西。

另一個是「自我覺察」。

它能幫助我們解決很多問題。華人為什麼沒有發展出心理學，沒有發展出各派哲學？因為不需要，不是華人不會，如果稍微接觸一點佛法，讀些佛經，打打坐，在生活中去練習「覺察」，你就能瞭解佛法裡面的東西遠遠超越現代哲學和心理學。

當我們有所覺察的時候，自然就會知道自己是定還是散，是清還是濁，隨時都可以調整，隨時都可以改變，就不會偏得太遠。

濁是什麼狀態？有的孩子或成人的思維、眼光都昏昏的，迷迷糊糊的，身體裡面堆了很多雜質，情感、思想也有很多雜質。怎麼辨呢？先讓食物清一點，所處的環境清一點，所接觸的資訊清一點，所交往的朋友清一點。

當你消化不好的時候，平時晚上吃五種菜，那你這個階段做個減法，吃一、兩種菜。過多的雜訊也容易讓人變濁變散。中國古代說的慎交友非常重要，老是跟濁友在一起，你也會變濁，你周圍的朋友如果是喜歡打坐、瑜伽、書法、古琴這類的，你不會太濁。

體質和神質的關係

聽眾：體質跟神質是什麼關係？

李辛：中醫所說的體質，不是西醫指的身體物質層面的品質、性質，中醫說的體質其實是能量的特質。

能量的特質，首先也是有清和濁的區別。這個我們很容易體會。比如蔬菜和肉的區別，茶和咖啡的區別，林黛玉和張飛的區別。林黛玉和薛寶釵相比的話，薛寶釵要濁一點，但她穩定一點。我們不要判斷清和濁哪個好哪個不好，知道自己的特質，發揮自己的長處，彌補自己的短處就好。

能量的特質，除了清和濁，還有一個是虛和實。

有的孩子天生能量比較少，也有天生能量比較多的，會出現什麼狀態呢？有三種組合：他的形，他的氣，他的神。比如他身形很大，看起來像張飛一樣的大塊頭，但是他的氣可能是比較虛的，神是比較緊的。

按照中醫來說，人體分神、氣、形。其中，神是第一位，它決定了能量的狀態和虛實，能量再決定身體，身體只是最後的舞臺。

神有先天的定散和後天的訓練，體質有先天的強弱，還有後天的調養因素，即使體質不足，只要神定神足，這樣的人比較健康，即使生病也容易恢復健康。「定」是第一重要的。

聽眾：「定」從性格上是指表現得比較理性，從來不提問題的那種嗎？

李辛：這不是「定」，只是外表很理性，但是內心有可能是緊收或者惶恐的。

聽眾：「定」，是不是在一個人的思維和行為上，表現出一般意義上講的比較理性的那種？不是很衝動，經過思考才會做出一定的反應。

李辛：對，比較定的人會相對穩定、理性，也不太容易被周圍的東西干擾，能夠持之以恆地去完成他希望完成的事情。

我們經常說腎主志，這個腎，不是西醫指的腎臟。一般來說，志堅定的人，腎的能量是比較強健的，能夠堅持不懈地去完成他的志向。

剛才還有一點沒說完，我們都知道，孩子生下來有一個特定的體質，中醫來看，是因為他有獨特的神質和能量特質。這有點像新買的電腦，出廠時的程式和配置，早已安排好了。如果他沒有自我認知並發展，也不讓別人來幫助他認知和發展的話，他就是一部機器一套程式用一輩子了，沒機會升級換代，所以他會有什麼樣的性格，哪個階段會得什麼病，可以預知。

中醫是根據體質和神質來判斷一個人未來的健康走向和疾病預後，中醫治療也是建立在這樣的背景上，並不是看到一個症狀就見招拆招，治療是有不同層次的。纏人的症狀緩解之後，真正的治療還需要考慮問題背後神質、體質上的不協調。比如頭痛，只是外在表現，其實原因是內部出了問題，它表現在頭上，因而出現了頭痛。如果只是把頭痛的症狀去掉，這些力量還在那裡，等到這個力量轉移了，表現在肝上，就是肝病，但也許要過三年以後才出現。很多醫生和病人只關心現在的頭痛能否停止，看不到若發展下去，後面還有肝病或腦血管病等更麻煩的問題。

比如張飛活到五、六十歲，如果三國都平定了，他不用打仗也不再騎馬，又吃得太好，就容易有腦血管疾病、糖尿病。他又愛喝酒、吃肉，脾氣又很強，年輕時陽氣很足，但年紀大了，陽氣一下降，吃得好又不運動，還容易有痛風。

我們要注意身體是厚還是薄的，相對來說，厚的人會定一點、實一點，存貨多一點。薄的容易散一點、虛一點。只要是身體形質厚的，這一點就決定了以後容易往這個方向走。

所以我們周圍有類似張飛體質的朋友，需要注意什麼呢？保存陽氣和身體的流通。第一，養成規律運動的習慣；第二，中年以後尤其要注意節制飲食，平時的飲食清淡一些，晚餐少吃一些；第三，減少看電視、電腦和熬夜。有機會可以找一個好的針灸師、按摩師、中醫師，不定期調理一下，不要等到病了再去看中醫。

我坐診的時候，有一部分並不是病人，他們很明智，每隔兩到三個月來看一次，和我聊聊，目的是諮詢和聽取建議。預防和調理比治病容易，也省錢、省精力。

張飛是厚的、實的例子，我們再舉一個虛的、散的例子。林黛玉如果沒有早早得肺病去世，也沒有透過飲食、情志、運動等方法調理，她也會出現別的病症，比如偏頭痛、神經衰弱、失眠、嚴重的痛經，到了四、五十歲還可能會有心悸、腦供血不足，有可能一生都是沒精打采的。能不能改變呢？可以。

她的形質比較瘦，比較薄，如果要把這個形質建設得厚一點，我們會建議林黛玉先每天散步兩次，每次一小時，把陽氣輸布到全身，這樣不會手腳冰涼，對睡眠和胃口也有好處。等兩個月後，體能增加了，再加上每週做兩次瑜伽，選擇經典、舒緩的瑜伽，或者每天練習太極半小時，在動的過程中體會神氣的均勻和靜定。待體質、心質再上一層之後，可以再增加一些肌肉運動，如做做啞鈴、伏地挺身、仰臥起坐等。

在強身健體的過程，不光是肉體層面在重建，她的能量層面也在重建，這就是陽氣漸旺、神意漸舒、形質漸豐的過程。形質建設的過程，同時也是在強化她的精神、心理結構和強度、廣度，不會一件小事就堵在心裡。

如果她到了這個階段，就不用苦巴巴地等賈寶玉，會以正面的方式回應賈寶玉，即使最後沒有等到期望的結果，也不會覺得有什麼大不了。因為身心擴容的她，童年的痛苦記憶就不會那麼重壓，寄人籬下的感覺只是人生的一個階段，未來的路看起來寬得多，不會以負面的方式對待賈寶玉，也不會用負面的方式去對待所有的人，大家都會喜歡她，她的人生會有不同的結果。

聽眾：賈寶玉是因為林黛玉病懨懨的樣子才喜歡她吧。

李辛：對。我們可能會因為內在沒有化解掉的某種力量，而想去扮演一個保護的、給予的角色。有沒有可能雙方互相給予平靜的、偏力少一些的愛？

給孩子飽足的情感

聽眾：這是我的孩子，他比較單薄，人倒是挺定的，但是很內向。他小的時候，為了他的個性問題，我都快得憂鬱症了。我擔心他有自閉症，可能是我想得太多。

李辛：他會怕黑嗎？或者一個人睡覺會害怕。

聽眾：現在還好，他小的時候會害怕。後來，我覺得作為成年人，需要把自己的焦慮放開，可能因為我焦慮太多，對他會有一種投射。

李辛：不光是投射，和某些孩子見陌生人會靦腆一樣，這其實是感應。比如我們跟某些人在一起，能夠一下子放鬆下來，而跟另外一些人在一起，就會容易緊張。我們成年人會用意識來說服自己忽略這些，但孩子是以自己的內心在生活。

李辛：他平常會很黏你嗎？

聽眾：特別黏。

李辛：這時你會怎樣做呢？

聽眾：有時候讓他黏一下，有時候讓他走開。

李辛：你讓他黏的時候，心裡面是想讓他黏著呢，還是在想：太黏了，我不能慣著他。

聽眾：確實有這個心態，因為他那種黏度很強，常常會有陌生人說：「男孩子這麼大了不要再黏你媽媽了。」我對別人的建議已經算是抵抗力比較強的了，因為我覺得我的孩子跟別的孩子不一樣，他可能這個階段就需要這種情感多一點。因為他是早產兒，發育一直比一般的孩子要慢一點，雖然他現在長得這麼高。

其他聽眾：但是他智力特別超常。

聽眾：也沒有。但學習確實比較好。

李辛：神質清的人智力通常會比較高。你的孩子在這個階段還要給足他，這個部分是他的弱點。不要考慮周圍的雜音，如果你在他的童年期給他補足，他這個部分就平衡了。你是直覺很好的媽媽，平時和孩子相處的時候可以留意一下其中的變化。

如同飲食在身體中的吸收和代謝，情感和愛這個部分，你給足了以後，也會轉化成純粹的能量，滋養和通暢他身心各個部分的需要。但如果這個部分不夠的話，物質營養再豐富，他也可能表現得病懨懨的，精神上的不飽足可能會導致身體上的問題，也會導致以後很多選擇上的偏差。

從發展來說，不飽足的孩子到了十幾歲的時候，可能會出現兩種不同的現象——要不就是比較封閉自己，裹足不前；要不就是太容易投入感情的尋覓當中。而從小飽足的孩子，在情感方面，比較容易在一個平衡自然的狀態。

聽眾：以前我在比較焦慮的時候，跟我先生交流過這個問題，他認為孩子沒有什麼問題，他說如果你給孩子正確的引導，隨著他年齡的增長，他會去看一些書，會得到一些精神上的力量。我先生也對儒家的這些學說比較感興趣，他說孩子有自己的精神追求，有自己信仰的話，就不會有什麼問題，他覺得我是過度焦慮。他們倆是同一類型的人，以前我不太瞭解他們這一類型的人，所以我會焦慮，後來我覺得我先生就是這樣的人，所以他知道這樣的孩子應該是一個什麼樣的發展狀態吧。

李辛：你先生說得很對，他的態度是非常正面和自然的。你只需要給予他，不要因為他現在的狀態好像不夠完美而過度焦慮。只要給他一個飽足的情感環境，然後讓他慢慢長大，他會有很強的後發優勢。教育的目的，不只是讓孩子學會這些知識和學說，這些東西其實只是一些原材料和碎片，最終需要我們精神的消化吸收，才能成為生命的養分。

當孩子消化不了的時候，可以先不要給很多指導和要求，要跟著他的狀態調整。最重要的是幫助孩子在十歲之前建立一個相對健康、飽滿、穩定的一個精神結構，有了這個之後，他在長大的過程中能夠平衡地發展他自己。

心理學經常講精神的發展，就是在內部發展出一套自己的程式來，而且這套程式還能繼續升級、發展。

當孩子像小貓一樣黏你的時候，你就把自己當成一隻大貓，安安然然地陪他，這樣就能滋養他。不要去評價：這麼大了還黏我，然後讓他走開。這樣並不能讓他早點長大，你先訓練這一點。

聽眾：最近我在學習氣功之類的方法。

李辛：那你可以用觀想來給自己的內心做更富足的準備。比如你可以每天在孩子睡覺的時候，觀想一朵蓮花給他。或者，雖然有時孩子不在你身邊，但你可以觀想你抱著他，這個很重要，是無形能量的傳遞和給予，現代的量子物理已經有大量的實驗資料來證實它的存在。

哪怕你現在在聽課，你心裡一想到他，他能接收到，特別敏感的孩子能感覺到，但不一定能意識到，但是對他會有效果。所以我們在任何時候，再忙都不要忙到忘掉自己，也忘掉了對你重要的人。

再忙再累，都要把你自己和重要的人放在心裡，這就是古代說的「神光照耀」。

家長需要清晰和穩定

聽眾：我的孩子比較單薄，我想透過運動來改變孩子的體質，但孩子也不擅長運動，我後來想想自己小時候體育也不是很好。對於一個體育不好的人，讓他多運動其實挺受罪的。他現在在學游泳，還有溜冰什麼的，但是他在學校裡的體育成績不行，那是另一套要求，體育老師很嚴格。一年級結束，他最差的就是體育評價。

李辛：體育老師有固定的量表，爆發力、耐力、技巧、柔韌性、平衡感……這些體能和技術層面的東西我們先放一邊。對於孩子的健康來說，如果體格稍微有一點單薄，能量還不夠，我們需要找到讓他的能量提升一點的辦法。

慢跑不需要什麼技巧，重要的是培養「動」的習慣。你可以每天安排慢跑，每天做二十個深蹲，或者做伏地挺身，設定一個孩子稍微努力一下就可以達到的目標，大家可以一起做，有個能讓孩子看見自己進步的記錄表，做完了還有蛋糕吃，像玩兒一樣先培養興趣和習慣，等他體能好一點，你看他喜歡做什麼項目再選擇。

從中醫的角度來看，如果是過於單薄的孩子，游泳不要當作運動的第一選擇。環境太寒，身體就要消耗能量去抵抗這個寒，就像你的車油和蓄電池本來就不夠多，還要在寒冷的環境開。慢跑對各種情況的體質都很合適，但冬天慢跑時注意不要出太多汗。

聽眾：對於身體厚的孩子，應該怎麼調整？

李辛：不用特別想怎麼調整，你先瞭解他的需要。

聽眾：讓他自然發展？

李辛：這裡面有兩個問題。

關於身體的問題。體質厚的人永遠需要有更多的運動習慣，這是第一點；第二點就是不要吃得太多，不要養成暴飲暴食的習慣，尤其是晚上那頓不要吃太多，因為體質厚的人容易堆積，造成堵塞。

關於教育的問題。所有有關孩子教育的選擇都是由父母來決定的。但人的選擇常常很不確定，比如上哪個學校，在哪裡定居，甚至跟誰結婚，什麼時候要孩子，等等，都是不確定的居多。

在這些不確定性和由此而來的諸多可能性面前，我們的選擇跟當時的狀態有很大的關係。我們能發現，在狀態相對清晰、穩定度相對高的時候，我們的選擇餘地就會大一點，前面的路也看得清楚一些。

我們不可能學會所有的學科，也不可能把所有學科的專家找來問一遍，他們也不一定比你更瞭解你的孩子。隨便聽一個專家的建議是不理智的，無論是你讀到的、聽到的，包括我現在說的，只是提供一個參考，完善你對某一件事情的理解，因為每個人的理解架構和角度不一樣。你最後還是需要更多的觀察、用心體會孩子，才知道怎麼幫到他。

現在，大家對神質和體質的判斷有了一個框架，接下來要留點時間給自己、訓練自己，經常觀察自己的清晰度、穩定性，是散的還是定的，是清的還是濁的。我們無法要求自己永遠在清、定的狀態，但至少需要知道自己最近有點不清晰，也不太穩定，有點散……這就已經是一個很清醒的狀態了。

只要有這個狀態，表示這輛汽車行駛沒問題，油有沒有我知道，電池有沒有我也知道，剎車沒問題，司機算清醒，乘客也比較健康，大家都在路上，你不用想我要不要再調整些什麼東西，往前開就行了，你會發現你需要的是什麼。

聽眾：我家孩子唯一的問題是戒不掉吃糖！他自己知道吃太多糖對牙齒不好。他早晨說：媽媽，我今天就吃兩塊，我先吃一塊，你拿一塊等會兒再給我，到了晚上他又把一盒糖都吃完了。他知道這樣做是不對的，但控制不住自己。

李辛：厚重的人喜歡糖、肉、口味厚重之類的東西，而越是清秀的人就越容易成素食主義者。這個在傳統文化中叫「同氣相求」，是一種感應，這個部分你硬性阻止他吃糖不一定能夠奏效。從心理學的角度來說，強硬的管制會造成事件在心理上的放大和固化。

有兩種途徑可以解決你擔心的問題：一個是透過增加他的運動，足夠的運動能完全消化他喜歡吃太多糖而攝入的多餘養分；另一個是引導他發展自己的興趣，這是一個自然分散和化解孩子對糖的過度關注的有效辦法。我們一生中總有一段時間會特別喜歡某一樣東西，當時好像很難放掉，這很正常。孩子一路長大，一路往前走，小時候的習慣自己就會改掉。

人的注意力是很有意思的。比如我在這個小房間，我眼前只有這個，我就吃這個，或者我只能搬搬桌子寫寫字，把地板擦一擦，因為我可能還沒有機會瞭解什麼更好吃，什麼更有意思。我們眼前關注的東西決定了我們精神投在哪裡。但如果我被引導離開這個房間，就有可能去做點別的事情了，這一點大人、小孩兒都一樣。

低能量的媽媽和女兒的害怕

聽眾：我有三個問題，兩個是關於我自己的。一個是我想打坐，但老靜不下來。第二個是我的耳鳴很嚴重，醫生建議我戴助聽器。

李辛：你的年齡？

聽眾：四十多歲了。

李辛：助聽器可能還不是必要的，助聽器是放大外界的聲音，耳鳴是內在的問題。

聽眾：我的耳朵以前做過檢查，聽中文沒有問題，但是聽字母類的語言就有問題。

李辛：這可能不是單純聽力的問題。你是純粹聽不清楚，還是你可能聽得清楚但是大腦處理不了聽到的內容？

聽眾：我聽不清楚，而且現在耳鳴比較嚴重。

李辛：從什麼時候開始？

聽眾：耳鳴從小就有，以前不是特別嚴重，近一年來比較嚴重。

李辛：你睡眠好嗎？

聽眾：有時候睡得很好，有時候不好。

李辛：你一般幾點鐘睡？

聽眾：沒有一定，早的話晚上九點就睡了，有時候又會比較晚，比較沒有規律。

李辛：比如你昨天就睡得很晚？

聽眾：是的。這個怎麼看得出來呢？

李辛：這個很簡單，你們觀察她的眼神，看看是聚的還是散的。你們兩個坐在一起，大家看她們兩個的眼神，這就是聚和散的區別。除了眼神，另外從氣色和皮膚、肌肉也能看出來。你其實散得太厲害了。

聽眾：是的，我知道自己很散，但我不知道該怎麼聚起來。我很清楚自己的狀態，但是沒有方法解決，而且一到生活中，馬上就忘了。

李辛：當一個人能量很低的時候，就比較難把自己聚起來。所以要小心，能量低的時候容易進入一種惡性循環。越聚不起來就越容易忘失，然後就更聚不起來，整個生命能量就一級一級掉下去，衰老和疾病也是這樣來的，不過這既然是「問題」，就有辦法去改變。我們說點具體的方法：第一，你需要每天晚上十點鐘前熄燈睡覺，有沒有可能做到？

聽眾：這是我的目標，但有時候十點睡可能反而睡不著。

李辛：那我們就再寬一點，十點半能不能熄燈？你有工作嗎？

聽眾：我在家裡做翻譯工作，還上點課。

李辛：那其實不算太忙，可以自由安排的時間比較多。第二，有沒有可能晚上八點半以後不要碰手機、電腦。

聽眾：這個對我真是太難了。

聽眾：手機、電腦會不會把人弄散了？

李辛：如果我來寫童話，我會描述每部電腦的背後有一個魔鬼，它靠吸食人類的精魂和能量來使自己長大，其實現實中差不多就是這樣的效果。所謂魔鬼是我們內心沒有平衡、過度發展的力量，不管看起來是正面的力量，還是負面的力量，只要偏失過極了，就需要留意，所以中華傳統講「中」。

聽眾：這個我特別能體會，有段時間好像沒有事可做，天天上網看影片，其實到最後心裡很有罪惡感，又非常失落，但是又無法抽身離開。

聽眾：對於我們來說，晚睡是一個普遍的問題。比如白天做了一天的事情，然後當小孩子上床睡覺了，差不多九點鐘之後的這幾個小時才是真正屬於自己的時間。

李辛：我原來有個好朋友，在IBM工作，是個拚命女三郎，晚睡晚起，不合理安排生活和作息。她跟我一樣大，我認識她的時候，三十三歲的她頭髮已經全白了，精神很震盪，身體也耗得嚴重。那時，除了她的生活和工作的內容、比例及節奏出問題之外，精神也處於半崩潰狀態。她想改變，下定決心暫時停下一切，跟我們一起去藏區做志工，回來後她開始轉變，兩年之後把工作辭了，現在在北京開素餐館。後來，她告訴我，覺得自己活過來了。

合理安排自己的工作節奏，養成好的生活習慣，真的很重要。比如九點以後才是你自己的時間，那你九點以後有沒有可能不坐在電腦前耗費你的精力，而是到戶外去散散步？這就是一個很簡單的給自己充電的方法。道家認為月亮和夜間天地的能量對人非常重要，在有月光的夜晚，我們有時間就出去走一走，接一接天地之氣。

晚上天地間的自然能量是闔的，而白天和社會間的能量都是開的。如果你讓自己一直開，而且到了晚上應該闔你卻還在開，就會散掉，然後就會虛，能量變得薄弱，生命就是這樣消耗掉的。

我們有大自然的充電場所，為什麼不去呢？哪怕沒有自己的院子，就在社區裡走一走，在馬路上走一走，看看樹，看看天，這就是在闔。這才是真正的補，比吃人參、蟲草、鹿茸什麼的好太多了。我們要跟天地聯繫，跟大自然、花草、土地聯繫，這是人人都可以做到的簡單方法。

恕我直言，你現在的記憶力和思維的清晰度，離你最好的狀態可能一半都不到，這會使得你現在的工作效率變得很低。如果你把自己闔回來，會發生什麼？你可以在更短的時間裡把原來需要很長時間翻譯的工作完成，而且你生活的所有面向都是更清晰和更高效率的。而你現在的狀態可能只有四十％的能量，是一個低效高耗的模式，這需要轉變。

你的這個狀態我也曾經有過，我們每個人都可能會經歷，而且現代大部分人都處於這個狀態。我經常問我的病人：你能不能痛下決心，去做一個簡單的改變？

在這種狀態下，我們看西醫、中醫，扎針、吃藥，任何治療的效果都會打很大的折扣。不改變自己狀態的病人，是醫藥行業的投資人最喜歡的病人，因為可以讓你一週一次來複診，每個月再做兩次心理諮詢，做幾個針灸療程，中藥先吃三個月。然後繼續過著原來的生活，心裡安心了一點，因為得到了「治療」，可以仍然照著原來的路走下去。但是，最後還是會走不下去的。

改變狀態很簡單，得到大自然的能量也很簡單，找個簡單的開頭，把你圍棋受困的子往外衝一下。比如你做翻譯的工作，有沒有可能帶著你的電腦，背一瓶水，找個公園、湖邊或樹下去翻譯，工作的時候，還能得到周圍大自然能量的支持。

我的一個朋友是一家瑞士跨國公司的總負責人，有一天，他的腳腫了，痛到不能走路，他已經支撐不住了，但因為有個重要的專案正在進行，不得不去辦公室開會。我跟他提了個建議——能不能這幾天把開會地點移到你家邊上的公園裡，就在草地上開會好不好？結果那一個星期都在草地上開會討論，然後他好得很快，而且他的同事們也很高興。

我們容易被自己的思想和習慣限制住。像你不坐班，是自由的，你可以再自由一點。你只要做到：第一，十點半睡覺；第二，八點半以後不用手機、電腦；第三，接觸大自然。然後，你的能量就會闔回來，工作效率會提高。到那時，你再去檢查你耳鳴的狀況是否一起好轉了。

聽眾：我女兒現在老是害怕。一年前，她快七歲半的時候，我跟他爸講有一家遭小偷的事情，她坐在車後排聽到了。之後，她就老是害怕，老覺得會有人來家裡偷東西。現在，尤其是晚上，她不敢從一個房間到另一個房間，或者到比較遠一點的廁所，上廁所老是要叫我一塊過去。

李辛：你判斷她的體形是厚還是薄？

聽眾：我還不會判斷，她體質很好，不太生病，但是她體育不好。

李辛：判斷厚薄很簡單，她是肉形的還是骨形的？

聽眾：是肉形的。

聽眾：對這個厚薄的判斷我也挺困惑的，比如我的兒子應該算是骨形，偏瘦的這種，但是他運動還滿好的，體質也不錯，也很少生病，是屬於厚還是屬於薄？

李辛：只要是結實的，那就是偏厚。但從神氣來說，你的女兒屬於敏感型的。要分清：形有厚薄，神有敏感和穩定與否。

聽眾：是的，她絕對敏感。

李辛：穩定性呢？

聽眾：不定，有點像我。

李辛：再有一個，你覺得她的神氣足不足？精神足不足？

聽眾：她睡覺比我要多一點，但是好像不能說她神氣很足，有時候也很散。

李辛：只要是容易害怕的孩子，一般都是神氣不足。按照東方的傳統觀點，神氣就是我們的光，如果你房間的光太弱，只能照這麼一小塊，周圍都是黑暗。她的神氣照不到周圍，周圍都是黑暗，所以她會害怕。

真正的大英雄、大領袖，像甘地、德蕾莎修女，他們的神氣都是很大的，但不是逞一己之私心、謀略，而是給這個世界帶來和諧與關懷。

聽眾：這沒辦法培養？

李辛：沒辦法一下子就培養出來的，但可以發願，先照亮自己和家人。

聽眾：我有個同學的變化就很大，小時候可愛哭了，是一個比較害羞的人。高考落榜後讀了一年後，人就變了。後來他考上了警察大學，做了一名在警察局工作的人。我覺得人怎麼可以有這麼大的變化？我一直弄不懂。

李辛：有些人因為過於不喜歡自己的狀態，會在生命的某個階段做一個決定，和他的過去告別，一刀兩斷，然後他就會變成另外一個人，呈現一個和以前完全相反的狀態。他並沒有回到平衡的中點，其實是走到了天平的另一頭。

這種不一定是好現象，因為人的過去，不管是光榮還是醜陋，其實都是生命的一部分，接受並允許它自然地改善，回到中點的障礙就會小一些。我碰到一些病人，他在某一階段做了一個決定，和過去切斷之後，好像他的根就沒有了。如果這樣，他還是可能受日後遇到的某些事件的影響，出現嚴重的生理和心理方面的問題。

人的變化其實是潛移默化的，不要來這種決絕的改變。因為決絕的改變是意識層面形成的東西，但是跟靈魂、跟內在沒有接通，這個是很危險的。

你女兒的問題很簡單，就是神氣不足。我們說一下U形管原理，一家人其實是一個U形管，當你的能量很低的時候，全家的能量都不會太高的。

聽眾：這個狀況怎麼改變？

李辛：就是我剛才說的那三點。

聽眾：必須我先改，她才能會好？

李辛：是的。

立足內心，建立生活

聽眾：開和闔、定和散、清和濁這幾個概念，是不是開是不好的，闔是好的？定是好的，散是不好的？還是並沒有好壞之分，而是要達到一種統一才算是好的？

李辛：中醫跟西醫或者現代科學相比較，有一個非常不同的特點：所有的東西都只是相對而言。比如餅乾，你給一個已經撐得要吐的人吃，對他來說就不是好東西；可是對於一個特別餓的人來說，它就是一個好東西。所以沒有好或不好，如果這個人已經開過頭了，他就要闔，如果他開不出來，那他就需要開。

聽眾：最後要達到一種中庸的狀態？

聽眾：一個平衡狀態，所有的東西都是這樣。

李辛：是的，沒有好壞之分。春生夏長秋收冬藏，晝開夜闔，聚散兩依……我們現代人之所以得病、失常，是因為偏失造成的，把握平衡就好。

你剛才問打坐的事，為什麼你打坐時坐不進去呢？按照南老師的觀點，你現在的重點還不是打坐，是休息和睡覺。人太疲勞，神氣過散的時候打坐反而不太容易，你的能量不夠，能量夠才坐得住。

聽眾：李老師，說到睡覺，我有個問題，我們家很多人都有神經衰弱和睡覺的問題，到了三十多歲，基本上都會出現這種狀況，很難入睡，又很容易醒過來，白天就顯得渾渾噩噩。我不知道根源在哪裡，每個人的解釋也不一樣。

李辛：你們家人可能都比較敏感吧？你是非常敏感而多思的人。

聽眾：是的。平時白天我先生上班，我做很多事情，自己帶小孩。現在我自己睡眠的問題已經改善了很多，但家裡其他人沒有得到改善，還有兩個人在長期服用安眠藥，還跟家裡其他人推薦。他們認為沒有別的辦法，只有這樣才能夠解決失眠的問題。

李辛：其他的人我還不瞭解，對你我多說一點，你有焦慮的問題嗎？或者有很多掙扎的、矛盾的心理？

聽眾：我覺得以前是，現在狀況改善了很多，還算是比較中庸的人，也喜歡讀一些關於哲學之類的東西，它幫助我把這個世界打開了很多，我是比較容易糾結在一個問題上，但我也會去找一些開導自己的辦法，讓自己可以去慢慢消化。

李辛：這很好，你還可以做些減法。

聽眾：減少一些事情，還是……？

李辛：減少一些事情，包括減少學習各種流派或者各種哲學、各種宗教。因為你也是可以直觀把握的、直覺型的人。問題是你可能不是很相信，或者還沒有習慣於立足在你的直覺和內心感受來建立你的生活。因為這個原因，你會覺得有點找不到方向，或者是不知道自己的原點。

你去追求社會所定義的真善美的東西，當作一個補償性的行為，但這些都是第二層次的，都是透過語言或文字等媒介之後的東西。而你，其實是可以直接就到那裡的。要直接通往哪裡呢？對於你這個階段有兩點建議：**第一，做減法。**因為你現在依靠的這些東西，對你來說不是一個必需的拐杖或是救命稻草，你如果用它們把自己的生活和時間填滿，就沒有時間面對自己。**另一個，你可能需要更接納你自己。**

聽眾：能說得具體點嗎？怎樣算是接納自己？

李辛：昨天我們還開玩笑講到，我們從小受的教育，是鼓勵我們向有限的幾位榜樣學習，告訴我們這就是成功，而沒有鼓勵我們獨立思考，自主地按照自己的天性和特長來探索及發展。

在童話故事裡，如果我們不是一條龍，或者一隻鳳，而是一隻鼴鼠，那我就在草原上找個合適的地方打個洞，安安心心地過鼴鼠的生活。太陽大的時候我就出來曬太陽，肚子餓了我就去找吃的東西。也許我還可以做小鼴鼠的老師，教他們如何躲避老鷹和其他的危險。我很開心，也不用費太多力氣，我可以大多數時間都在睡覺，也不會有太多的擔心，我按著鼴鼠的節奏在生活，面對鼴鼠的問題，實現鼴鼠的理想。因為我是隻鼴鼠。

也許有小鼴鼠問：「媽媽，你看那邊的馬跑得多快多帥啊，我們要不要跟牠們學奔跑？」或說：「媽媽，你看那邊的孔雀多漂亮啊，我們要不要也去找一點羽毛插在身上？」

對於我們來說，不用去適應那麼多的標準。你有很多東西都已經具足並且知道，但是你不一定能夠按照自己的直覺和內心的感受，去相信你的判斷和建立你的生活。

聽眾：我覺得在現代社會，甘心做鼴鼠是很難的。我做我的鼴鼠，你做你的鳳凰，真要做到這一點，必須要有定力。

李辛：可能先得體會到錯位的痛苦，才能清醒一些。我在北京的時候，觀察身邊的很多人，轉換成動畫片，其實他天生是一隻貓，或一隻羊，或一隻鳥，或一匹馬，但是很多人都喜歡頂一個老虎或大象的外皮，這種錯位會導致痛苦和不安。我們回到了那個問題，覺察的問題。

聽眾：覺察以後就更痛苦了。

李辛：但從此就可以調整了。有時候我們處在痛苦和不安當中，但不一定認得。

曾有媽媽們問：「教育孩子的標準在哪裡？上多少課的標準在哪裡？」這標準在於你內心的舒適度。我們每個人，尤其是女人，都知道什麼叫舒服和安心。做任何事情和任何決定，你覺得比較放鬆和安心，就比較不會有錯。可以以這個當作你的標準。比如，你在有些地方待著會不舒服，或者和有些人待在一起也會不舒服，堅持做某些事情也會不安心或疲勞，那就不用強迫自己，可以對自己好一點，允許自己離開、退出、放下。其實就是這樣。

對於習慣把話壓在心裡的人來說，有些話不一定願意說出來，但是，說出來並不一定會傷害到別人，說出來氣就通了，你自己會舒服、安心，也能讓對方瞭解你的真實想法。順暢的表達不只是為了你自己，是為了雙方溝通無礙。精神和能量層面沒有阻礙，對睡眠和健康都會有幫助。

睡眠的問題代表內心的不安，或者自我意識、社會要求過於強大，內在的需求被忽略了，也有可能代表有一些重要的事情還沒有面對、沒有完成。

在中醫來看，叫陽不入陰，或陰不足以涵陽。「涵」就是接納和融合。

聽眾：關於睡眠，我也有問題。十一年前我在國內念書的時候，從來不知道什麼叫作失眠，也不覺得自己會做夢，或是不知道自己有做夢。但是自從來了德國之後，有半年時間，基本上就是看著時鐘一圈一圈地轉，就是睡不著。現在終於能睡著了，但是每天都做無數個夢，而且這些夢沒有什麼關聯，就是一些根本不可能的事情。

有一天夢到我在德國坐公共汽車，車上的人都是我大學同學，這是根本不可能的一件事情。另外，夢裡零零散散的一些碎片，我能在醒來之後回想起來。我去看了一個醫生，他告訴我肝經有問題，所以影響了休息。

李辛：肝經有問題是經絡方面的解釋，如果你去看西醫，可能會說你是因為交感神經亢進，或者荷爾蒙的問題。只要去查，都能查出一些標籤問題，它們各自代表從某一個角度看到的問題，但這些問題已經是結果，不是原因。

你的生命力是我們今天在座的人裡面最強的，神氣是最聚的。你的自我意識，還有清晰度、定力都很強。這些特點，如果對於像辛棄疾或者李白那樣的人就沒有問題了。第一，他們是男性，約束相對少一些；第二，他們可以喝酒，可以打仗，可以裝瘋賣傻，橫刀立馬，這個生命力就有了出口。

你的自我約束很強，而且具有清晰思維的模式，當你進入一個新的空間，但生命力還困在舊有的模式當中，沒有找到合適的出口，這可能是你睡不著覺的一個原因。

中醫來說，肝是負責人體能量的流通，肝主木。什麼叫木呢？木代表不受限制的生長和流通，如果生命力的生長和流通受到了限制，就會產生內在的壓力，所以中醫說，你的肝經有問題。肝經淤滯其實是這個意思。

聽眾：是不是在白天的生活中它無法疏通，然後在睡著的時候就表現出來？

李辛：對。有各種解決方法，最簡單的方法是你需要有更多的運動。

聽眾：我確實比較少運動。

李辛：而且最好是有發力的運動，比如打網球比打乒乓球更適合你，長跑比散步更適合你，身體上的突破能帶來精神上的突破，但是這對你來說，也只是一個暫時的疏解。你需要更大的草原，要從鼴鼠的狀態變成一匹馬的狀態，因為你不是鼴鼠。

聽眾：我一直都在打洞。

李辛：我們都會做一段時間的鼴鼠，但是以你目前的精神和格局，需要更大的空間，鼴鼠的小窩，對你來說已經不夠了。所以認識自己是一方面，去做是更重要的一面。

孔子在現代人眼中多半是溫文爾雅、非常紳士的，其實他除了崇文，還有尚武的一面，騎射都是他的長項。仁智勇，沒有勇，真正的仁與智，是很難達到的。

本末源流，把心定下來

聽眾：我有一些問題。我上大學的時候，每天做各式各樣有意思的夢，比如破案什麼的，我曾經記過一個星期，後來放棄了，事情太多了。另外，我有肩周炎，肩膀很痛，我媽媽也有。我戴隱形眼鏡，這幾個月眼睛乾澀，不舒服，怎麼能夠把我的近視治好？

李辛：你同時拋出了至少三個不同層面的問題啊。第一個關於意識流的問題，比如你是畫家，可能會屬於印象派，或者有詩人的傾向，你的精神特質是這樣的，是屬於發散型的，它能飄到比較遠的地方。這個是你的長處，但同時它會造成散的格局。

為什麼你容易眼睛乾呢？這和神氣散也有關，神氣散會導致能量流失。所以你也需要多休息、早睡覺，給生活做點減法，電腦、電視少用一些。你也是很通的人，你的流通度可能是我們這些人裡最高的。

聽眾：什麼是通？

李辛：通就是在精神層面和能量層面，與周圍交流溝通時，流通量比較大，速度很快，障礙和邊界比較少，但同時保護也比較少。就像湖水和大海之間的堤壩比較淺，海水一漲潮就直接進入了湖裡。通的人直覺比較強，你一定有很好的直覺，也許還能提前預知一些事情。一般的收音機只能接收十個電臺，你可能可以接收一百個電臺，雖然信息量很大，但是也很消耗能量。

神氣比較通又比較散的人存在一個問題，就是怎麼把這些資訊有序化。對你這樣的人來說，產生這麼多跳躍資訊的原因，就是接收得太多。你腦袋裡的想法，有些是你自己的，有些不是你的，是其他地方來的，或者是周圍的人，或者是某個時空，或者是過去。但是，你做為接受者未必都能分清楚，這個需要訓練，不然會帶來資訊過度和混亂的問題。

聽眾：這是不是靈異體質？

李辛：不是。是高敏感度，而且不夠穩定，所以就得增加穩定性。給你的建議和剛才那位女士的建議其實是一樣的。等你稍微再有點精神，就需要打坐了，打坐能夠幫助你們聚起來，增加穩定性和鑑別力。

聚起來之後，對於這位來說，工作效率會更高，對於那位來說，能在世間完成很多事情，因為她的精神力有突破性和建設性。但是，你目前的精神力還不夠，某些潛質還沒有條件實現，但對於你來說，你的神氣聚起來之後就能把靈感等這些東西，轉化成一個很有意思的創作，也許這是你能夠帶給大家的東西。

聽眾：我以前在讀研究生的時候，宿舍的同學跟我說，你應該把你的夢都記下來，我做的夢跟她不一樣，她是破案，我夢到我在高山的絕頂上練武功，還夢見我開一輛跑車，後面有海浪在追我，我還挺高興，因為它追不上我。現在這種比較有意思的夢，不怎麼做了。

李辛：我們傳統文化裡面有提到「本末」。這些夢的顯現其實都是「末」，雖然也是一種相應，我們可以花時間去研究，比如發展出一套睡夢心理學，或者睡夢文學。但是華人為什麼不發展這些東西呢？因為傳統認為這些都是末。

《大學》裡面說的「知止而後有定」，先把心定下來，定下來之後，才可能有明晰和實現的可能性。凡是從我們內心出發的想法，都將會有合適的時間、合適的方式、合適的條件把它完成。

現在常常有很多人那麼辛苦或盲目地去做某件事情，而且往往在尚未清晰之前就預先設定某個目標，認為必須完成某一步，才可能實現下一步。這是線性的思維，是現代媒體和大眾認為正確和被鼓勵的模式，但真正的生活是立體的，有無限的可能性，需要我們在靜定一些之後，才能有所選擇。

最好不要發生我們開著一輛比誰都快的跑車，但是開錯了方向這樣的情況。

《大學》裡面還講「安而後能慮，慮而後能得」。等到你定下來，就比較容易找到內心的原點，由此出發，來發展你生活的各個面向會自然一些，衝突少一些，更安心一些。

聽眾：我的肩周炎怎麼來自己調養呢？

李辛：你的肩周炎只不過是能量不夠了，這裡沒電，它帶不動了。所以當你的能量收回來了，它就會好。如果你去花精力治局部的話，局部會好，但如果整體能量不夠的話，其他地方也會出現問題，因為身體的電不夠用。

聽眾：是的，我最近腳趾也有問題。

李辛：你只要抓住最重要的——調整內心、調整生活，讓自己身心能量提高。先把這個東西抓住了，然後讓你的身體自己來解決所有的這些問題，如果還解決不了，再尋找下一步的方法。

聽眾：那麼，一隻鼴鼠就只能有鼴鼠的格局，是這樣嗎？

李辛：你的問題似乎是建立在「鼴鼠是小的，而小的是不夠好的」前提下。不要小看鼴鼠，牠在童話裡常常是個智者，肉體很小，心靈廣闊。童話並非只是幻想，童話是現實存在的原型。

我們容易被局限於有形有相的思想，我們看到的是鼴鼠住在這麼一個小洞裡，個子那麼小，鼠目寸光。但是，世界上的每一個東西，包括我們和這個杯子，所有東西都在不停地交流互換，不光是看得見、摸得著的有形有相的物質，也有看不見、摸不著的無形無相的資訊和能量在交流及互換，這些看不見的能量的流動，也使得我們可以移動自己相對固定的象限和格局，允許我們有可能變化和成長。

精神的發展是可以很開闊的，生活也有多種可能。現在的階段我是隻鼴鼠，那我就先做好鼴鼠，然後，如果我想發展，未來可以是別的。就像剛工作時我可能從小職員做起，但如果我想發展，就不會一直是小職員。

聽眾：您現在跟我們每個人接觸是憑感覺呢？還是憑您過去跟別人打交道，或者看病和做心理諮詢的經驗呢？

李辛：立足於經驗的用處不大，有時候反而會成為一個受限的阻礙。我來之前，並不知道我要講什麼，因為我還不知道你們是誰，所以剛開始的五分鐘我也不知道該講什麼東西，需要彼此先拋出幾個問題互相溝通一下，有共同感興趣的話題，才能找到對話的方向。

這就是因緣聚合，大家的神氣和心意都聚起來了，就可以一起去嘗試解開平時困惑我們的問題。所以這些講課內容不是我講出來的，是我們一起把它給展現出來了。因為你們是希望深入的人，平時已經在思考和澄清這些問題。

聽眾：我前一陣子剛從國內回來，這次我去了家鄉貴州，從小長大的地方，還去了省會貴陽，我在北京也生活了很多年。這次回國，我集中地跟所有不同時期的同學聚會。我發現，現在最羨慕在家鄉的那些同學，他們過得比較無憂無慮。

雖然他們也都要在社會上為自己的前途奮鬥，但就一方水土養一方人這個道理來說，可能我離開自己的家鄉越遠，消耗的能量就越多。我在想這個問題。

李辛：你自己要知道你是誰，然後找你合適的地方，做合適的事情。

聽眾：可是我們可能回不去了。

李辛：那倒是不一定。

聽眾：鼴鼠，可以是一隻非常快樂的鼴鼠；但是一隻老虎，可能是一隻非常悲慘的老虎，找到你自己的好狀態就行了嘛。

是不是必須吃素

聽眾：您認為飲食必須清淡一點嗎？是不是素食會比肉食要好一些呢？

李辛：要因人而定。單純從身體和精神上來說，食物偏素一點會使我們的身心流通和穩定一些。

按照中國的傳統，包括印度的傳統，都認為食物如果比較清淡，比較簡單，它產生的雜質就會少一點，對身體和精神的阻礙就會少一點。燒木頭和燒柏油出現的煙及氣味是不一樣的，同樣的道理，這代表食物的選擇還是很重要的。

整體的健康還涉及到個人的情緒、生活方式、運動量等，如果只是單純從飲食所影響到的精神或者能量的角度來說，多吃素比較好。這是一個循環，素食能夠使人心性平和，而心性平和的人比較不需要肉食。而從眾生平等的角度來講，不吃其他生命會使得我們更容易安心。

但在現實情況中，選取食物還是要根據我們現階段的狀態自然漸變，如果我們內心並不平和，還有許多東西要去抓取，還想控制自己和別人的欲望，那麼，這麼一個高耗能的身心模式，如果選擇素食，那只是一個意識上的選擇，這樣的選擇可能會給身心帶來一些損害。

是否吃素是一個自然的過程，最好和你的內心狀態相合。我不贊成強迫把自己和孩子變成一個素食者，這麼做的話，即使你吃素，也沒有太大的意義。因為**你在生活的某個點施加一個強迫的壓力，這個壓力會不可避免地蔓延到生命的其他層面。**而且，你可能身在其中卻毫無覺察。

聽眾：我有強迫過一段時間，但是不可避免的，因為別人請你吃飯，你說我不吃這個，不吃那個，最後還是得接受自己不喜歡的東西。

李辛：人的緊張和抗拒，會把素食帶來的益處給抵消掉。

我們受的現代教育都只是尋找單一因素，好像把肝調好，你的失眠就好了，或者把這個搞定，那個事情就解決了，其實不是這樣。我們存在於一個立體的、互相關聯的世界，所有的原因和結果同時存在並互相影響。

在解決所有的問題時，需要先處在一個相對合適的、安心的狀態，壓力才會比較小。最好讓自己先安心，然後讓周圍的人也比較安心，這樣的好處是，我們會減少在各處施加壓力所反彈回來的混亂，然後，我們生命中那個真正有壓力、需要好好面對的部分才會顯現出來，而我們也有精力和空間去嘗試化解。

對於那些過度喜歡葷食的人來說，我們需要推薦給他們一本書——美國的坎貝爾教授寫的《救命飲食》（*The China Study*），它裡面有很多現代科學的實驗，證明素食對於人體健康的好處。

任何建議都可以幫助已經偏失的我們，調回到一個不執不偏的中點。沒有什麼東西是一定好，或者一定不好，全看我們當下的狀態，看我們偏到什麼地方。所有能把我們引回原點的那個方向的人、事、物，都是好的。

聽眾：要看自己身心的需求。

聽眾：不能去追求某一個方法。所有人都朝著一個方法，好像不太對勁。

聽眾：其實我是吃素的，我覺得大家都還滿尊重我的。他們會很好奇地問：「你為什麼吃素？」我說是因為健康的原因。現在有很多人，尤其跟我們年紀差不多的人，都認為這是可以接受的，這也算是一個趨勢吧，因為他們自己也覺得吃太多肉了。我也不主張所有人都強迫性地去吃素。

李辛：我們需要先理清我們所有問題的主次，然後再去找最切題的方法，包括信仰和學習經典，這些都是營養，如果我們沒有消化的機制，就會成為一個負擔。

我們的約束和負擔已經太多了。如果你在消化不良的狀態中學中醫，那就會變成：這個也不能吃，那個也不能吃。學佛以後，得吃素。學了國學，每天還得念誦。我們需要換一個角度，所有好東西是能夠為我們所用，而不是來困住我們的，那不是更好嗎？人是自由的。

帶著覺知前行

聽眾：您剛才給了他們一些建議，您對我有什麼建議？

李辛：我能知道你現在的年紀嗎？

聽眾：三十九歲。

李辛：做什麼職業的呢？

聽眾：我在德國讀博士，這個博士讀得比較久。我從小到大，學業一直很順利，但讀這個博士時，中間經歷了很多事，比如教授去世，我只好換指導教授；我還生了孩子，但孩子小時候不太好帶，有段時間我把自己弄得很疲勞。很幸運接觸了中醫，把我從不良的狀態裡面解脫出來。當時我碰到一個很好的中醫，因為這個因緣，我一頭栽到中醫、國學，還有道家的世界裡。

李辛：你的博士專業是什麼？

聽眾：媒體學，剛讀完。

李辛：你覺得你是研究型的人嗎？

聽眾：我不是研究型的人。所以讀完以後，我就不想做研究了，我覺得我做不到。我剛來德國的時候，因為我先生要讀博士，所以我有上了賊船陪綁的感覺。

李辛：你給人的印象像一隻老虎，內在具有直接、快速、強硬、猛烈的特徵，你擅長做的是老虎的事。所以你不太可能留在貴州，那不像是你的領地。

聽眾：對。

李辛：從榮格、佛洛伊德的觀點來看，你讀博士期間，老是有這些意外的打斷，代表這個方向不一定是你當時最需要的，或者你內心有所懷疑。

聽眾：但我最後還是磕磕絆絆地念完了。一個不是很想做這件事情的人，卻把這個本來不應該做的事磕磕絆絆地做完了，我覺得挺諷刺的。

李辛：你已經做完了，可以把它忘掉了。這裡有一個重點，我想到一個故事，講過很多遍的。比如，如果一隻狗掉進一個坑裡，牠會怎麼樣？

聽眾：使勁往上爬。

李辛：然後呢？

聽眾：抖一抖吧。

李辛：抖一抖，然後牠頭也不回就走了，對吧？牠會回頭留戀這個坑嗎？

我們人會怎麼樣？有些人會待在裡面——我掉進去了，好慘啊；有的人甚至拉他都不要起來；還有的人好不容易爬出來了，然後永遠都守在洞口，見人就說：「你們看，好危險哦！還好我爬出來了，那個真危險，你們小心啊！」

聽眾：念念不忘。

李辛：對，但是他因此不能再往前走了。

我們一生會經歷那麼多的事情，哪有絕對的對錯？接著走你的路就行了，你的博士學位，你學過的所有東西，不知道什麼時候就會用到，可能未來還會成為你的重裝備。

聽眾：是，假如要去從事研究，還必須要有這樣一個學位，但是我不想搞研究。

李辛：那不也挺好嗎？老虎多了一對翅膀。

聽眾：我先生跟我的狀態不一樣。比如，我寫完博士論文後，就想把所有的事都抹掉，再也不想看這類書了。而我先生呢，他寫完論文以後，會興致勃勃地開始想下一步要寫什麼。

李辛：對，有的人容易和精神、思維架構發生連結，他可能是這樣。你是需要和現實生活發生連結的。你學的媒體學，也正好是跟現代生活、現實生活有很強烈的關係。

所以，老虎需要向前走，現在翅膀也有了，可以探索和建立新的王國了。以你的清晰度、專注力和堅韌的特質，可以把自己感興趣的領域和這個世界的需求連結得很好。

人的一生，總是在疑惑中摸索著往前走。前方道路的呈現和選擇，與我們的覺知力和意願相關，我們所喜歡的、追求的、害怕的、逃避的，都會出現，也會消失。

如果我們不停地往前走，有探索和澄清的意願，那麼，我們內心出現的問題就很快會有答案，並把我們帶到下一個路口，在下一個路口我們會更清晰、更平靜、更寬大、更放鬆一點。

所以，只管帶著覺知往前走就好，生活會給我們答案，只要我們願意澄清和探索。

第6章 放下焦慮，祝福孩子

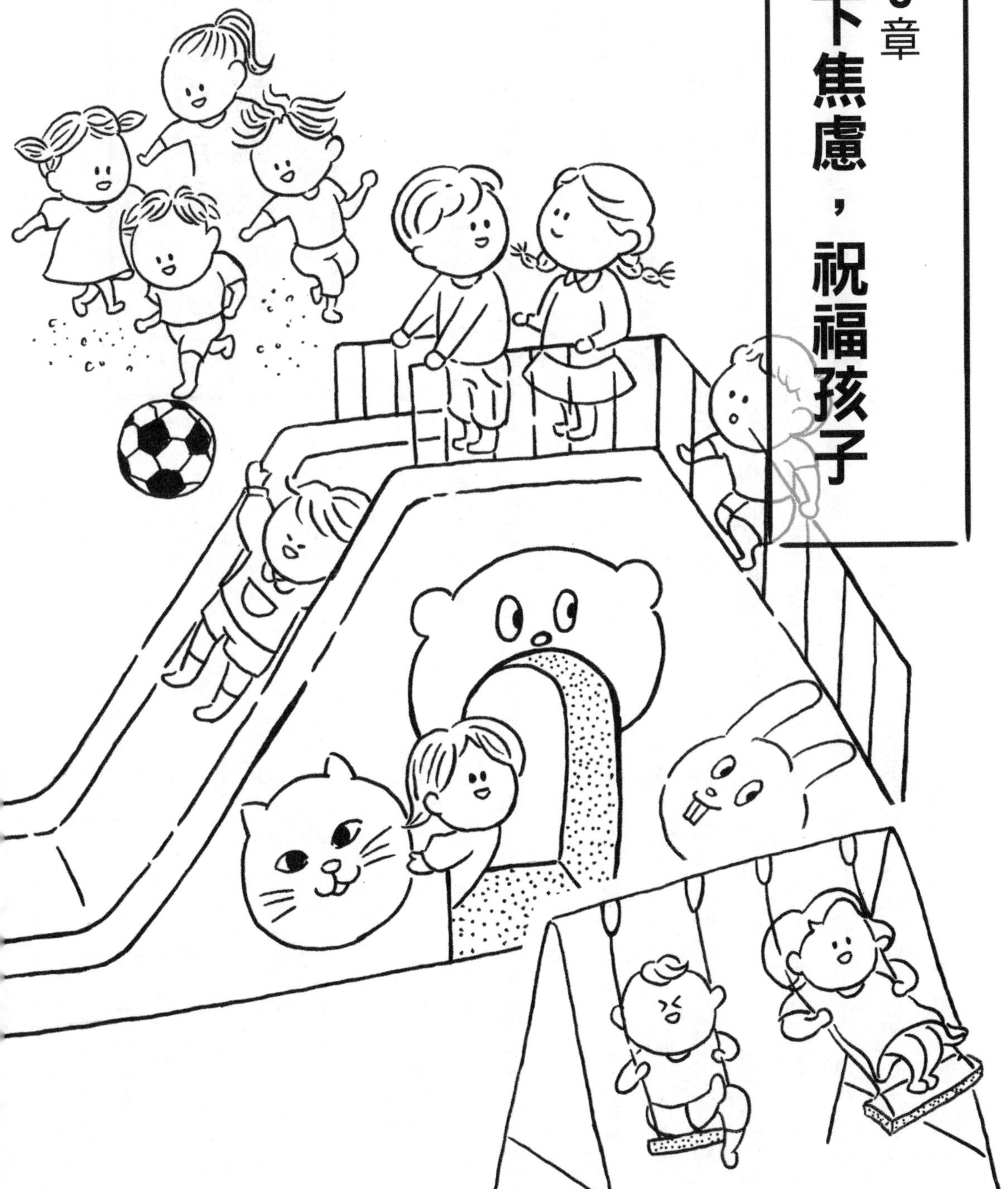

中醫視角看《兒童健康指南》

黃明雨：去年我們「人智醫學工作坊」請劉傑老師參加了兩次中醫對話。劉傑醫生和李辛醫生是好朋友，我想請兩位醫生和我們的老師、家長做個交流，不是正式的講座，就是互動，聊聊大家關心的問題。

我跟李辛醫生認識有幾年了。最近《兒童健康指南》出版了，我們請來米凱拉（Michaela Glockler）博士，辦了一個讀者見面會。米凱拉博士說，你們的中醫博大精深，如果再版的時候，能不能請你們的中醫幫這本書做一些補充，從中醫的角度來解讀孩子的身心問題，還可以從人智醫學工作坊的角度來看，比如孩子發燒和很多其他的症狀等，給出一個合理的解釋，包括提供一些實用的治療方法。這樣有兩個角度對照著來看，可能會比較有趣。

當時我第一念想到，找李辛醫生比較合適，馬上打電話給他。他以前在北京工作，現在主要在南方。我們在「華德福」和人智醫學工作坊沒怎麼交流過，但我們在電話裡一聊，他對魯道夫·史代納（Rudolf Steiner，編注：華德福教育創始人）很熟悉，對人智醫學工作坊也有些瞭解，覺得這是個好想法，但是實施需要一點時間。

所以，現在我們先從這本《兒童健康指南》談起，有些家長讀過這本書，這本書很厚，讀起來比較費勁。所以想請李辛老師講講他對這本書的認識，有哪些值得我們關注的地方。

李辛：二〇一二年我收到了《兒童健康指南》，兩本。讀完以後，我留下了一本，把另一本寄給一個好朋友，一歲小女孩的媽媽，她也在學中醫，她當媽媽之後，對養育孩子有很多疑惑，因為現在流行的各種中醫、西醫、心理學、兒童教育的觀點，互相之間有衝突，這本《兒童健康指南》非常有系統且完善，家長可以參考此書的思路和方法。

這本書第一部分的西醫內容非常清晰，有相對應的處理思路和方法，重點是提供一個思路，告訴你什麼時候需要去找醫生，什麼時候你可以觀察。這一點對目前國內的家長尤其重要。

疾病其實是整個生命旋律的其中某個節奏，旋律不可能永遠都像第三或第四樂章那麼蓬勃、那麼優美，也不可能永遠像第一樂章、第二樂章沒有衝突，只是在那裡醞釀。所以，當我們生病的時候，需要瞭解，這只是你生命的旋律到了這個節點出現的一個變化。身為家長，需要學習判斷它的風險性到底有多大，發展的方向是從光明走向黑暗，還是從黑暗走向光明，再決定是否需要馬上就醫。

現在很多家長，有的學過中醫，有的有不少西醫的知識。但面對現實問題，重要的不是知識，而是他有沒有能力、心力和精神來統合地運用這些知識。孩子一生病，很多家長還是只想到馬上找專家，因為他的知識還是一些沒有統合的碎片，沒有建立一個自己的思路。這本書的第一部分重點講了一個思路，還提供了家長自己可以處理的安全、實用方法。

中醫和西醫並不衝突，我們所認為的衝突，其實是因為使用它的人尚未理解它們各自發揮作用的層面。一個問題的發生，從來不會只是單一層面的原因，它既有物質層面的原因，也有心理學層面的原因，也有中醫所說的能量層面的原因，是一個同步存在的立體結構。

但是，要想找到一個入手點的話，如果問題很明確出在物質層面，而且原因在物質層面居多，西醫是非常合適的選擇，而且比較容易掌握。只有在能量層面出現明顯問題的時候，才是中醫出手的時候。這本書的西醫部分可以給家長們一個便捷的指導。

這本書最有價值的部分是關於兒童的發展、性格的形成、學習的過程、對美的感受，以及每個兒童獨有的模式。

孩子就像一個預裝的電腦，出生前已有裝好的程式，好比我們的電腦，有的是圖片處理功能比較好的，有的是音效卡、顯卡功能比較好的，有的是辦公功能比較好的。

目前我們的教育往往會給孩子的成長定一個標準模式，標準之外的特點和可能性往往不被鼓勵。而這本書在這個部分講了很多，怎麼去尊重和發現孩子未來成長發展可能的方向。這個尊重和發現不只是在意識上去完成，而是讓父母能夠透過感受完成的。就像我們聽音樂或者喝一杯咖啡，立刻就有全面的身心感受。我們用身心去感受孩子的身心，是厚的還是薄的，是穩定的還是靈敏的，去感受孩子生命力的特徵，去感受他的身、心、情感、思維等各個面向。比如，有的孩子天性就是情感部分很濃烈的，有的孩子可能情感有匱乏的部分，那麼他和家長建立的關係，包括他未來將要和這個社會建立的關係中，情感會成為他生命中某一階段的主要模式。

我的一位朋友在教育孩子的過程中碰到了一些問題。例如，這位媽媽有一位新加坡好友，好友是兩個孩子的媽媽，看起來非常通曉教育理論，常常帶著一種我是這方面的權威、非常有經驗的姿態和其他家長交流。她的兩個小孩子也確實表現得知書達理，比其他同齡的小朋友懂得更多的知識，而且能夠在需要的時候立刻說出：對不起！謝謝！你好！……成人社會的那些禮儀都已經熟練掌握。

這使得我的朋友開始擔心：「我的孩子好像不如她的孩子，我的孩子為什麼不合群呢？為什麼需要笑的時候她不笑呢？」她打電話給我。我問：「你覺得那兩個小女孩快樂嗎？」她說：「對哦，那兩個小女孩好像不快樂。」我又問：「那個媽媽快樂嗎？」她說：「那個媽媽好嚴肅哦，跟她在一起我有點兒緊張。」

這裡有個問題需要被平衡：知識、理論、行為規範……和人的精神狀態。

世界上有各式各樣的知識和學派，重要的不是學得越多越好，重要的是讓這些知識和學派來幫助我們生活得更好，更安心地面對一切。

當我們想用飲食來調理身體的時候，得先瞭解我們是什麼體質，最近處於什麼狀態。如果我最近有點上火，晚上也睡不好覺，有點煩躁，那就吃白菜、蘿蔔、清粥淡飯比較合適。我們可以把知識、學說、各種專家的觀點，也當作我們的日常食物，根據我們當下的狀態合理運用。因為我們最終的目的是完善自己，最好讓自己的生活更簡化一些，負擔少一些，有時間、精力去做對人對己有益的事情，而不是讓自己變成一個超級電腦，飛速運轉，一切掌握，應有盡有。

我們如何跟孩子相處，也是這本書裡很重要的一點。其實不光是跟孩子相處的問題，還包括我們家長如何跟周圍的人相處，如何跟周圍有生命和沒有生命的世界相處的問題，也包括我們在相處的過程當中，我們是一個什麼狀態？感受到了什麼？以什麼心態和行為來回應？家長的這些內在的東西對孩子的健康和發展，是非常重要的。

舉個例子。我那天去辦「臺灣通行證」，和接我的司機聊天。他問：「李醫生，小孩子的哮喘和咳嗽，該怎麼辦？」我問：「多大的孩子？」他說：「三歲，雙胞胎。」我問：「什麼情況。」他說：「定期發作，晚上會加重，咳嗽，出汗。看過中醫，也看過西醫。先是請醫生按摩，後來媽媽又去學按摩，學營養學，總之很用心。」這些看起來都是對的，營養補給也是對的。我接著問：「你們夫妻倆會不會經常抱抱他們？」他回答：「好像不多，沒時間。」

我跟他只是第二次見面，我問他：「您像是在部隊裡待過的，屬於那種非常堅強、剛毅的人。」他說：「是。」我接著問：「最近跟孩子相處得怎麼樣？」他說：「我最近罵孩子比較多，我覺得孩子很多事情都做不到位。」我說：「三歲的孩子哪有對和錯。」

這裡面要講的是什麼呢？我們一般都會注意營養均衡，但一個生命能夠健康成長，最基本的要素不只是營養、乾淨的空氣、有能量的土地、健康的大樹和花草等，還有一個最重要的是什麼？與父母精神的連結。對於小孩子，尤其是一歲以內的孩子，他們的個人意識還沒有成形，他們跟父母的關係其實是合一的狀態。

精神的連結與父母對孩子的關注力有很大的關係，這個關注力既不能太鬆又不能太緊。很多忙碌的父母也能抽出時間跟孩子待一會兒，但是他們的心不在孩子上，要看手機、看電腦，還有很多很多的事在腦子裡轉。有的父母學過傳統文化，知道把心放在孩子上的重要性，但已經沒有心力，因為平時忙碌的工作已經把他們給耗乾了，回家的路上還堵車一個小時，白天又窩了一肚子的火，不光是對孩子沒心力，對他的父母、妻子，還有自己，都沒有心力了。

這時，你跟孩子在一起的時候，你的光——西方說靈魂的光、傳統文化說的神光，已經黯淡了。這個內在的光也就是一切，它既代表你的內心，也代表你的思維和情感，也代表中醫所說的經絡氣脈、奇經八脈和氣血，其實它就是一樣東西。沒有這個東西照在孩子身上，孩子的身心就很難正常地發展。

所以，這個部分非常重要。第一是爸爸、媽媽要有這樣的精神力；第二是爸爸、媽媽需要有非常敏銳的感受。其實這兩個也是一個東西，只有有相對充足的精神力的人才會有感受，只有有感受的人，以感受的模式在跟這個世界交流，他才可能有生命力。

我常說，一件事情出現了，你的第一反應和決定，往往是最佳方案。當精神力不夠，就是電腦記憶體不夠，程式混亂，很多垃圾檔，電壓也不穩定，事情過來了你處理不了，需要慢慢分析，這是第二等的答案，這就是思考。翻百科全書，上網搜索各家觀點，這是第三等的答案。大家坐在一起腦力激盪，是第四等的答案。

我們從小得到的教育就是在裝程式，華德福也好，中醫也好，不過就是一套程式，但比較好的教育，它能讓我們能夠慢慢學會自己編寫自己最合適的程式。

人生就是在找答案，任何時候你都面臨選擇，做決定。中午是吃豆腐還是吃肉，飯是多吃一碗還是少吃一碗，這類瑣事上的思考方式，和你決定到底是嫁給甲還是嫁給乙，是出國還是不出國，雖然事有大小之分，但這背後的力量其實是一樣的。

這些決定了我們的生命力是以何種水準在運轉，也決定了我們的生命是以何種方式跟外界交流。所以重點是我們發展到了什麼層次，這個層次還不是指要修佛修道，打坐參禪，而是中醫或者傳統文化裡面說的，先做個正常人、平常人。這是我從華德福教育裡引申出來的一點東西。

這本《兒童健康指南》好在哪裡呢？西方人有非常敏銳的感受，又有非常系統的邏輯，對細節追根究柢，使得他們以非常清晰、符合現代人類思維理解的語言和邏輯，把這些感受——全人類共通的東西呈現出來。

生命力是可以變化成長的

聽眾：孩子是有生命力的，那這種生命力是不是佛家、道家講的「業力」？

李辛：生命力不是業力。生命力是生命發展的原動力，比較像燈光，燈光有大也有小；而業力，可以理解為習慣的生命力出口，業力往往是偏力，有善惡、好壞……各個不同，比較像有各種圖案的燈罩，光透過燈罩投射在牆壁上，形成各種不同的圖案，成為不同的人生。

比如，一部非常好用的電腦，晶片處理功能很強勁，記憶體大，速度很快，它的生命力就很強。業力的話，有點像是裡邊的各種程式，如果你做文字工作，那 word 會用得很習慣，如果你是做設計的，那可能 photoshop 很順手。但電腦程式用久了會產生垃圾，速度會變慢，還會阻礙正常的使用功能，也不能升級，最後會當機。

人有時會把自己當成工具，但人不是某個固定的工具，他不會永遠是螺絲釘或墊腳石，也不是可以拿來燃燒的東西，也不是消費品，但是，如果我們永遠把自己當成某樣工具的時候，本來一個具備無限可能性的東西（比如光），會被塑造成一個固定的東西（比如燈罩）。

一棵樹，它本來可以自然生長，把它砍下來之後變成一個鋤把之後，其他的可能性就很少了。所謂的業力，有點像把一棵樹變成鋤把的那個推動力，而它成為鋤把之後，就不會有人再把它當成一棵樹了，也不會以對待樹的方式去對待它，甚至不太會聯想到這個鋤把曾經是樹，開過花，有可能把根扎得更深，旁邊還會長出新的樹，它可以不是鋤把，可以是木桶或桌椅板凳。

可以變化成長的叫生命力。但是，如果這棵樹變成鋤把，而且慢慢地它認為自己「我就是鋤把」，而其他人見到它，也只看到了鋤把，那它的命運就被確定了——鋤把的命運，這個才叫業力。

我們所要做的，不是從此不再做鋤把，而是需要瞭解，我們可以什麼都不是，或者什麼都是。我們如果已經把自己固定為鋤把了，那慢慢地，我們可以嘗試一下，每天少做一分鐘鋤把，這就是開始改變。

如何判斷孩子的體質

聽眾：我兒子經中醫診斷是「人工性蕁麻疹」（皮膚劃痕症），就是皮膚被劃一下，就會起紅腫塊。膝蓋有乾性濕疹，白白的一圈，皮膚很粗糙，跟樹皮一樣。我想問問這是怎麼回事？還有，他最近一、兩年睡覺打呼嚕特別嚴重。

李辛：他幾歲？

聽眾：剛滿十歲。

李辛：他是比較結實的，還是瘦瘦高高的？

聽眾：有點結實，也比較瘦高。

李辛：我換一種問法，是屬於比較結實的那一類，還是像一棵小樹那樣細細長長的？

聽眾：算結實吧。小時候肉多一點，四、五年前上學以後開始瘦了。

李辛：在中醫來說，所有的病，只是一個變化中的片段。比如我們在這裡，一個正常的地方，有法律，有秩序，資源也齊全，所以我們的表現都差不多正常，好比人在相對健康的狀態。

假設「轟隆」一下，地震了，房子晃來晃去的，這個時候每個人都會有反應，但反應會不一樣，這個變化帶來的各種結果和反應，好比生病時候的症狀。

現在大部分的治療思路，會根據不同的反應來專門針對性治療。比如地震混亂的時候，有的人被晃得頭暈，就給你吃治療頭暈的藥；有的人特別緊張害怕，就給他吃放鬆的藥。但是，根本原因是因為地震，應該先逃到安全的地方。

按照中醫的思路來說，人體有「常與變」，而變化是無窮無盡，怎麼也追不完的，讓人體回復到正常狀態，就不用再追那個「變」了。

我先說說判斷孩子屬於偏結實型的思路。

第一，我們要看他的形質。比如，張飛是比較厚實的，林黛玉是比較薄的。一個厚，一個薄，這是形質，是很重要的一個分類標準。

張飛很厚，他能吃，也比較能扛事，三天不吃也行，一次吃三天的量也行，受了風寒暑濕也沒問題。厚的人，就像一個桶子一樣，什麼都能盛在裡面，這是一類人。

林黛玉呢，形薄氣弱，過於敏感，掉一朵花，也覺得很痛苦，受一點寒，會咳嗽，像淺淺的玻璃杯一樣，裝一點就滿了，敲一下就碎了。

厚的人年紀大了，如果沒有運動的習慣，又吃得太好，就比較容易得高血壓、高血脂、痛風，腦壓也比較容易高，要是生氣發怒，還容易腦中風，因為厚的人管道壓力比較大。所以，一個結結實實的小胖子，二十多歲的時候會長很多青春痘，脾氣比較大，腳很臭，晚上容易出汗；到了三十多歲，晚上睡覺會打呼，吃多了嘴容易有口臭，舌苔也會比較厚；到四十多歲，如果常常喝酒比較多，吃肉多，血脂就會比較高，還可能有酒精性脂肪肝。

張飛這種類型的人，如果能很早就遇到像劉備這樣的領導，能意氣風發、事業發達，那還不錯，如果一直是一個志向得不到發展的角色，可能就會有肝囊腫、肝息肉，或者膽結石。如果是女性呢，可能會有嚴重的乳腺增生。

人到了四十歲，陰氣自半，原裝電池板已經用掉一半了，沒有足夠的能量撐在那裡，下焦的火——元氣也起不來，整個循環都弱了下來，那就會出現下一個階段的病狀——身體深處開始堆積很多轉不動的垃圾。但是，身體的能量不夠用了，清潔工人越來越少，只能清掃重要的大馬路，小馬路和弄堂裡的髒東西已經沒人管了，只好先放一放。

如果比作空調，年輕的時候就是功率很大的空調，房間每個角落都能加溫，等到四、五十歲或五、六十歲，只能讓最重要的幾個房間保溫，邊邊角角的房間都到不了了。手腳容易冰冷，也是這個原因。其實是氣不夠，氣脈堵塞了，也就是西醫所說的微循環障礙。血管堵塞也好，血黏度高也好，其實都是不同的概念，就是一個相，本源是一個，從「本」上去體會比較容易掌握。到了這個階段就容易有痛風、糖尿病這些問題，根據個人不同的體質，症狀和病發位置各有不同，也可能有骨質增生、腰椎間盤突出、膝關節問題。

如果脾氣不好，又淤在裡面，本來騎馬打仗的人，去做了個小小職員，還被不會用人的主管壓在那裡，會堵得更厲害。騎馬打仗或者施展抱負能把多餘的能量用掉，能把心氣、肝氣、肺氣都舒展出來。要是堵得更厲害，這些力量淤在那裡，可能會變成風濕，也可能變成僵直性脊椎炎。

如果已經狀態不好了，自己還不好好睡覺，晚上習慣性熬夜，時間久了下焦精氣就不足，神氣容易散，如果加上情緒不穩定，還可能引發西醫說的「自身免疫系統疾病」，比如紅斑性狼瘡……

老了也有兩種可能。第一種可能，裡邊的能量還有，還有力量頂在那裡，維持原來的運作格局，但身體內粗粗細細的管道已經用了六十年，很多地方都堵住了，隨時會因壓力過大而炸掉，就看在哪裡是薄弱環節，有的是眼底血管比較薄弱，有的是視網膜，有的是腦血管比較薄弱……這是第一種情況——壓力型的。

第二種，火不夠了，還要拖那麼大一個身體，就像是一座老舊的大樓，一共十二層，但是水壓只能打到三樓，上面幾樓就得自己慢慢拿個小桶提水，所以他哪兒都去不了，就能窩在那裡，動一動就氣喘，心臟也會慢慢變大。暖氣系統也只供到六樓，所以就容易手腳冰涼，因為遠處沒有能量到達。如果有糖尿病的話，遠端的腳趾就容易發黑、潰爛。

這些都是厚的人需要避免的老化方向，大家從細節去觀察，觀察自己，觀察周圍，不要等嚴重了再想辦法。

薄的人就說一點，比如林黛玉，她的生命太纖弱了，身體的問題更多的是受到情感、思想的影響。

回到你孩子的問題上來，既然他有很多地方都在發，而且是慢性地發，表示身體裡有堆積的東西。他膝蓋上的乾性濕疹，其實是身體從內部往外通垃圾的一個長期的出口。

身上的「人工性蕁麻疹」代表什麼呢？代表身體的垃圾散發出來的氣味或者粉塵挺多的，而且還有個壓力頂在那裡，稍有震動，裡面的氣味或粉塵「砰」就出來了。這就是為什麼輕輕一撓，紅腫塊就出來了，這是高反應性，表示他身體壓力很大。我們不喜歡身體的這些症狀，它讓我們不舒服，但站在身體的角度，其實它是在努力地把這些髒東西排出去，它找到了固定的管道——膝蓋，以及非固定管道——哪裡撓哪裡腫。

這有兩種治療方法：

第一種，有些中醫習慣用大量的清熱解毒藥把症狀壓住，症狀可能會暫時沒有，但是脾胃可能會受累，就像陽氣被一大桶冰水澆熄了。小孩子的體質從此下降了一大截。西醫用抗過敏的藥也有類似的問題，症狀暫時沒有了，但是垃圾在身體裡越堆越多，對體質的影響也很大，藥一停就又會發作，而且隨著年齡增長可能越來越嚴重。

第二種，想辦法把垃圾掃出去，但是不能毀掉房間，不傷害內部。可以吃一些流通性的中藥把身體裡的垃圾送出去，好比把門窗多開幾扇，讓空氣流通起來。還要找到這些髒東西的源頭是哪裡來的，把這個源頭清除掉。我們可以改變的因素有：第一是食物。身體內部已經積壓很多的人，食物要簡單一些、清淡一些。像傷害脾胃的又冷又黏的冰淇淋、又辣又黏的油炸食品，這些東西要盡量少吃。晚上也要少吃一些，尤其是葷菜。晚上是人體關機充電的時間，再給身體填一肚子葷菜，身體還得半夜加班把它消化掉，而且還沒辦法充分消化，這也會增加多餘的髒東西。

除了飲食調節、吃藥，身體還需要好好地「開」：大量地運動。

我得過比較嚴重的過敏性鼻炎。當時快兩個月了，我媽很擔心：「書上說這是螨蟲引起的，一輩子也好不了。」那段時間我喜歡玩遊戲，玩到半夜，也不運動，喜歡吃肉，還喝酒，我知道這些才是真正的原因。我跟我媽說：「一個月之內能治好。」我沒有吃藥，只把這些惡習全部改掉，晚上就喝粥吃青菜，每天早上起來跑步、打拳兩個小時，不到一個月就好了，到現在已經十多年了都沒有復發。

我只是把窗戶打開了，並且不再快速製造垃圾，年輕的身體又有能量，原來堆積的那些讓身體通道堵塞的垃圾，很快就被消化、排掉了。

身體的垃圾，也可以稱為「毒素」或「污染」，是讓我們的身和心消化不良的東西。比如我每天老老實實做一些力所能及的事，偶爾講講課，但是如果每天都要講，時間長了，我就可能消化不了，這也會變成身心的毒素。

所以你想一想，在精神上，這個孩子有哪些部分消化不了。還有一個問題，你覺得孩子的精神、心理狀態穩定嗎？

聽眾：現在穩定多了。他有點調皮，換過三個幼兒園，以前的老師管不住他，老是把他趕到團體之外，這個可能給他造成了很大的壓力。如果同學圍攻他、排斥他，是他的死穴，這時候再把他往外推的話就一定會爆炸。

之前在傳統學校待了兩年半，那些功課對他來說挺難的，所以有好多壓力。現在好很多了，他現在是不是內部的毒素在往外發，這兩年才有的。最近兩、三個月，左腳兩個腳趾頭爛，不知道是濕疹還是腳氣。

李辛：是什麼名稱沒有意義，找背後的原因才有用。比如醫學上，每年都會有新的發現，分類越來越細，現在的產後憂鬱症、老年性憂鬱症，一九八〇年代都歸在神經衰弱一類裡。分類細了看起來很科學、精確，但循著細枝末葉也會導致抽離主幹，和根本越來越遠。

「標籤化」是認知科學裡的一個重要概念，我們人類喜歡標籤化，喜歡命名，這是一種應付模式，容易造成簡單化的認知和盲從。

剛才你說了孩子心理壓力的某些來源，這是個重要的原因，過敏不光是生理上的問題，也是內心的問題。對孩子來說，他對環境中產生的壓力沒有辦法消化吸收，就會累積並反應在身體上。如果能和同學或老師保持正常的交往，互相是正面的態度，孩子就不光能獲得知識、獲得關心，同時也能獲得滋養的能量。生命力需要在自然流動中成長，所以，當我們的生命力不能自然流動的時候，學文化、學傳統、學經典、學什麼都是白學，還會丟掉健康。

還有一點，我覺得你的精神狀態也不夠強大到能夠支撐他，因為你偏向於林黛玉這一類的。

聽眾：這兩年我身體不太好，也正在調整。

李辛：孩子的性格是屬於？

聽眾：陽剛型的。

李辛：他內心會比較敏感嗎？

聽眾：會。

李辛：從精神方面有很多分類，最簡單的可以分成兩種：穩定和敏感。比如林黛玉是高敏感度，低穩定性，她能感覺到花的痛苦，但是因為不穩定，所以被這種痛苦擊垮了。

最好是高敏感度，高穩定性。哪怕是低敏感度，高穩定性，還是能成為有用的人才。穩定性是第一位的。

現在流行文藝青年、小資，但是我發現這個群體裡面低穩定性的人很多。低穩定性加上高敏感度是比較危險的，任何東西都能打動你，然後你的生命方向隨時都在飄搖。

增加敏感度的方法有很多，學佛、學道、吃素、少吃一點，都會起作用。怎麼增加穩定性呢？加強身體訓練，比如長跑、伏地挺身、深蹲等能讓肌肉強壯起來的訓練。你也需要身體訓練，這是增強穩定性最簡單的方法。我們大部分華人非常缺乏身體訓練，這一點需要所有的家長和老師一起努力，要讓孩子們有規律性運動的喜好。

我原來治療的憂鬱症患者，很多都是高敏感度、低穩定性，他們的能量隨時都在耗散，最後身心內部就沒有能量了，就像手機電池板沒電了，然後就什麼都不行了，覺得生命沒有意義了。

當我們的生命力或者身體能量很低的時候，你只能啟動那些最低版本的程式，用低版本程式和世界交流，一切就會變得一點都不好玩，好像都失去了意義。當我們的生命力很強的時候，就是一個比較高配備的電腦。第一，你可以用最高級版本的系統，第二，你還有足夠的空間和記憶體可以下載新的軟體，這才叫「不要輸在起跑線上」。

孩子處在高版本和高能量狀態，就不會輸在起跑線上，因為他一直都是在比較高能量的狀態去接觸那些好的東西，他的神氣會非常靈敏且相對穩定，他面對周圍一切新鮮事物的學習力、領悟力都會非常深入、準確，而且平衡。一個高版本、高能量的，有很強生命力的孩子，必定是神氣周全、身體相對健康、容易體諒周圍人、比較愉快的、綜合能力比較強的孩子。

通常，生命力的強健和身體的強健有直接的關聯。

「四肢發達、頭腦簡單」這種說法已經被科學家推翻，他們在實驗中發現，透過身體的運動，大腦的神經細胞會重新生長。而每一次的生長都意味著獲得一種新的學習模式，並形成更深入的思考能力。

身體運動有很多容易入手和安全的方法，如深蹲、伏地挺身、慢跑……如果能學習傳統武術則對身體和精神能量的平衡都有很好的益處，尤其是林黛玉型的，還有就是總需要媽媽抱的、需要更多關注的，這種孩子一定要鍛鍊身體。

我們總結一下：父母和孩子在一起的時候，父母就是一個wifi，是一個傳輸節點。如果父母比較穩定，就會提供給孩子比較穩定的、正面的環境氛圍，對孩子來說，就是一個很好的保護和滋養。孩子也是以父母為參照物的，所以，身為和孩子相處時間最多的人，父母需要更多的穩定性，需要更多的運動，需要早一點睡覺，減少使用電腦、電視、手機等消耗能量的東西。

孩子和父母的能量是一個整體，好比U形管，如果爸爸、媽媽的精神狀態和身體狀態都比較低的話，孩子就給帶下來了。所以，我們不要以為總是大人在照顧孩子，很多時候大人在不知不覺中耗費了孩子的能量，尤其是那種常常深夜十二點才回家的人，家長總是這樣的話，他的孩子身心狀況是很難好轉的。

所以，如果你僅僅是看到了濕疹或者人工性蕁麻疹，而沒有考慮背後的深層原因的話，這個病好了，下一個階段還會出現新的問題。青春期的問題、男女朋友的問題，永遠都會出現問題。如果我們能夠慢慢清楚我們的體質、心質是什麼狀態，需要怎麼調整，那麼我們從一開始就可以合理運用東方和西方所有這些好的資源和方法，去發展我們，去豐富我們。

所有的東西都只是我們人生旅途的裝備。我爬山有一套裝備，打網球還有一套裝備，需要就拿出來用一下而已。我們需要認清楚這個階段需要什麼，我的孩子需要什麼，需要的時候你把它裝上，再根據需要升級到新版本，換新的裝備，面對新的關卡。

這裡面最重要的一條是，如果你一直盯著這個病，就會把它放大，並且固化。之後，你的生活永遠都是圍繞「要治這個病」的相關問題，很多讓我們回到正常生活的事情就被遮罩掉了，不做了。然後，你的思想當中，有關孩子的世界藍圖，都只是這一幅灰黑色的圖畫，這樣會阻礙孩子回到正常的生活，回復健康。這些圖畫要從你的思想中刪掉，這都是有害的病毒網頁，不利於孩子的成長。這些都做到了，孩子肯定會好。不是你把它治好了，而是孩子的生命力在一個自然的、健康的、平衡的環境中恢復了，生命力能夠治癒一切。

華德福的教育方式也能夠幫助孩子恢復生命力，有這樣一個環境，彼此就可以正常交流。我們自己，如果在對的環境，和對的人，做對的事情，那每年都會有好的轉變，身體會慢慢好起來，智慧會慢慢增長，勇氣也會更大。

孩子都是這樣一步步地成長，最後他的生命自然就能把沿途的阻礙都解決掉。找對醫生的作用，只不過是在動用這個人本來有的生命力，稍稍快一點把阻礙克服掉而已。但是有些病還沒有條件很快去克服它，你用一個東西去強行克服它，一個是病未必能好，另一個是病表面雖然好了，但可能會把其他更重要的部分給破壞掉。

讓孩子做他自己

劉傑：咱們都會說「不要讓孩子輸在起跑線上」。很多時候，我們可能讓孩子跑錯了方向。

《兒童健康指南》是在指導一個方向，不光是一個健康的方向，還有成長的軌跡。

我作為一個八歲男孩的家長。孩子很小的時候，你就會發現，不同的孩子有不同的性格、不同的反應模式和不同的方向。如果你能夠尊重孩子的方向，你得看他是哪個類型的，並允許他在他的軌跡上走。

同樣一件事，比如這個孩子很快就把事情做完了，但是很粗糙；那個孩子就慢慢騰騰，老是做不完。快孩子的家長就會說：「你看看你怎麼做得這麼急，人家多細心。」慢孩子的家長會說：「你看人家多伶利。」家長永遠是在一種糾結之中。

舉個具體的例子，我的小孩是屬於比較敏感又比較有活力的。他的敏感是在畫畫、編故事方面。這種不講規則、有創造力的方面他會很出色，但是你讓他做需要體力的事，他就不行了。

怎麼辦？就要跟著這個孩子的特點，比如我給他報了繪畫班，他很快就在繪畫班裡脫穎出，老師很欣賞他。他畫鷹的標本，老師說他的畫最好，為什麼？那三隻鷹的標本是張開翅膀的，他畫的是張開嘴在大聲地叫，實際上那鷹的標本是閉著嘴的，所有孩子都畫的是閉嘴的，只有他畫的是張開嘴的。老師說：「為什麼你畫的是張開嘴的呢？」他說：「因為這個鷹在大叫，牠在振翅欲飛。」他感受到了鷹是一個有生命力的東西，別的孩子就在那兒照著畫，低頭、抬頭、低頭、抬頭……

畫畫是他出色的方面，但是，你讓他踢球，體力方面的，他就是最慢的、最差的，老師做了好幾遍示範動作，他還沒反應。但我還是讓他報了足球班，為什麼呢？因為木桶的容量取決於最短那塊板，你不可能把這最短的板加長太多，但是你至少要達到一個平均水準。

我兒子踢球大概一年了，頭半年他是這個班裡面最差的，後來又招生，等於是兩個班了，大概不到一個月的時間，他又成了這個班裡最差的。因為我喜歡踢足球，每次上課我會在邊上看著，拿筆記下老師的動作要點，但是我不跟他講要點，下次他又做錯了，再下次又做錯了，但是我都記著。

雖然他是最差的，但是好處在哪兒呢？他跑得最慢，帶球速度最慢。老師說最慢的繞場四百公尺跑一圈，他就去跑一圈；最慢的做二十個蹲起，他就做二十個蹲起。經過兩個多小時的這種訓練之後，老師說：「誰還願意主動再繞場四百公尺，再跑兩圈？」他舉手了。一共十多個孩子，有六個孩子舉手，其中三個孩子溜溜達達地走，他跑第三名。

我在邊上給他鼓掌，等他跑到終點我抱起他，對他說：「你真棒，你能跑第三名。」他說：「爸爸，其實我是最後一名。」我說：「為什麼？」他說：「因為後面三人放棄了。他們都跑得比我快，他們要是沒放棄，我還是最後一名。」我說：「最重要的是，第一，你主動舉手了；第二，你堅持跑完。不要考慮你是第幾名，你堅持跑完就是最好的。」而且，那三個小孩一看快到終點了，就抄近路跑過來了，我兒子就沒抄近路，還按著原道跑過來，這個非常好。

你不可能讓這種體質的孩子再去怎麼練，要不就過分了。頭一天週五的訓練，兩個半小時再加上跑，將近三個小時，他精疲力竭。第二天，幾個家長帶孩子一起爬陽臺山，兩個香山鬼見愁的高度，海拔一千多公尺。從早晨八點到下午四點，就他一個堅持爬到最高峰再下來。

結束後，人家就很驚訝，他不是體力不行嗎？怎麼能夠做到呢？

身為家長要肯定孩子，孩子其實有一種內在的東西，我們跟孩子相處，就要看你能不能尊重他這個內在的東西。我們需要冷靜地判斷孩子到底是哪個類型，既看到他的長處又要看到短處，留心什麼時候該鼓勵一下，什麼時候該提醒一下。

每天晚上我都給他講故事，其實我就是講一個開頭，讓他成為這故事裡的其中一個人物，然後我問：「後面呢？」他就開始講了。

當你發現他白天有什麼問題，你在講故事的時候可以把這個編進去。比如說他害怕、膽小，我就給他編故事，編班裡他最喜歡的那個女孩跟他一起去探險，出來一頭熊，我說：「哎呀，那後邊呢？你就看他怎麼辦？」

他說：「我大喊一聲，快跑啊，就跑了。」我說：「如果你跑得沒那麼快呢？」他說：「那我就躺到地上裝死。」我說：「那個女孩兒怎麼辦呢？」他說：「我就擋在她面前。」我說：「你不怕熊吃掉你嗎？」他想了想說：「沒關係，我擋在她面前裝死。」

你不可能讓他去跟熊搏鬥，但是他能擋在那個女孩面前，我覺得這個故事在相當大的程度上就成功了，是吧？這得益於咱們華德福的那本書——《故事知道怎麼辦》，它大概的意思就是怎麼針對他當下的情況去讓他發現，讓那故事的情節去帶動他內在的那個改變。

我自己從小到大，一直有一個觀點，只有強者才能快樂，所以我就不斷地要做強者。中學的時候，春夏秋冬每天都起來跑步，哪怕下雪、下雨都起來跑步。我發現我很不快樂，非常不快樂，做強者可以各方面很不錯，但還是不快樂。

而我兒子這兒也不行，那兒也不行，我覺得不可思議，我說他為什麼考試就能倒數兩、三名，最後一名是經常沒來上課的。我和妻子很糾結，她一考就是班裡第一名，我總是班長、團支書什麼的。

我覺得不可想像，這怎麼可能呢，但是慢慢地我接受了。接受什麼呢？孩子真的有不同類型，你不要讓他考試怎麼樣，怎麼樣，你要讓他做自己，然後他真的就不同了。

所以我現在覺得讓他做一個他自己能開心、還能讓別人開心的孩子就好了。你不能光自己樂，別人跟你在一塊兒痛苦。

再有，能不能讓孩子做一個負責任的人？首先要對自己負責任，然後對家人負責任，對朋友負責任。

每次踢完球，雖然他的表現是最差的，但是他第一件事情幹嘛呢？飛跑著幫老師把塑膠的球標撿起來，頂在腦袋上給老師，他會做這樣的事情。

一個能夠負責任的、能夠快樂的孩子，他的成績自然就上來了，現在已經到中等了。我跟妻子說，我現在已經徹底放棄讓他成為出色的那個目標，但是我每天都盯著他的作業。你看那又算錯了，這個也算錯了，他改了，我也不批評他，不指責他，只是給他指出錯誤就可以了。就是陪著他去成長。

我相信他以後在社會上可能不是什麼菁英，也可能會，但沒有關係，他會成為負責任的和快樂的人。

作為父母，這就應該可以了。

幫孩子疏通積聚的能量

聽眾：我的女兒七歲，三、四年來聲音總是啞的，有時會說不出話，檢查是聲帶小結節。她的腳容易涼。

李辛：她開心嗎？

聽眾：挺開心的。

李辛：每個人的行為模式是不一樣的，她可能屬於那種很動感情地說一些東西的人。

聽眾：是的。而且她容易急，她所有的情緒會「嘩」一下爆發似的全發洩出來，她想哭就哭得很厲害，哭完就過去了。她很多東西會跟我說得很清楚，比如說她內心的感受，她是一個很敏感的孩子。

李辛：一種可能是她的這個程式，這部電腦出廠的時候，裡邊有很多和情緒有關的程式和檔案夾一起帶來了。而且這些情緒成為她現在這一階段主要的表達情緒，因為這些過去的東西大量存在，使得她在跟這個世界交流的時候受到這些東西的影響。

聲帶小結只是她跟這個世界的交流及其他方面不調和的部分，顯現在身體上的、能用我們現有的儀器檢測出來的肉體疾病。

問題是我們會把所有的注意力放在聲帶小結上，我們的思維模式會把這個檢測結果當作原因，但是這個其實不是原因。

需要考慮的是這個孩子的行為模式。她真的開心嗎？她強烈地把情感爆發出來，和平常就可以自然地把內心的情感流露出來並跟你交流，是不一樣的。

第一種情況可能是平時自然流露的通道不夠，累積再累積，然後就是春雷一聲響，「嘭」地把積聚的能量一下子發洩出來。有沒有這部分，需要你去體會。

積聚的能量不僅僅表現在現在的聲帶問題，也會在生活、身體、思想、行為的各個層面顯現，我們需要學習體會更深入細緻一些，幫助她平常有更多的交流疏導通道。

能量不足的媽媽和弱視的孩子

聽眾：我女兒出生的時候有一隻眼睛是弱視。四歲時左邊視力是〇・一，幾乎是失明的狀態，只有光感，她顏色感覺很差，現在到了〇・六，但另一隻眼睛的視力是一・五。我想瞭解有沒有什麼好的方法。

李辛：她現在幾歲？

聽眾：九歲。

李辛：我們現在只是說思路，不是說方法。思路有各式各樣的可能性，今天我提供其中的一種可能性，但不是唯一的標準答案。從中醫來說，視力的問題和腎、膀胱的能量比較低有關。

聽眾：她剛上小學的時候頻尿特別厲害。

李辛：我們說過孩子的能量和家長有關係，你覺得你的精神足夠應付日常生活嗎？

聽眾：不夠，覺得很累。

李辛：你的眼神有點模糊，你自己的腎氣也不足，這方面會影響到孩子。

奏。

不光是遺傳，人和人的相處與交流其實是一種共振，能量會在相互之間流動。但如果你的能量比較低，你的孩子能量也不會高，那你們的弦樂二重奏就很難有動聽的高潮，很難有歡快的節奏。

要治療身體的疾病，最大的調節閥門還是在生活中。你要在你們倆的世界中去尋找一些有力量的元素，把它帶入到你們的生活當中，這個是大方向。

具體的中醫治療，你們倆可以灸一灸腎俞穴和命門穴，你可以把手搓熱了以後再搓孩子的後腰，也可以用附子理中丸貼肚臍。

聽眾：我以前情緒有問題，有時候對她很生氣，會暴怒，現在好一些，但偶爾也會……

李辛：情緒是我們的一套軟體。當我們的電腦記憶體很少，或是能量很低的時候，電腦就容易當機，我們暴怒的時候就是其中的一種當機狀態。處在當機狀態時，就不要再努力做什麼了，先放著，等自己狀態正常了，再說話做事。

放下焦慮，祝福孩子

聽眾：我有件很急的事兒。是有關我哥的小孩，孩子生下來非常小，才二．五公斤。西醫診斷說是胎盤小，臍帶細，所以提前剖腹產。孩子在保溫箱裡待了兩週才回家，今天剛剛滿一個月。吃母乳就拉稀，西醫的辦法就是把母乳全部停掉，然後往孩子腦袋上的血管打營養液。提到這個事兒我很痛苦，但也沒有辦法，就這樣忍到兩週後才回家。孩子回家後恢復吃母乳，最近又開始拉稀，拉的是水狀的，經檢查裡邊有白血球和紅血球。一個月的孩子才三公斤左右。

我感到很奇怪。六、七年前，我生兒子的時候也遇到同樣的問題，檢查是「母乳不耐受」。這回是我哥哥的孩子，我挺困惑的，不知道為什麼、怎麼辦？

李辛：所有的「不耐受」其實和剛才的「過敏」是同一個問題，除了物質，包括我們對文化也有過敏，當有些東西我們吸收不了的時候，就會變成有毒的東西。

所以「不耐受、過敏」是我們轉化能力的問題，包括牛奶過敏、雞蛋過敏、麵粉過敏，甚至白米過敏……當我們的身心能量比較高的時候，我們可以消化、吸收它們，能把它們轉化成身體需要的養分。現在流行查一百種食物過敏源，但它是一個表面的檢測結果，不能告訴我們背後的原因。

我不贊成讓剛剛生下的孩子脫離母親去一個孤立的環境，比如保溫箱。嬰兒時期與母親的身體和精神的連接非常重要。如果不得已發生這種情況，要爭取讓媽媽陪在附近或是常常探望。

孩子能從這個階段過來，表示他的生命力還是很頑強的。現在孩子已經出院回家了，醫院認為他還有危險嗎？

聽眾：是這樣的。他在兩週內體重一點都沒有長，出生是二・五公斤，按說這兩週是長得最快的。出院的時候已經餓了一週，沒有吃東西，慢慢到餵配方奶，配方奶吃過幾次沒拉肚子，醫院認為他可以回家了。當時也是我強烈要求的，因為在醫院，不要說讓媽媽陪著孩子，實際上連見都見不著，醫院規定，只有在每個星期二的下午能見三分鐘，特別可憐。所以到家……

李辛：打斷你一下，我的問題是，他現在有生命危險嗎？

聽眾：基本上沒有問題，醒的時間開始變長，晚上拉大便的時候稍微哭一點。

李辛：就是看起來他沒有生命危險，不需要再進加護病房？

聽眾：是的。而且醫院也沒有再建議回去。

李辛：所以，現在最重要的一點是，你要把這一頁翻過去。孩子已經上岸了，但是你還留在水裡掙扎。

聽眾：他再拉肚子怎麼辦呢？不管嗎？

李辛：要管。但是你還處在水裡拚命掙扎的狀態，或者孩子的家人都像你這樣，那會比較麻煩。

聽眾：我是比較緊張，因為我接觸了華德福，知道媽媽和孩子是連在一起的，所以我從一開始對他們母子分開就比較焦慮。而且我不明白為什麼他跟我兒子是一樣的症狀！因為母乳不耐受很少見，但我們家為什麼就有兩例呢？

李辛：母乳不耐受和孩子的脾胃消化功能有關，而脾胃功能和精神是同步的，嬰兒的精神又和周圍照護他的家長有關，所以，最重要的是你得先把這一頁翻過去。加護病房啊、腦袋扎針啊、母子分離啊、母乳不耐受啊，還有你著急的心態，你需要把這些先放下來。

當孩子的家人或是孩子周圍的人非常焦慮、震盪的時候，那個無形的能量場不光是小孩會繼續不耐受，敏感的大人也會不舒服，連周圍的花花草草也會長不好，貓貓狗狗也會逃走。

聽眾：那我離他遠一點比較好？

李辛：對於關心孩子的家人來說，在不在身邊都有很大的精神連結。即使你在這裡，孩子遠在美國，你的心連著他，你的緊張一樣會影響到他。所以你要學著放下已經過去的這一頁，這一點是至關重要的。

這對每個家長都一樣重要，不管發生大問題還是小問題，需要先把家長的低穩定性調整過來，這是一個破壞性的震盪。這個狀態從佛學的角度來說，會不斷生出新的事端，帶來新的「違緣、障礙」。

孩子吃母乳拉稀比較常見，不是一個特別嚴重的病，隨著身體自然的發育成長，自動會建立一個平衡的狀態。

我的建議是：在他可以接受的範圍裡給他吃一些母乳，如果不能吃母乳就給他吃米粉，也可以兩個放在一起，根據他大便的情況來調節比例。

很多孩子從小沒有母乳也可以成長得很好。如果你持續擔心，不如轉化成給他祝福，其實就一個念頭：願這個孩子能夠放鬆下來，跟這個世界接通、成長，能夠消化吸收他需要的東西。心裡有這個祝福就行了。今天晚上睡覺前我們再想一下，一秒鐘就行，一念就可以。這個是非常重要的一部分，能夠給予孩子，也能夠讓家長放鬆。我們家長可以幫這個孩子接通一些東西，每人給出一份祝福給他，合起來的能量就會很大。

生病的孩子其實是處在一個孤立的狀態，而照顧他的家長如果能在一個放鬆、穩定、柔和的狀態下祝福孩子，就可以幫助他接通，這是治療的重要部分。

聽眾：父母的能量最重要？

李辛：父母的能量對孩子很重要。但現在最重要的是：你們需要放低對這個問題的反應度，學習先觀察一段時間。如果他就只是拉肚子，不是太嚴重，也沒有其他的大問題，那你們做到給他祝福，給他安心和放鬆的氛圍，給他合理的飲食，帶他出去接受陽光和新鮮空氣，每天幫他輕輕揉揉摸摸，先做這些。

你每次去見他之前，先讓自己放鬆一下，把手機關掉，帶著正面的關心去靠近他，心裡不要有其他雜念。如果我們帶著很多焦慮和雜念靠近孩子，孩子就容易對外界產生過敏。

聽眾：您說得對。其實，我精神特別容易緊張，我兒子也經歷了這些。

李辛：你要把這一頁翻掉，因為這一頁繼續在影響你現在的生活和其他的部分。

找到孩子和世界的連接點

聽眾：我有兩個孩子，老大十歲，高高大大，很結實的男孩。從他上小學的那一年開始，皮膚變得粗糙，玩耍時容易摔跤，平衡感不是很好，脾氣比較大，上課的時候很懶散，不能很安靜地坐著聽講。

李辛：你的描述，像是我們看到的動畫片：一個大男孩，在他自己的世界裡玩。他偶爾會透過他的靈魂出來看看周圍，跟大家一起合奏一下，大多數時間他在自己的世界裡。你覺得他能不能把自己心裡的想法、感受、情感啊，自然地表現出來？

聽眾：不完全能自然地表現出來，我覺得他有心事。

李辛：外面這一層既是他肉體厚厚的外殼，也是精神層面厚厚的外殼。比如，我們畫一張同心圓的圖，外面這一圈就會比較厚，還有一些陰影附在上面。

這樣的孩子穩定性會比較高，有比較好的耐受性，心裡藏得住東西，這是他的優勢部分。每個孩子都有他的優勢和弱點，組成了他的特質。

我們的教育就是試著找到他本來的樣子，讓孩子以自己的方式和世界交流，即使是一個杯子，不同的小孩拿它的方法和用處都是不一樣的。

如果你的孩子不能把自己心裡的想法、感受和情感，自然地、直接地表現出來，可以試著鼓勵他用其他一些方式，把內心的這些東西轉化成圖畫、音樂、詩詞，或者別的作品，什麼都可以，就是給他創造一個他和周圍還有其他人能夠接通的東西。

當他透過這些把自己表現出來，然後別人透過這些跟他接通，他身心外面厚厚的這一層就流通了。外面這一層也相當於中醫所說的表面肌肉和腠理，還有他的比較厚和粗糙的皮膚，把這一部分打開之後，裡面的物質和精神的能量就會流通出來。

所謂能量、經絡、情感，或者身體，其實只是同一個東西在不同層面的顯現而已。所以，你先在這個部分去瞭解你的孩子，然後就可以給予調整。

如果不跟外界連接，你的孩子可能成為這樣的孩子：比較善於控制自己的情感，不會輕易地流出眼淚，不會表現出軟弱。這個模式只是他過去帶來的模式，你可以嘗試找到鼓勵他的方法，讓他把內在的想法表現出來。

聽眾：他現在九歲，人長得很高大，體重九十九多斤，身高一五四公分，其實內在挺小的，而且很黏人。他生下來就很胖，肉嘟嘟的，像小熊一樣，人比較結實，也比較愛跑，跟其他孩子一樣。

劉傑：很多孩子，尤其是很小的孩子，他都是生活在他的那個世界裡。他的世界跟我們這個世界連通越晚，連通度越差，這孩子就越不成熟，再嚴重就是自閉。

我的孩子是一個典型。他生活在自己的世界裡，嘴裡老是不停地在編故事。比如，上課的時候他就用手撐著下巴看老師，老師說把手放好，全班只有他一個人是這樣的，最後老師沒轍了。其他學校的老師來觀摩，他也這樣。

他手擺成這樣，眼睛看著老師。但是完全在他那個世界裡面，老師說什麼，跟他完全沒有關係。我很發愁，老師也很發愁，甚至建議我妻子帶他去安定醫院精神科檢查，我妻子就哭了。

媽媽覺得孩子精神異常嗎？不異常啊，怎麼成這樣了？因為他在他那個世界裡。但是你從另一個角度來說，我們每個人從孩子成長過來，一步一步離開了我們那個世界，完全跟這個世界相合了，乃至於為這個世界奔跑的時候，每個人都成了孤兒，失去了跟天地自然的連接，都成了孤兒了。

孩子這樣，怎麼辦？他那個世界和這個世界的連接點是什麼？我仔細研究，最後發現只有一個連接點：開學的第一天，他班上有個女孩長得最漂亮，他每天都念叨這個女孩。這個女孩是他跟這個世界唯一的連接。所以，我每天給他講故事時都要把這個女孩編進去。

比如，在故事中，他們一起寫作業，遇到一個數學難題，或者又怎麼樣了，生活當中又碰到什麼……等於透過這個女孩穿針引線，一根針帶著線一樣，或說兩個地方一起挖地道，挖了一小孔，你要拿鏟子給它慢慢擴大。

到二年級快結束時，他跟我妻子說：「媽媽，你知道嗎？我從開學第一天就喜歡誰誰誰，至今從未改變！」我就對他說：「那你可以跟她去說：某某某，我喜歡你，咱們做好朋友吧。」他說：「我不說。」我說：「這有什麼不可以說的，你跟她說嘛！」他說：「這是一個祕密，別的同學都沒有發現她最漂亮，如果我一說，萬一讓別人知道了，我就沒機會了。」

我在八歲、我爸爸打我的時候發了一個願：將來我有孩子，第一絕不打他，第二絕不罵他。現在我兒子八歲了，這兩個願始終沒有破，我沒有打過他，罵過他。可能有時候我們摟不住火，是吧？但是你想，當你摟不住火的時候，如果是國家領導人在你面前，再大的火你也不敢發吧。

你要把孩子放在跟你一樣，甚至於更高的位置，不可以用一種粗暴的態度和脾氣，不能因為你有脾氣就可以發。你要尊重他，作為家長來說，這個很重要。

有時候你之所以發火，是因為你給他一個要求，其實是他達不到的，或者是他還不能接受的，那你要等候。我說我的孩子要是考得不好，別的家長一看，後面還有孩子考得不好，人家就能夠放鬆一點。我們能為別的家長放鬆一點做出貢獻來，也算不錯了，是吧？這個功德有多麼大呀，比考好了要好得多。

反正，不管怎麼說，我提一個建議，您仔細觀察您的孩子，他可能跟這個世界有連接點，看他喜歡些什麼，比如畫畫，或者喜歡小蟲子……他跟這個世界有了連接點，然後你參與到這裡面來。慢慢地，相當於置換一樣，慢慢地置換。但是在這個置換過程中，要保持他的那個自然的連接。

我們很多人，成熟了，也變得世俗了，變得完全物化了，這是一個悲劇。我覺得家長的教育就是，你能讓他在我們這個現實世界當中生活，又能有純真的那個心，這就最好。

要找到孩子和世界的連接點。

陪孩子慢慢長大

李辛：小時候我在貴州，父母在山裡面的軍工廠工作，離最近的縣城來回得坐兩個多小時的汽車，沒有固定的老師，老師是從廠裡面的職工選出來的。

我們的音樂課、勞作課、美術課找不到老師，我們就在山上的墳堆間拿石頭打來打去，打遊擊。我的父母從沒有給過我要達到什麼目標的要求，周圍的孩子也大多都是這樣。各位家長回憶一下，可能我們都差不多，我們的家長對我們沒有那麼多的要求，放養狀態。

我初三的時候，化學怎麼也考不及格，這門功課我一直到高三還是沒考及格。那會兒我媽就跟我討論，她說：「我看你挺喜歡做飯的，以後去做廚子怎麼樣？」那會兒正在招收廚師學習班。我說：「我得想一想。」

我父母有一點非常好，他們的很多決定會讓我參與。我記得七、八歲的時候，我們家要買窗簾，坐車到了縣城。我媽問我：「你看這個顏色好還是那個顏色好？」那是我第一次發現我有表述的權利。我說這個顏色好，我們就買了。

做父母的要去體會和尊重孩子內在的節奏。我想了幾天，最後我說：「我不想做廚子。」我媽媽說：「你不想做廚子，就只有讀大學一條路。」那好吧，我就開始好好努力了。

我跟劉傑不一樣的是，我從來沒有當過「三好學生」，我做過最大的官是英語課代表。上了大學後，我又發現周圍的很多同學都那麼出類拔萃，能吟誦古詩的，能看懂相對論的，能彈琴的，還有踢足球那麼漂亮的，我有一年很苦悶。

有一天，我想明白了。我突然發現，我就是我，既不是老虎，也不是鳳凰、大象，我何必要頂著一個大象的殼子，假裝成大象的樣子呢？我給自己定位了，我就是一頭豬！但我是一頭野豬！野豬跟家豬是不一樣的，牠能做自己。這一點很重要。

人的精神成長，第一步，先要找到自己，認清自己，但也要明白不局限於此，然後在生活中漸漸擴大自己的精神疆域，否則有可能會固化在對自我的認同和執著上。

從那時起，我覺得我比較放鬆和快樂了——我安安心心做我能做的事情，別的事情我也不妄想。我知道有些事情是我努力就可以實現的，有些東西雖然很好，我也會努力去追，但追不到也沒關係。

當你對人生沒有預設的時候，或說你對孩子沒有預設「你一定要怎樣怎樣的時候」，你會發現，有太多的可能性，這些可能性反而會幫我們找到更適合的路。

我大學畢業後的第一份工作是在一所衛校當中醫老師，兩年後辭職了。我做過電臺播音員、編過報紙、雜誌，做過企畫，幫人家寫過書，還寫過健康專欄的電視劇本……做過很多種工作。

一九九七年，我進了一家很好的公司。那會兒，公司增設餐飲部，人手不夠，我們幾個大學生、研究生，就得去端盤子和洗碗，還要現做杏仁豆腐給貴賓吃。我負責剝杏仁，剝一下午手都腫了，結果端上去，貴賓們「吱溜」一下就喝完了。

廚師炒菜的時候，我拿一本英語書在那兒背，因為我知道有一天我會用到它的。我周圍的大多數知識份子同事，端盤子的心態並不好，會罵。他覺得，我抱著偉大的理想到了這個地方，沒想到只能做一個幫工。他會把這個東西固化，會認為自己是沒有被賞識的廚房小工，被輕視了。

但實際上，只不過是此時此刻此地你完成要做的事，然後你還可以繼續自己的路。那時候，我很開心地幹活和背英語，我跟廚師的關係也很好，廚師每次吊了高湯就讓我嚐，還跟我講傳統烹飪的一些訣竅。後來因為跟他溝通得好，我成了廚師的藥膳顧問。

人生在任何階段都是能夠發揮你的作用的，不是非得成為誰誰，或者非得去上某個特別的學校，拜某個特別的老師，你成為你自己就可以了。

孩子現在的階段，其實是自組織的階段，他自己在慢慢準備。有本書叫《請讓我慢慢長大》，我還沒有看過，但書名已經說到關鍵了。

家長必須得讓孩子慢慢長大。有的孩子十八歲的時候還在父母的引導下作為旗手往前衝呢，但如果這不是他自己的選擇，可能到三十八歲就資源耗盡，失去動力了。

但是如果一個人能夠以他自己內在的節奏慢慢地往前走，即使到了老年，他還是有活潑潑的生命力，還是有一顆童心，這個特別重要。這樣的人經絡是通的，心氣是開的，肝氣是舒的……他的身心靈都是自然的、正常的。

讓一個人以他自己的方式長大，我們作為父母或老師、醫生，不是粗暴地去給他定一個調、一個標準。我們只是給他創造一個環境，維護好他的格局，做一個「交通警察」而已，讓合適的東西在合適的時候流入，在不合適的時候流出而已。

劉傑：我跟大家分享一下剛才聽李辛老師講話的一點感受。簡單概括就是憤怒，再進一步就是極度憤怒。為什麼？十年前，我跟他就是很好的朋友，我在人生最苦悶的時候向他請教，他給我指點說，你要做一頭豬，可是沒說是野豬！

十年來，我一直想著我們老家昌平，豬在那兒就只是躺著，我就一個勁兒地做豬，沒想到是要做自己。十年啊！我是不是很憤怒？他對咱們華德福太偏心了，我跟他那麼好的朋友，他讓我做豬，沒跟我說要做自己。我跟很多人都說李辛老師跟我說的，對我有很大啟發，現在才知道要做野豬。差一個字，差太多了。

聽眾：做野豬還得自己找食兒吃，做家豬等著吃多舒服。

劉傑：我小時候在農村長大，大人都下地幹活了，我一個人就到山上隨便跑，有時躺在一塊石頭上一待就是一天。

大概是去年，我帶我兒子去天津一個兒童福利院，那裡面都是殘疾的孩子，智障的居多。我去陪一個自閉症的孩子，我還不知道什麼是自閉症，但我發現那孩子緊，走路、說話什麼的都可以，但一出來他就蹲在地上看螞蟻，螞蟻往前爬他就在地上爬。我們跟他說話他也不理，然後我就看著他，大概兩個多小時，始終都是這樣，他始終就跟著螞蟻。

我看著他時突然靈光一閃，想起我小時候就是這樣。我小時候沒有跟別的小朋友玩，我就是在那兒看螞蟻，一天一天就那麼看螞蟻。我在想，是不是我小時候的診斷不先進呀？

我陪了他整整半天的時間，他走到哪兒我就跟到哪兒，只是留在他視野內。他有一個捉迷藏的小房子，然後我從窗戶一探頭，他就對我笑了一笑，那時候我眼淚就下來了。即使是自閉症的孩子，他看我一露頭，就對我笑了那麼一下。我覺得，孩子需要陪伴，也許我們不能改變這個自閉症的孩子，但至少你能夠陪著他。

我自己的孩子，他不是這樣的自閉症，但他有他的世界，你能夠陪著他，他與你之間會有交流。但你不要急於用你的節奏去引導他，你只陪著他，他肯定比那個孩子能夠溝通。

我兒子說了一句話，他說：「媽媽，你知道嗎？我爸爸可不是一般的爸爸。」我妻子一聽，「他有什麼不一般的哪？他有什麼了不起的啊？」我妻子聽不得我高。然後，我兒子說：「他是能理解我們小孩的爸爸。」

我們做家長的，還是慢慢來吧。

家庭成員息息相關

聽眾：我還有一個問題。我剛才說的那個保溫箱裡的孩子，他爸是我哥哥，最近檢查出有肝硬化，我母親非常焦慮。在中醫來看，生活上有什麼需要禁忌的？

李辛：中醫所說的肝不只是西醫的肝臟，它也包括了身和心的一種通達、流通的力量。

中醫所說的肝是木氣，疏通的木氣就是北京一環到六環，任何一條路都是通的。比如，目前北京的交通就有一點像肝硬化早期。在中醫眼裡，如果一個人得了肝硬化，不只是說肝臟這塊東西硬化了，而是說整個身體的一環到六環都堵了。肝硬化也不光是身體的方面，也指情緒、心理、精神、關係方面的僵硬。

肝代表的是生命力，代表春天，生發之氣，也代表人的情志，肝系統出現問題的人，節奏過快過緊，留給自己和他人的餘地過少，人際關係也會很緊張、孤立。

這也是為什麼你哥哥剛出生的孩子，也呈現出一個孤立的相，家庭成員之間是息息相關的。所以，你們整個家庭成員都需要去體會，或者回家找一個合適的時間要討論一下。

討論之前，不要大家都風風火火地從各地趕過去，而是寬鬆一點，拿出一整天的時間，脫離現有的生活環境，比如去郊區住一晚，散散步、喝喝茶、聊聊天，手機什麼都關掉，在大家比較放鬆的狀態下來討論這一個問題。

在放鬆的狀態下，人的精神力才會夠用，才有可能把這些問題想清楚，討論清楚。然後生活和工作才會開始有合適的節奏，肝氣才會慢慢疏通。

聽眾：談什麼呢？

李辛：談我們剛才討論的這些疑惑，比如，你的哥哥會不會是一個情感很強、很硬，跟人溝通會有問題的人？或者他跟周圍的人或事的關係當中，會有很多無法透過的部分？對於肝硬化來說，如果在情緒和精神方面，還有他的生活方面，沒有一個整體疏通的狀態，只是在肉體上去保肝，很難見效。

聽眾：對孩子也會有影響？

李辛：作為家庭成員，都在這樣一個能量場當中，尤其是朝夕相處的親人。在尋求醫藥幫助的同時，你可以試試從這方面去考慮。

肝硬化就像本來柔軟的樹枝，變成了一根僵硬的棍子。所以，他自己需要慢慢從內心開始變柔和，留意跟周圍人、事、物的關係，尤其是跟他相處的人。

關於身體上的訓練，我原來練過一段時間瑜伽，體會到瑜伽那種慢慢讓自己去伸展、彎曲、靜止的動作……對肝不好的人非常合適。注意不要練那種強力的或是熱瑜伽，可以選擇那種非常經典舒緩的，要找一個柔和的老師。

聽眾：現在家裡我母親是一個非常重要的能量場製造者，她很緊張，在控制和壓制別人，比如我哥哥。有時候我母親其實是在一種想像中，就會一觸即發……我不知道我哥哥是怎麼面對的。

李辛：一個家族的能量場，是緊扣在一起的，那麼像你是屬於裡面的第一個覺知者，提出了這個問題，知道情況在哪個階段，也正在面對它，你成了這個問題的鑰匙。

你現在要考慮的不是怎麼去處理你、你哥哥、你媽媽之間的關係。你跟家族裡的其他人需要有一個合適的方式，也讓他們看到你已經看到的這幅圖畫。現在呢，每個人只看到了一小片，其他部分都忽視了。

就像有的人他身處塞車長龍，他只知道交通堵塞了，但是不知道堵在哪裡，也不知道這個範圍有多大。當我們忽視了二十年之後，會發現其他部分也會連帶出問題，而且問題將越來越大。所以先讓你的家人去看到這個問題，然後再嘗試慢慢地把這些重新接通。

聽眾：不容易。

李辛：既然你瞭解華德福，並且現在把這個問題提出來，表示它已經開始解除，答案已經有了頭緒。

從整體來看待每一個片段

聽眾：我父親有類風濕性關節炎，治了十年，後來還得了癌症，據說跟長期服藥有關。前幾天，我媽也查出有類風濕因子，但沒有確診。另外，她的白血球還偏低，只有二．七，以前也一直很低。我的白血球也一直都很低，不到五，這是什麼樣的情況？

李辛：你媽媽有沒有早上起來浮腫，或者關節變形，手指疼痛的症狀呢？

聽眾：稍微有一些關節疼痛。

李辛：但是，醫生說會往那個方向走，最後會殘廢，還有很多併發症。

聽眾：是的。

李辛：其實醫生只是給我們描述了一萬條道路中的一條，我們只聽到了這一條路，而且走下去就是水深火熱，但是我們不知道有其他的路，所以你的意識會沿著這條路走下去。

我的奶奶活了九十多歲，她們那代人六、七十歲的時候會每年做一次體檢嗎？

聽眾：不會。

李辛：她們即使病重的時候會想先進醫院去做一個全面檢查嗎？

聽眾：不會。

李辛：她們的生命品質會因此很糟糕，活在焦慮和擔憂中嗎？

未來還會有更加先進的科學儀器，也許能夠即時監測身體的每一個細胞，每一個層次的生命體徵，還會有更多的藥廠和中醫、瑜伽、心靈大師針對身心的各種異常推薦各種治療方法。

所有的檢測儀器只是測一個暫時的不和諧音，但這個片段只是屬於整個交響樂的一小段，如果只是重複放大這個片段，整個交響樂就沒辦法繼續欣賞了。

中醫的好處，是從生命交響樂的整體來看待每一個片段，暫時的不和諧音不一定會影響未來的演奏，只要不停止演奏，不和諧音反而容易過去。

所有的檢查資料只是一個參考。白血球低的人太多了，但是它未必是你最需要留意的薄弱環節。當你的整個能量處於低點的時候，身體會自動調整能量分布，首先供應最需要的器官細胞，比如重要的內臟、大腦等細胞，次要一些的細胞會被降低供應量。這是身體在啟動丟卒保車的選擇。

我們要做的是找出背後的原因，並且調整它，而不是僅僅把重要內臟的能量調動到增加白血球的方向上。你媽媽的白血球低和類風濕因子都是身體失調、能量低下狀態時的現象，同步發生的應該還有很多其他現象，而且不局限於身體層面，在精神、能量和生活層面都會有。

中醫看重的健康，是只要能正常呼吸，能正常飲食消化，有正常的排泄大小便，正常的出汗、月經，然後有正常的情感和溝通能力……這就是一個正在「健康運作」的人，不管指標高高低低地在變化，正常運作的人體都會很快把它帶回平衡健康的狀態。

不要去看懸崖那邊有多危險，去想像會摔成什麼樣，而是要主動地往安全的地方走。保持心態的放鬆，適當的運動，合適的生活節奏，這些能夠維護我們身體的「健康運作」，而擔憂、焦慮、過度地治療和干涉，會使我們這部「健康運作」的機器停擺。

我有個朋友是基督徒，他吃飯前都做餐前禱告，有一段話我覺得特別好。大概的意思是，你看天上的鳥，牠什麼也不做，但是上帝還是會給牠食物，況且對我們這些人，我們即使再憂慮也不能讓自己的壽命增加一刻。

我們既然活在這個世界上，老天會安排好我們生存所需和生命所需要面對的東西，大家不需要為這些花太多的精神力。我們精神力的投射方向決定了我們的人生。

昨天早上我們聊天，劉傑大夫說現在很多人為之奮鬥和擔憂的，其實是他未來未必用得上的那些東西。比如他希望再增加五百萬的資產，其實可能這五百萬到死也用不著，而且這些一直在漲啊跌啊漲啊跌啊……然後你就在那裡為這些費神。對於健康的關注也是這個道理。

只有當這些東西考慮得少了，你才不會被外面的變化擾動得太厲害，你寶貴的生命力和精神的專注力就能放在你真正需要發展的部分。

致謝

感謝我的中醫老師們：宋祚民先生、任林先生、李慧吉教授、武成教授、葛琦教授。

本書內容源自二〇一〇至二〇一三年間在上海、北京、漢堡、柏林的多次關於兒童健康的公益講座。感謝這些講座的主辦方：

- 光輝堂的李美麗女士。光輝堂連結：http://blog.sina.com.cn/guanghuitang
- 丹心學堂的無名氏先生和主持小燕子。丹心學堂連結：http://blog.sina.com.cn/danxinxuetang
- 南山華德福的黃明雨先生。南山華德福連結：http://blog.sina.com.cn/beijingwaldorf
- 德國漢堡中華經典文化協會的楊嵋女士，以及楊巧、劉璐、奧古斯特先生、吳永忠和張曉青全家、王雁行全家。
- 德國漢堡中華經典文化協會連結：http://blog.sina.com.cn/zhiqianxuetang

感謝我的好友劉傑醫生，他讓我們的華德福講座生動有趣。劉傑大夫部落格：http://blog.sina.com.cn/eeliujie

感謝「國學中醫聽打群」的志工們一字一句聽打了所有的錄音。國學中醫聽打群部落格：http://blog.sina.com.cn/xipinguoxue

感謝我的太太孫皓，為此書投入了大量的時間和精力，在保持原意的前提下，讓內容更為清晰和完整。

感謝我的父母，仔細閱讀稿件，指出錯別字和敏感段落。

感謝立品圖書王月怡、草原兩位編輯的支持和細緻耐心的後期工作。

感謝所有有緣的朋友們。

《黃帝內經》把健康人叫作「常人」，把正常的脈叫「平脈」。

願我們成為一個平常人。

李辛

二〇一四年一二月二三日

附 本書錄音聽打志工

Lym210Lynn　Moon　qutojision　RUSS　vanilla & 樹塔　young　陳潔雲　陳怡　赤梅舞雪　窗外別名　銼銳

當歸　方麗君　放低　風輕雲淡　葛建紅　韓萍　紅樓綠夢　厚樸　蝴蝶　琥珀　慧從盧溪　或躍在淵

見小漁　九妹　鄺亞凌　李紀巍　梁森　臨風獨酌　劉輝　劉一平　馬娟　苗嘉恒　木子是也　慕越人

趴趴豬　佩之　平平淡淡　青蓮　全一　三惑　水缸　素丸子　孫薇　唐亞彬　桃之一一　陶樂怡　婉婷

王洪樞　王銀霞　嘻嘻田　小麥　小米周　小木頭　鑫情　徐燦　由子　張建紅　張曉傑　朱穎　自在行

附 簡要穴位圖

背面

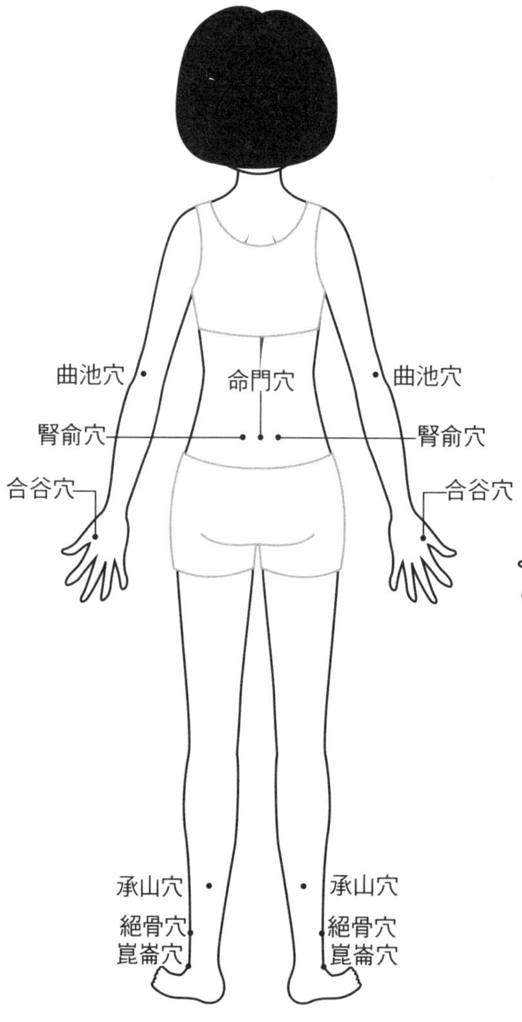
曲池穴
命門穴
曲池穴
腎俞穴
腎俞穴
合谷穴
合谷穴
承山穴
承山穴
絕骨穴
絕骨穴
崑崙穴
崑崙穴

正面

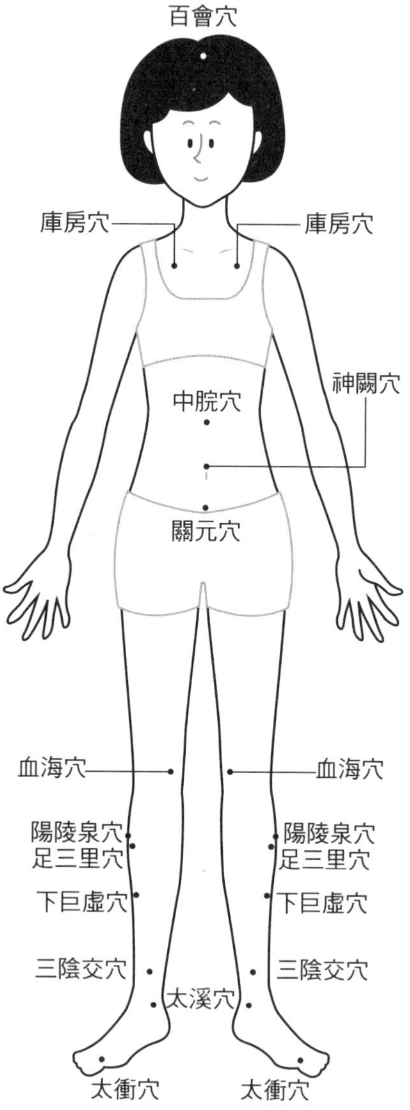
百會穴
庫房穴
庫房穴
神闕穴
中脘穴
關元穴
血海穴
血海穴
陽陵泉穴
陽陵泉穴
足三里穴
足三里穴
下巨虛穴
下巨虛穴
三陰交穴
三陰交穴
太溪穴
太衝穴
太衝穴

BE0005

兒童健康中醫講堂

結合三焦能量觀及西方心理學，奠定孩子的好體質

作　　者｜李辛
責任編輯｜于芝峰
協力編輯｜洪禎璐
內頁設計｜劉好音
封面設計｜柳佳璋
封底插圖｜ Freepik.com

發 行 人｜蘇拾平
總 編 輯｜于芝峰
副總編輯｜田哲榮
業務發行｜王綬晨、邱紹溢
行銷企劃｜陳詩婷

出　　版｜橡實文化 ACORN Publishing
臺北市 105 松山區復興北路 333 號 11 樓之 4
電話：(02) 2718-2001 傳真：(02) 2719-1308
網址：www.acornbooks.com.tw
E-mail 信箱：acorn@andbooks.com.tw

發　　行｜大雁出版基地
臺北市 105 松山區復興北路 333 號 11 樓之 4
電話：(02) 2718-2001 傳真：(02) 2718-1258
讀者服務信箱：andbooks@andbooks.com.tw
劃撥帳號：19983379 戶名：大雁文化事業股份有限公司

印　　刷｜中原造像股份有限公司
初版一刷｜ 2020 年 4 月
初版二刷｜ 2022 年 1 月
定　　價｜ 450 元
I S B N ｜ 978-986-5401-20-7

國家圖書館出版品預行編目（CIP）資料

兒童健康中醫講堂／李辛作. －初版. －臺北市：
橡實文化出版：大雁出版基地發行, 2020.04
368 面；23*17 公分
ISBN 978-986-5401-20-7（平裝）

1. 小兒科 2. 幼兒健康 3. 中醫

413.7　　109000367